신경질환   피부질환   자가면역질환   종양질환   소아과질환   부인과질환   기타 질환

한방임상 이야기 제3권

·

雜病韓治

양주노 지음

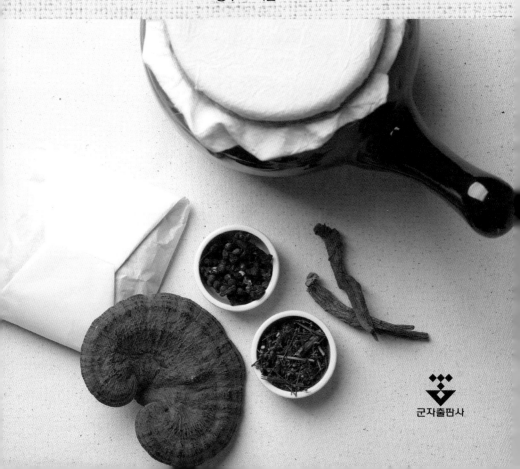

군자출판사

한방임상 이야기 제3권

첫째판 1쇄 인쇄 | 2017년 7월 12일
첫째판 1쇄 발행 | 2017년 7월 24일

지 은 이   양주노
발 행 인   장주연
출 판 기 획   김도성
편집디자인   박은정
표지디자인   이상희
발 행 처   군자출판사(주)
          등록 제 4-139호(1991. 6. 24)
          본사 (10881) **파주출판단지** 경기도 파주시 회동길 338(서패동 474-1)
          전화 (031) 943-1888   팩스 (031) 955-9545
          홈페이지 | www.koonja.co.kr

ISBN 979-11-5955-218-2

정가 28,000원

『한방임상이야기』가 처음 세상에 나온 지 8년 만에 또 제3권이 출판된다.

1, 2권에 이어 3권에서는 80개의 증례를 소개하고 있다.

저자 양주노 박사는 치열하게 펼치고 있는 그의 난치병 치료 경험을 공개하면서 한의계의 동도와 연구자들과 만나고자 한다.

최근 한의계의 퇴조에도 불구하고, 한의 임상계에 그와 같이 열정적인 삶을 살고 있는 젊은 한의사가 있다는 것은 어두운 터널 저 끝의 작은 빛과 같은 희망을 보게 된다. 그처럼 연구하는 자세로 환자를 돌보는 한의사들이 늘어가고, 무엇보다 한의과대학 교수들이 그의 처절한 외침에 응답 동참한다면 한국 한의계는 앞으로 밝은 미래를 볼 것이다.

그의 임상 치험례에서 보듯이, 저자의 고민과 탐색은 어느 한 곳에 머물고 있는 것이 아니라 한국, 중국, 대만, 일본 한의학을 종횡무진 넘나든다. 사용하고 있는 약물의 다양성과 용량도 국내 한의사들의 경험세계와 상상을 훌쩍 초월한다. 아직 세상에 널리 알려진 원로 대가는 아니지만, 이미 대가로서의 가능성과 면모를 충분히 엿볼 수 있다.

안타깝게도 지금 한국의 양의사들은 아예 한의학의 존재 자체를 무시하고 부정하는 자세를 취하고 있다. 한국 사회의 불행한 단면이다. 그러나 그들을 탓하기보다는 저자와 같이 자신의 진료에 목숨을 거는 한의계의 절실한 노력이 필요하며, 그를 통해 한의학의 존재가치가 더욱 빛을 발할 것이라 믿는다. 계속 이어지는 그의 기운찬 행보에 격려와 찬사를 보낸다.

2017년 6월

최승훈

序

大韓民國梁教授珠勞醫師將出第三本書, 又丐序於余, 梁醫師對中醫藥的臨床, 古今通博, 中西匯通, 已成一家, 其勇猛精進之研究與著作能量之大, 令吳人敬佩。

日常梁醫師如有好醫案的醫療「新」得, 或新而難治醫案的「新」遇, 每每在第一時間與余分享, 吾人最喜歡接到梁醫師的電話, 欣喜同一疾病, 不同國家地區´ 不同氣候´ 飲食習慣´ 民性而有不同的醫治方法, 印証了黃帝內經「運氣醫學」之實際, 也對後世醫家, 對不同醫案在評註時的輕浮下筆, 其無知或臨床病例無廣大及於大地理方塊的東北西北中的全方位, 以自己所知否定自己所不知, 也不想知, 就自詡為一代高手而自得, 這是古來理論醫師所常犯的毛病, 但梁醫師完全能彌補本人這方面, 無法親自在北國, 印証平時自己對「運氣篇」的了解與解說, 臨床運用之推廣與肯定。

在台灣的疾病証型, 因氣候偏濕熱, 民性緩和, 在用藥的劑量, 例如麻黃, 因在泡製上余皆研成綿狀, 如夏天開予二錢半, 就有很多人會興奮不易入眠, 冬天頂多三錢, 除非嗅覺神經麻痺的病患, 可慢慢快速度加到七八錢, 或一兩以上, 當嗅覺神經麻痺完全糾正過來, 同一劑量的麻黃, 就會令病患睡不著´ 心搏快速´ 血壓昇高, 此時就要快速將麻黃劑量減下為一般百姓劑量。但在大韓民國, 因天寒´ 民食辛辣與嗜酒, 所以在台灣會讓人睡不著的劑量, 在大韓民國只是令人欣快且不畏寒而已。

所以看到「傷寒雜病論」歷代註解醫家, 因皆為「理論」「考古」醫師, 將麻黃´ 桂枝講得多嚴重, 不知道還以為這些醫家一定係出生於南洋赤道者, 但不是, 反而為北方下雪地帶的「名醫」, 真不知他們如何解讀與臨床對麻´ 桂´ 薑´ 附的。

臨大病須戒慎恐懼之外，廣求醫友′廣泛交流醫案証型及辨証窍門所在，這本是任何一位醫家所應具備的胸懷，這一點珠勞先生也充分提供我這方面的知識，有時在台灣極久治不好的常見疾病，例如ITP(自體免疫性血小板過少症)，在台灣最常見的証型，在女姓為聖愈湯′或育生血枯方加方，男性為右歸飲′或金匱腎氣丸加方，脾胃納差者為香砂六君子湯加方，但當這些証型外，尚有少數不同証型，例如歸脾湯′或加味歸脾湯′或免疫過亢方′或通經方…，這種型在台灣極少，作為臨床近五十年的本人來說，老廚師炒菜，往往會「定」型了，所以當梁醫師告訴他用何方改善了血小板，由幾千突發進步到二三十萬，梁醫師真是我的醫界「警鐸」，因那些症的証型在台灣可見醫案少，在大韓民國較多，我們平常所交流的大都為我在台灣的心得，至於不同經緯度′高低度′宗教信仰′飲食′居住習慣……雖生同一病，但卻不同治法的看法，有一大部份是我的「學理」推斷，但梁醫師卻常証明給我看，確實如是。

能與這麼好的不同方位但有同一理念′治療經驗，互補短長的醫友，梁教授珠勞醫師的共遊於醫海，是人生一大樂事。

茲值梁教授珠勞醫師第三本書「雜病韓治第三集」將出版之際，特舒胸中之喜悅與感激之情，更謝檀國大學崔昇勳副校長之推荐，如此良友給我，補己之不足。

中華民國育生中醫診所 院長李政育 中醫師

中華民國台北市羅斯福路3段261號4樓

民國105年7月7日

　꾸준히 조금씩 글을 정리하다 보니 어느새 쌓여서 한방임상이야기(雜病韓治) 제3권이 나오게 되었다. 항상 좋은 증례를 준비하려고 노력하지만 일반 한의원에서 접할 수 있는 질환범위는 그렇게 넓지 않아 다양한 증례를 준비하기가 쉽지는 않다. 여러 사람들의 도움으로 소중한 증례를 기록할 수 있어 진심으로 감사드린다.

　한의학은 도제식으로 내려오는 학문인지라 궁극의 비서(秘書)가 있더라도 해당 학과의 내부인이 아니고서는 치료의 줄기와 가지의 전개, 세부사항을 알기가 어렵다. 대표적으로 상한론(傷寒論)의 경우도 수 많은 주석본들과 상한론연구(傷寒論研究), 상한론지현대기초이론급연구(傷寒論之現代基礎理論及研究) 등 현대이론으로 해석한 책들이 있지만 실제 임상에 직접 대입하고 변통하기는 쉽지 않다. 또한 현재 한국의 한방임상환경은 서양의학적인 질환명을 가지고 한의원, 한방병원에 내원하여 서양의학치료의 효과가 미진했던 부분 또는 효과가 없었던 부분, 이전에는 궐증(厥症), 사증(死證)에 해당되던 경우들이 현대의학의 도움으로 회생한 그 후의 부분들에 대한 진료가 이뤄지는 상황이 되다 보니 불가피하게 진료방식도 변화될 수 밖에 없다. 이런 방식의 치료를 중서의결합(中西醫結合)이라고도 하고 양진한치(洋診韓治)라고도 할 수 있어 이 부분에서 반감을 보이는 한의계 인사들이 있을 수 있지만 이면을 보면 은연 중에 이 방식을 사용하고 있으니 너무 민감할 필요는 없다. 요통을 예로 들어 설명하면 환자가 내원했는데 허리가 기울어 있고 왼쪽 엉덩이의 통증을 호소하며 L-spine MRI에서 추간판의 이상이 확인되었을 때 이 환자가 내원시 가져 온 영상자료와 증상 뿐 아니라 내원 전에 치료받았던 내용(침구치료, 한방치료력, 통증클리닉, 진통소염제, 신경차단 등) 및 통증의 양상(국소부위의 刺痛, 鈍痛, 隱隱痛, 방산통의 刺痛, 微痛, 통증을 유발하는 자세 또는 환경 등등)을 고려하여 이 환자의 신경을 자극하고 있는 양상이 어혈(瘀血), 열증(熱證)인지 아니면 이미 장시간이 지나 유착, 신경의 퇴행이 일어난 한증(寒證), 한비(寒痺)인지, 아니면 공존하는 것인지 또는 척수증으로 진행되는 단계이므로 우선은 감압수술을 하고 한방치료를 시작해야 하는 지를 판단하여 치료하게 되면 더 효과적이라고 생각한다. 물론 임상경험과 학문이 깊은 한의사라면 현대적인 검사방법이 필요가 없겠지만 도제식 수업을 거치지 않은 경우에는 불가피하게 한의사 홀로 수많은 경험과 연구를 통해서 보충할 수 밖에 없는데 그 과정이 간단하지 않고 잘못된 방향으로 가거나 좌절하는 경우도 있을 수 있다. 또 한 가지 측면은 이전에는 질병의 전 단계에 해당되어 진단되지 않던 부분들이 최신 검사법을 통해 발견되었을 때 한의학은 속수무책일 수 밖에 없다. 또한 치료를 통해 증상이 없어져도 잠복해 있는 항체, 보체, 종양표지자(tumor marker) 및 각종 혈액학적 이상 등이 안정되지 않았다면 치료가 되었다고 할 수 없다. 이 진료방식이 최선이라고 주장하는 바는 아니지만 현재의 상황에서는 그래도 합리적이라고 생각한다. 그래서 고래(古來)의 한방치료의 부분을 보충하여 한국의 현재 의료실정에 맞는 방식을 찾고 보충하고자 이렇게 글을 쓰고 있지만 필자의 학문과 경험, 전달력에 한계가 있음을 독자분들께 많은 양해부탁드리며 불급(不及)의 부분에 대해서는 이후의 증례연구를 통해 보충하겠다.

한의계가 내외적으로 만만하지 않은 상황에서 전열의 앞에서 분투하는 분들께 임상의로서 이 정도의 도움밖에 드릴 수 없어 죄송하게 생각한다. 그래도 한의학의 치료의학으로서의 위치를 만들기 위해서는 치료의 증거를 남기는 방법이 임상의가 할 수 있는 최선인 것 같다.

일천하고 부끄러운 증례들을 기록한 글이지만 지금도 의료현장에서 고생하고 있는 한의사 선후배 동료들에게 작은 도움이라도 되기를 바라며 오류에 대해서는 많은 지도를 부탁드린다.

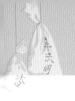

이 책의 출간을 도와주신 군자출판사 장주연 사장님, 김도성 과장님 및 기타 여러분들께 감사드리며 사랑하는 가족들에게 고맙다는 말을 전하고 싶다.

필자를 믿고 치료를 맡겨주신 환자분들께 진심으로 감사드린다.

2017년 6월

愚 양주노

chapter:01 신경질환

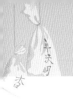
chapter.02 ⋮ **피부질환**

chapter.06 기타질환

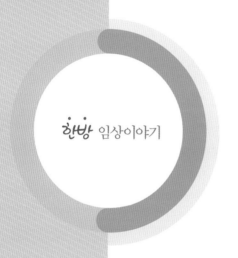

한방 임상이야기

CHAPTER 01

신/경/질/환

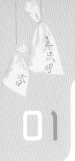

경추척추증(경추디스크탈출로 양손의 근력이 떨어지고 오른쪽 이두와 삼두근육이 빠진 환자)

41세, 여자
진료일: 2015년 11월 4일

환자는 이전부터 오른쪽 목의 통증으로 가끔 본원에서 침구치료를 받던 환자분으로, 최근에 목의 통증이 너무 심하여 잠을 제대로 잘 수가 없고, 양손이 저리고 힘이 빠져서 밥상을 들다가 엎기도 하고 오른쪽 팔의 살이 빠지고 며칠 전에는 보행 중에 오른쪽 다리가 끌려서 넘어질 뻔하여 금일 오전 급하게 MRI 검사를 시행했다. 검사결과 경추 4~5, 6~7번 사이의 디스크가 탈출되어 신경을 누르고 있는 것이 확인되어 즉시 본원에 내원하였다.

증상분석

환자는 양쪽 손이 끝까지 저리고 오른손은 3, 4, 5지 또는 2, 3지 또는 2, 3, 4지에서 저림이 나타났으며 왼손은 3, 4, 5지에서 저림이 있었지만 우측보다는 손저림이 약하게 나타났다. 야간의 경항통이 심하고 오른손으로 젖가락질이 잘 안되서 숟가락과 포크로 식사를 하고 있었으며 오른손으로 작은 물건을 잡으려고 하면 4, 5지에 힘이 들어가지 않았다. 세수를 할 때 손으로 물을 받으려고 하면 물이 손가락 사이로 새어 나오고 오른쪽 이두와 삼두근의 근육이 빠지면서 살들이 아래로 축 처졌으며 밥상을 들면 오른손에서 힘이 빠지면서 밥상을 떨어뜨리기를 반복했고, 며칠 전부터는 보행시 오른쪽 발이 끌리면서 넘어질 뻔 한 적이 2회 발생했다. 이에 초기의 경추디스크탈출증 및

경추의 척추성척수증(cervical spondylotic myelopathy)으로 판단하고 입원
및 절대안정 또는 필요시 수술을 권고했으나 사정상 그럴 수가 없다고 했다.

그래서 당분간은 힘들 수 있으며 만약 치료 중에도 증상이 지속적으로 악
화되면 즉시 수술을 하고 다시 한방치료를 하기로 하고, 약물은 지룡산가미
방(地龍散加味方[1])을 처방하고 풍지(風池), 수삼리(手三里), 합곡(合谷), 지
오회(地五會) 등에 온침(溫鍼)을 실시했다.

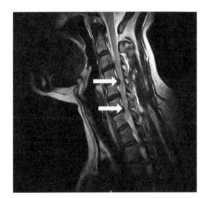 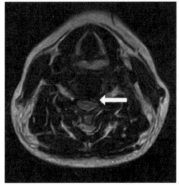

화살표가 추간판 탈출부위이다.

🧮 치료경과

- 2015년 11월 30일: 경항통이 심하고 양쪽 어깨와 양쪽 손가락 전체로
  저림이 내려오며(小腸經), 양쪽 5번째 손가락의 힘이 빠진다고 했다. 오
  른손가락의 힘이 저하되어 젓가락을 떨어뜨릴 때가 많았고 젓가락질을
  하더라도 젓가락이 엇갈려서 포크와 숟가락으로 식사를 하다가 그것도

---

1 麻黃 2g, 地龍, 肉桂 各4.5g, 桃仁 3g, 紅花 2g, 當歸尾 3g, 黃芩, 續斷, 骨碎補 各9g, 天雄7.5g,
黃耆 15g +人蔘 3g(沖服); 醫宗金鑑 卷95 腰痛: 地龍散은 打撲腰痛에 사용되는 처방으로 비록
외상에 의한 타박은 없었지만 현재 만성적인 손상에 의한 급성 진행기이므로 응용했다. 이 밖에
活血化瘀를 강화하기 위해 續斷, 骨碎補를 가미했으며 이미 신경손상이 보이고 있으므로 補氣
補陽의 黃耆, 天雄을 추가했다.

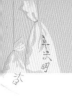

힘들 경우에는 왼손만으로 숟가락을 사용하여 식사를 하는 경우가 많았다. 11월 4일 처방에 건강(乾薑)을 6g 추가하고 인삼(人蔘)을 4g으로 증량했다.

- 2015년 12월 14일: 오른손을 사용하는 젓가락질, 종이를 접는 동작은 이전보다 상당부분 개선되었으나 야간의 경항통이 있었으며, 어제는 밥상을 들다가 다시 떨어뜨렸다. 11월 30일 처방에서 마황(麻黃)을 4g으로 증량했다.

- 2016년 1월 2일: 최근 2일 동안 밥상을 들어 봤으나 떨어뜨리지 않았으며, 밥상을 들었을 때 나타나는 오른쪽 상완에서부터 우측 경항부까지의 견인통이 없었다. 세세한 젓가락질에도 젓가락이 어긋나지 않게 되었으며 어느 날 식사를 하다가 오른손으로 밥을 먹을 수 있는 것이 너무 좋아서 울었다고 했다. 12월 14일 처방에서 황기(黃芪)를 24g으로 증량했다.

- 2016년 1월 16일: 증상이 상당히 개선되어 밥상을 드는데 어떠한 문제도 없었으며 헬스클럽에서 기구운동을 해도 양쪽 팔의 거상각도가 동일하게 되었으며, 걷다 뛰었다가 하는 보행운동도 15분 정도 할 수 있게 되었다. 이번 주부터는 야간의 경항통이 개선되어 1일 2회 정도만 깼다가 다시 잔다고 했다(증상이 심할 때는 통증으로 밤새 앉아서 울기도 했다). 힘이 들어가지 않고 밑으로 쳐졌던 오른쪽 삼두와 이두근육이 발병 전처럼 힘이 들어갈 수 있게 되었다.

- 2016년 2월 15일: 취침 중에 미약한 경항통이 있었으며 특히 옆으로 누워서 자면 미세한 통증을 더 잘 느낄 수 있었으나 이제는 잠을 잘 잘 수가 있었으며 일상 생활 중에 불가능한 동작, 활동은 모두 소실되었다. 약물 복용횟수를 1일 2회로 감량하고 치료를 종료했다.

🖋 후기 및 고찰

다행스럽게도 환자는 이후 증상없이 가정, 직장 생활을 잘 하고 있다.

이 환자는 신경자극증상의 통증뿐 아니라 우측 상지의 근력약화, 근육운동 협조기능저하, 우측 하지의 근력약화 등의 증상을 보였으며 단순한 경추 디스크탈출(cervical HNP)이라기 보다는 척수신경의 기능에 이상이 발생한 경추척추증(cervical spondylosis)에 해당되는 병증이다. 일단 척수가 압박되는 상황이 발생하면 즉시 감압을 하고 그 후 한방치료를 하는 것이 가장 좋은 방법이지만 때로는 환자의 요구에 의하여 순수 한방치료를 우선적으로 시행하여 일정 기간 치료한 후에도 증상이 매우 빠르게 또는 지속적으로 악화되거나 진전이 없으면 그 때 수술을 하고, 그 후에 한방치료를 하는 경우도 있다.

이런 척추증 환자는 적지 않으며 치료의 방법은 서양의학적인 치료방법과의 관계로 인해 그 시기마다, 이미 시행된 치료방법에 따라 한방치료의 방법도 다양하게 구사될 수 있다. 예를 들어 경추척추증이 나타나기 전에 통증을 제어하기 위해 신경차단술, 경추견인술, 도수요법, 한방추나요법, 약침요법을 받았거나 받던 중 신경마비증상이 나타난 시점에 한방치료를 시작하는 경우도 있고, 이 질환으로 확진되어 경추수술(수술방법은 다양하지만 모두 압박을 제거하는 감압술에 해당되며 손상된 척수신경의 회복은 자연치유에 맡기는 방법임)을 받았으나 일정기간 동안 증상이 개선되는 듯 하다가 다시 악화되어 이전의 상태로 되고 나서야 한방치료를 하는 경우도 있다. 또, 수술이 두려워 장기간 치료를 방치하여 경추척수신경마비의 상황으로 한방치료를 시작하게 되는 경우도 있을 수 있다.

증상 발생이 얼마 지나지 않았으며 이전에 어떠한 치료도 받지 않았을 경우는 대부분 어혈겸표증형(瘀血兼表症型)이며 각종 거어혈생신혈(祛瘀血生新血)의 처방에 계지탕(桂枝湯) 또는 마황탕(麻黃湯)의 의미를 추가하여 뇌

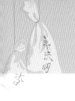

척수를 개규(開竅)하고 시간이 지나면서 증상이 조금 안정되는 것 같으면 사역탕(四逆湯)의 의미를 추가하여 회양(回陽)의 약물들을 천천히 증량하면서 신경을 재생시킨다. 이미 각종 치료를 모두 시행했으나 마비증상이 개선되지 않는 경우에는 기혈양보(氣血兩補), 보신음(補腎陰)의 우귀음(右歸飮), 신기환(腎氣丸), 십전대보탕(十全大補湯), 귀기건중탕(歸耆健中湯) 등 또는 이들 처방에서 약간 변화된 처방으로 장기간 치료한다. 마비의 침구치료는 마비된 쪽 원심단(遠心端) 경혈(經穴)의 온침(溫鍼)이 위주가 되지만 약물치료가 반드시 동반되어야 한다.

참고적으로 비증(痺證)과 위증(痿證)의 문헌적 차이점은 통증의 유무이며 위증(痿證)은 통증이 없이 신경학적인 마비만 진행되거나 기타 후유증으로 남은 경우를 말한다. 그러므로 이 증례에서는 순수하게 비위(脾胃)만을 보(補)하여 증상을 개선시킬 수 있다는 이론은 해당되지 않는다. 여러 현대의학적인 신경질환들이 있지만 위절제술 후의 dumping syndrome, 알코올중독 또는 항함화학요법 및 기타 장기간의 영양부족 또는 흡수저하에서 볼 수 있는 각종 nutritional disorder(Wernicke, Korsakoff, subacute combined degeneration of spinal cord, nutritional polyneuropathy etc)가 보비위론(補脾胃論)의 위증(痿證)이 적용될 수 있는 대표적인 질환들이다.

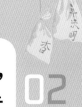

고3 여학생의 손발 다한증, 발바닥 다한증

18세, 여자

진료일: 2014년 7월 8일

환자는 얌전하고 공부를 매우 잘하는 여학생으로 어려서부터 땀이 많기는 했지만 크게 신경쓰일 정도는 아니었는데 약 3, 4개월 전 특별한 일이 없었는데도 갑자기 손과 발에서 땀이 많이 나기 시작했다. 처음에는 '잠깐 그러고 말겠지' 했지만 시간이 지날수록 증상이 심해져서 발에서 나는 땀으로 양말을 자주 갈아 신어도 흰 양말이 노랗게 되고 냄새도 심하게 되어 지인의 소개로 본원에 내원하게 되었다.

증상분석

환자의 다한증은 손은 그런대로 필기하는데 큰 어려움이 없었으나 발의 땀은 매우 축축하게 나고 있었으며 양말이 다 젖는다고 했다. 혹시 최근 너무 긴장을 하는지도 물어봤지만 고3이라 긴장은 되지만 그래도 이전보다 더 긴장하거나 잠을 덜 자거나 기타 흥분성 약물이나 음식, 건강기능식품 등은 섭취하지 않았다고 했다. 맥긴삽(脈緊澁)했고 기타 특이사항은 없었다.

이에 일반적인 다한증으로 판단하고 시호가용모탕가미방(柴胡加龍牡湯加味方[1])을 처방하고 침구치료는 약물치료 후 개선되지 않을 때 실시하기로

---

1 柴胡 9g, 黃芩 4.5g, 丹蔘, 半夏, 甘草, 生薑 各6g, 大棗 2枚, 黃柏 15g, 龍骨, 牡蠣 各12g, 靑蒿, 知母, 地骨皮 各4.5g, 麻黃根 15g

했다.

🏥 치료경과

- 2014년 7월 26일: 발의 다한증이 개선되어 학교에서 양말을 갈아 신을 필요가 없게 되었으나 그래도 양말이 축축하다고 했다. 이에 7월 8일의 처방을 변경하지 않았다.

- 2014년 8월 25일: 발의 다한증이 많이 개선되어 양말이 노랗게 되지 않는다고 했다. 7월 8일의 처방을 유지했다.

- 2014년 9월 17일: 최근 대입 수시원서를 준비하면서 발바닥의 땀이 조금 더 난다고 했다. 이에 장조(臟躁)가 겸해있는 것으로 판단하고 7월 8일의 처방에 대조(大棗)를 10매(枚)로 증량했다.

- 2014년 10월 13일: 이제는 발바닥의 땀이 신경쓰이지 않을 정도로 개선되었다고 하여 대입시험이 끝나고 이후에 재발하게 되면 다시 내원하도록 했다.

🏥 후기 및 고찰

다한증은 국소적인 다한증과 전신적인 다한증이 있으며 손발, 얼굴 등이 흔히 나타나는 부위이며 서양의학적으로는 외용 알루미늄제제, 항콜린제제, 국소적인 땀샘파괴술, 국소 신경마취(보톡스), 교감신경절제 및 결찰술 등을 시행하고 있다. 외과적인 수술 후 보상성 다한증이 발생하는 것은 처음에 얼굴의 다한증과 얼굴홍조가 있을 경우에 발생할 가능성이 높다.

한의학적으로는 음허내열(陰虛內熱), 양항(陽亢), 간울(肝鬱), 장조(臟躁), 담열(痰熱) 등의 유형이 존재한다. 그러므로 지백지황탕(知柏地黃湯), 건령탕(健瓴湯), 시호가용골모려탕(柴胡加龍骨牡蠣湯), 감맥대조탕(甘麥大棗湯), 온담탕(溫膽湯) 등의 처방에 황금(黃芩)을 중용(重用)하고 때에 따라 마황근(麻黃根) 등을 가미할 수도 있다.

침구치료로는 풍지(風池), 천주(天柱), 내관(內關), 삼음교(三陰交)를 기본으로 하며 경추 및 상부흉추 협척혈(夾脊穴)을 천자(淺刺) 또는 부항요법을 병행하면 더욱 효과적이다.

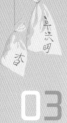

극심한 안면마비의 청년

26세, 남자

진료일: 2012년 10월 16일

환자는 매우 수심에 찬 눈빛으로, 얼굴에는 마스크를 한 채로 진료실에 들어왔다. 환자의 증상은 오른쪽 안면마비였으며 금년 8월 13일 얼굴이 마비되어 즉시 신경과에서 스테로이드를 처방받아 20일이 넘도록 복용하고 동시에 한의원에서 침구치료를 했지만 증상은 전혀 개선되지 않았다. 발병한 지 1개월이 지난 후 모 한방병원에서 3주 동안 입원하면서 집중치료를 받았지만 그래도 증상은 전혀 개선되지 않아 수소문하여 본원에 내원하게 되었다. 환자의 안면신경마비는 첫 눈에도 중증 안면마비의 모습을 하고 있었다.

👔 증상분석

환자의 안면마비는 처음 발병할 당시 귀 뒤(完骨穴)의 통증이 있었고, 귀 안쪽의 통증(포진은 없었다고 함), 높은 소리가 증폭되어 들리는 현상, 입맛이 변하는 증상 등이 있었으며 현재의 상태는 왼쪽 얼굴의 근력이 상당히 저하되어 있었으며 안면신경의 1, 2, 3지 모두 마비되었고 이미 상당량의 스테로이드를 복용하였으며 한약, 침구치료, 신경과 전기치료 등에도 전혀 효과를 보이지 않은 기간이 이미 2개월이 넘었으므로 근전도검사(EMG)를 하지 않아도 매우 심각한 신경기능저하가 있을 것이 확실했다. 기타 전립선비대로 인해 비뇨기과약물을 복약하고 있었으며 매우 오래된 발바닥 근막염도 있었다. 치료의 방향을 대보기혈(大補氣血), 보신양(補腎陽), 활혈화어(活血化瘀)로 정하고 보양환오탕가미방(補陽還五湯加味方[1])을 처방하고 이문투사죽공(耳門透絲竹空), 협거투지창(頰車透地倉), 찬죽투어요(攢竹透魚腰), 영향투정명(迎香透睛明), 풍지(風池), 천주(天柱), 합곡(合谷) 등에 자침(刺針)하고 찬죽(攢竹), 사죽공(絲竹空), 하관(下關), 지창(地倉), 협거(頰車), 청궁(聽宮) 등에 간접구(間接灸)를 시행했다. 환자에게 치료에 상당한 시간이 소요될 것을 확실하게 알리고 동의를 구한 후 치료를 시작했다.

🐾 치료경과

- 2012년 11월 19일: 좌측 안면마비는 전혀 개선되지 않고 있었으나 1주일 전부터 아침에 자고 일어나면 계속 있었던 좌측 눈의 통증이 소실되었다. 10월 16일 처방의 황기(黃芪)를 39g으로, 건강(乾薑), 천웅(天雄), 육계(肉桂)를 각 9g으로, 인삼(人蔘)을 8g으로 증량했다.
- 2012년 12월 18일: 좌측의 안면마비가 미약하게 개선되어 안면근육이 미세하게 움직이고, 입을 옆으로 벌리면서 웃을 때 이전처럼 인중이 오른쪽으로 돌아가지는 않게 되었다. 11월 19일 처방의 황기(黃芪)를 45g으로 증량했다.
- 2013년 1월 11일: 좌측의 아래 위 눈꺼풀에 힘을 주면 주름이 잡히기 시작했으나 좌측 이마의 근육동작은 매우 미약했다. 최근 고향에 가서 어떤 한의사에게 진찰을 받았으나 예후가 매우 나쁘다는 말을 듣고는 매우 낙심했다. 그 한의원에서 매선(埋線)치료를 했지만 효과는 없었다. 2012년 12월 18일 처방 중의 황기(黃芪)를 51g으로 증량했다.

---

1 黃芪 30g, 丹蔘, 赤芍, 川芎 各4.5g, 銀杏葉, 蒼朮 各6g, 乾薑, 天雄, 肉桂 各6g, 黃芩 6g, 人蔘 6g, 甘草3g

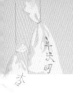

● 2013년 3월 25일: 좌측 안면의 동작이 개선되었으며 좌측 눈 위의 근육 동작도 약간 개선되었다. 처방 중의 황기(黃芪)의 용량은 이미 60g이 되었으며, 통규(通竅)의 마황(麻黃) 3g을 추가했다. 또한 보기약물(補氣藥物)의 극한 사용에 의한 과도한 충혈을 예방하기 위해 복령(茯苓), 택사(澤瀉) 각 6g씩 추가했다.

● 2013년 7월 22일: 좌측 안면동작이 개선되었고 좌측 이마의 근육동작도 개선되었다. 3월 25일 처방에서 마황(麻黃)을 6g으로, 인삼(人蔘)을 12g으로 증량했다.

● 2013년 12월 16일: 좌측의 안면마비가 개선되어 입을 "이"하고 벌리면 왼쪽 어금니까지 보일 정도로 개선되었으며 외견상으로 얼굴을 찡그리면서 크게 웃으면 마비의 잔상이 보였지만 대인관계에 지장이 없을 정도까지 회복되어 치료를 중단하기로 했다. 마지막 처방의 황기(黃芪)는 72g이었으며 건강(乾薑), 천웅(天雄), 육계(肉桂)는 각 18g, 극양(極陽)을 상제(相制)하기 위한 황금(黃芩)의 양은 15g까지 증량되었다.

🐾 후기 및 고찰

환자의 안면마비는 치료 후에도 환부의 안면근육이 처지거나 연합운동(synkinesis, 대표적으로 웃을 때 눈이 감기는 증상), 안면경련 등의 후유증이 없으나 활짝 웃을 때는 약간 비대칭인 것이 드러난다. 하지만 일반적인 상황에서는 안면마비를 확실하게 알아볼 수 없을 정도까지 치료되었다.

안면마비의 원인은 무수하게 많다. 대표적인 벨마비의 경우 대부분은 4주내에 완전히 회복된다. 그러나 초기의 염증이 제대로 제어되지 않고 지속되면 신경손상이 상당히 진행될 수도 있으므로 치료에 신중을 기해야 한다. 증상은 마비가 시작된 후 염증의 안정까지 안면마비가 진행되며 그 후 점차적으로 개선된다. 서양의학적으로는 단기간의 스테로이드사용법이 있으며 이에 반응하지 않을 경우에는 자연치유에 맡긴다.

아직 표증(表症)이 있으면 대추(大椎)를 방혈(放血)하고 풍지(風池), 합곡(合谷), 안면의 상대혈위투자(相對穴位透刺) 등을 진행하고 대청룡탕(大青龍湯), 갈근금연탕(葛根芩連湯), 갈근탕가황금황연(葛根湯加黃芩黃連) 등의 처방을 사용할 수 있으나 적용할 수 있는 기간은 길지 않다. 완골(完骨) 또는 천주혈(天柱穴)의 압통이 있으면서 마비가 확실하게 확인되는 경우에는 표증(表症)과 기허겸양허(氣虛兼陽虛)가 동시에 존재하는 것으로 대추(大椎), 천주(天柱) 등을 방혈(放血)하고 풍지(風池), 합곡(合谷) 등에 자침(刺針)하며 안면의 상대혈위투자(相對穴位透刺) 및 혈위상(穴位上) 간접구(間接灸)를 실시하고 보중익기탕(補中益氣湯), 보양환오탕(補陽還五湯), 귀기건중탕(歸耆健中湯) 등에 삼황(三黃)을 가미한다. 발병 후 이미 상당기간이 경과되었거나 스테로이드를 사용했으나 효과가 없었거나 기타 초기 한방치료를 했으나 치료에 실패한 경우는 기허겸양허겸어혈(氣虛兼陽虛兼瘀血)에 해당되는 것으로 본 증례의 치료법을 사용할 수 있다. 보기보양(補氣補陽)의 약물을 대량 사용할 때는 과도한 충혈현상이 발생할 수 있으므로 이수삼습(利水滲濕)의 약물을 함께 사용할 수 있으며 약물의 증량은 천천히 하는 것이 좋다.

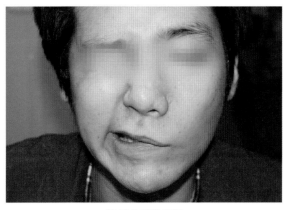

2012년 10월 16일

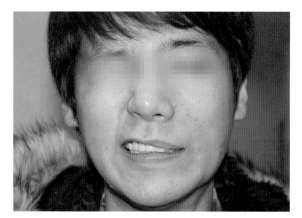

2012년 12월 27일

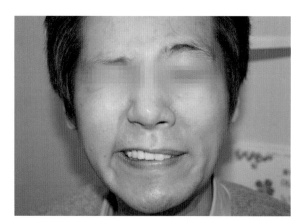

2013년 3월 14일

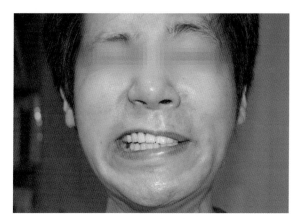

2013년 7월 22일

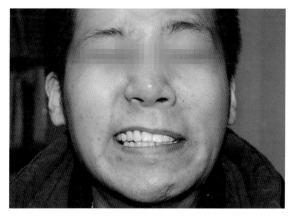

2013년 12월 23일

04 길랑바레증후군으로 다리를 들어올리지 못하던 환자

74세, 남자

진료일: 2015년 12월 12일

환자는 건강하고 활기찬 성격의 노인으로 평소에 고혈압, 당뇨병, 고지혈증 등의 성인병도 없이 퇴직 후에 농사일을 하면서 가족들과 화목하게 잘 살고 있었다. 금년 10월 초에 항상 가던 내과에서 매년 정기적으로 시행하던 독감예방주사를 맞았다. 그 후 약 3주 정도 지난 후에 감기기운이 약간씩 나타나서 참고 있다가 더 심해지는 것 같아서 급한 대로 약국에서 종합감기약을 복용한 다음날인 11월 2일, 갑자기 배부에서 극심한 통증이 발생하였으며 그 통증이 매우 빠르게 전신으로 확산되어 가까운 병원에서 입원하여 각종 검사를 하였으나 진단되지 않아 대학병원으로 전원되었다. 대학병원에서도 약 20일 간 각종 검사를 하여 최종적으로 길랑바레증후군으로 판정되었으며 입원 중 자연적으로 손발의 동작이 개선되어 12월 2일 재활병원으로 전원되었으나 혼자서는 보행을 할 수가 없고, 식사시 밥과 물이 흘러내리고 왼쪽대퇴를 들어올릴 수가 없어 한방치료를 받기 위해 본원에 내원하였다.

🔖 증상분석

환자의 양쪽 손은 움직임과 일상생활에 전혀 문제가 없었으며 가끔 식사시에 물이 흐른다고 했지만 안면의 마비는 없었다. 우측 하지의 모든 움직임에도 문제가 없었으며 대변, 소변도 정상적이었다. 문제는 좌측 대퇴의 근육이 많이 소실되었으며, 고관절을 들어올릴 수가 없어 보행에 상당한 장애가 되고 있었다. 이 증상은 발병 초기부터 지금까지 전혀 개선되지 않고 있었다(영상 1). 환자는 답답한 마음에 신경과 주치의에게 문의하니 1년 정도 재활치료를 하면 기능이 돌아올 수도 있다고 했다. 170cm에 62kg이었으며 발병 전에는 70kg정도의 체중이었다. 식사, 대소변은 문제가 없었으며 이 질환 때문에 현재 복용 중인 약물은 없었고 이전부터 장기간 복용하고 있던 약물도 없었다.

이에 기혈양허(氣血兩虛)의 십전대보탕가미방(十全大補湯加味方[1])을 처방하고 환측(患側)의 족삼리(足三里), 양릉천(陽陵泉)에 침구치료 및 태충(太衝), 지오회(地五會)에 온침(溫鍼)을 실시했다.

영상 1 왼쪽 고관절의 굴곡이 불가능했다.

📋 치료경과

- 2015년 12월 24일: 왼쪽 대퇴근육은 아직 약하지만 금일 오전부터 약간 힘이 들어간다고 했다. 며칠 전부터 워커(walker, 보행보조기)를 잡고 걷는 연습을 해보고 있지만 왼쪽다리가 끌려서 운동이 어렵다고 했다. 12월 12일 처방에서 인삼(人蔘)을 6g, 천웅(天雄)을 7.5g으로 증량했다.

---

1 黃耆 18g, 人蔘 3g, 丹蔘, 當歸, 川芎, 生地, 赤芍, 茯苓, 蒼朮, 炙甘草 各 3g, 肉桂, 天雄 各 6g, 杜仲 3g, 續斷, 骨碎補 各 6g, 麻黃 2g

- 2016년 1월 9일: 왼쪽 대퇴근육에 힘이 들어가지만 아직 보행시에는 다리가 끌렸다. 호전현상으로 오늘 오전 갑자기 좌측 고관절에서 불수의적인 굴곡이 발생했다. 2015년 12월 24일 처방에서 황기(黃芪)를 24g으로 증량했다.

- 2016년 1월 18일: 1월 9일 이후로 증상이 급속도로 개선되어 서 있는 자세에서도 왼쪽 고관절을 굴곡할 수 있게 되었다. 그러나 아직 뗄 수 있을 정도로 근력이 생기지는 않았다.

왼쪽 고관절 굴곡이 회복되었다.
2016년 2월 6일: 왼쪽 고관절의 굴곡이 모두 가능하게 되어 입원생활을 정리하고 퇴원하였다.

🏵 후기 및 고찰

길랑바레(Guillain-Barre) 증후군은 급성 염증성 탈수초성 다발성 신경병(acute inflammatory demyelinating polyneuropathy, AIDP)을 의미하며 신경손상의 정도가 매우 다양하고 여러 아형(subtype)도 존재한다.

예후를 결정하는 인자로는 신경학적으로 손상된 부위, 연령, 발병시 증상의 경중(輕重), 합병증의 정도, 발병 3~5주 후 근전도(EMG) 결과, 발병후 재발의 여부 등이 있다.

한의학적으로는 위증(痿證)에 해당되며 초기 내원시의 정황에 따라 치료가 결정된다.

즉 ESR, CRP, LDH, CPK, ferritin등이 상승되어 있으면 열증(熱症)에 속하며 이 때에는 가미이묘산(加味二妙散), 삼묘산(三妙散), 황연해독탕(黃連解

毒湯), 지룡산(地龍散), 방풍통성산(防風通聖散), 양격산(凉膈散) 등을 사용하되 삼황(三黃)을 강하게 증량하고 침구치료로는 풍지(風池), 풍부(風府), 수족삼리(手足三里), 합곡(合谷), 중저(中渚), 태충(太衝), 지오회(地五會) 등에 시행한다. 이미 고용량 스테로이드, 면역글로불린(IVIG)을 사용하여 증상이 어느 정도까지만 개선된 후 후유증이 남아 있거나, 발병 후 상당기간이 경과되어 한방치료를 시작하는 경우에는 위증(痿證)의 후기 치료법인 보비위(補脾胃), 보기혈양허(補氣血兩虛), 보신양(補腎陽)의 관점에서 치료에 착수한다. 때로는 신음허(腎陰虛)의 유형도 있으며 그 상황은 모든 염증이 소실되어 신양허(腎陽虛), 기혈양허(氣血兩虛)의 단계로 진입하기 전 미약한 열증(熱症)이 있을 때를 의미하지만 그 기간은 길지 않으며 때로는 스테로이드로 인한 가상(眞寒假熱)과 혼동되기 쉬우므로 처방시에는 위에 거론된 염증관련 factor를 고려해야 한다. 그러므로 십전대보탕(十全大補湯), 인삼양영탕(人蔘養榮湯), 반하천마백출산(半夏天麻白朮散), 귀기건중탕(歸耆健中湯), 신기환(腎氣丸), 우귀음(右歸飲) 등을 사용하되 처방 내용에서 천웅(天雄), 건강(乾薑), 육계(肉桂)의 용량을 일정간격을 두고 천천히, 증상이 개선되기 시작할 때까지 증량한다. 이들 약물의 열성(熱性)을 상제(相制)하기 위하여 삼황(三黃)을 가미하는데 증상이 집중되어 있는 부위에 따라 상초(上焦)는 황연(黃連), 중초(中焦)는 황금(黃芩), 하초(下焦)는 황백(黃柏)을 추가하되 천웅(天雄), 건강(乾薑), 육계(肉桂)의 총량과 삼황(三黃)의 비율은 10:3 정도가 되게 하는 것이 안전하다. 인삼(人蔘)은 분말로 충복(沖服)하는 것이 좋으며 활혈화어(活血化瘀; 염증 후 신경노폐물의 제거를 의미하기도 함)의 의미로 유향(乳香), 몰약(沒藥)을 가미하거나 또는 삼칠근(三七根)을 분말로 충복(沖服)할 수도 있다.

이런 신경재생의 과정은 회양(回陽)의 과정이며 만약 감각신경손상으로 인한 이상감각이 주증상이라면 천천히 이상감각이 소실되며, 감각신경손상

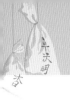

으로 인한 무감각의 경우에는 화끈거리는 신경통증이 나타난 후에 감각이 재생되고, 운동신경이라면 이 증례 중에서 보이는 바와 같이 불수의적인 경련, 강직이 나타난 후 운동마비가 개선되고 운동-감각신경 모두에 문제가 있었다면 경련, 강직(특히 야간 또는 안정시에 잘 나타난다.) 등의 운동신경 증상과 불에 데인 듯한, 찌르는 듯한, 전기가 통하는 듯한 감각이 나타나면서 증상이 개선된다. 이런 신경학적 증상변화에 대한 자세한 설명은 신경손상학[2]을 참조하기 바란다.

2　대한신경손상학회, 신경손상학, 군자출판사, 한국, 2014

넘어진 후 2년 이상 매일 발생하는 어지럼증

87세, 여자

진료일: 2015년 4월 21일

환자는 매우 건강한 노부인으로 약 2년 전 넘어지면서 머리를 다치기 전까지는 어떠한 증상이나 질병도 없었다. 사고 당일 환자는 어떤 이상도 없었으나 거실에서 걷다가 미끄러져 넘어지면서 머리를 땅에 심하게 부딪히고는 혼절하여 즉시 응급실로 후송되었으며 당시 뇌 CT, MR, EEG 등 검사에서는 문제가 없었다. 그러나 그 후 휘청휘청하는 어지럼증이 심하여 각종 서양의학, 한의학적인 치료를 했으나 어지럼증은 전혀 호전되지 않고 청력과 후각도 천천히 저하되어 현재는 잘 들리지가 않고 냄새도 잘 못 맡게 되어 음식 맛도 잘 모른다고 했다. 거기에 최근에는 팔다리의 근육이 아프고, 근육경련이 자주 나타나 매우 힘들다고 했다.

🔥 증상분석

환자의 증상은 매일 아침마다 휘청휘청하는 극심한 어지럼증이 나타나며 하루 종일 피곤하고 온몸에 힘이 하나도 없다고 했다. 극심한 어지럼증은 기상 후 약 두 시간 정도 지나면 그래도 조금은 가벼워지지만 여전히 어지러웠다. 사고 후 청신경과 후각신경이 천천히 퇴행성 변화를 보여 말을 조금만 작게 해도 잘 듣지 못하고 항상 소리를 크게 해야 하며 냄새와 맛을 잘 느끼지 못했다. 기타 복약 중인 약물이나 지병은 없었다. 이에 뇌진탕 후 뇌신경

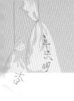

손상(mild traumatic brain injury, mTBI)의 담궐(痰厥)로 판단하고 반하천마
백출산가미방(半夏天麻白朮散加味方[1])을 처방했다.

치료경과

- 2015년 5월 13일: 어지럼증이 개선되어 아침에 일어나기가 수월하고 하루 종일 무기력하고 힘들었는데 크게 개선되어 일상생활이 너무 편해졌다며 기쁜 소식을 전했다. 청신경과 후각신경은 변동이 없었다. 4월 21일 처방에서 황기(黃耆)를 12g, 천마(天麻)를 9g, 인삼(人蔘)을 4.5g으로 증량했다.

- 2015년 6월 15일: 어지럼증과 무기력 등이 크게 개선되어 이전과는 완전히 다른 활기찬 삶을 살게 되었다. 하지만 청신경과 후각신경 이상에 대한 치료는 시작하지 않았으므로 증상이 개선되지 않았다. 이에 청신경과 후각신경을 개선시키는 방향으로 처방을 수정하려고 했지만 환자는 "이 정도로 개선된 것도 너무 좋으며 한약을 조금 오래 복용한 것 같다"고 하면서 조금 있다가 시작하기로 했다.

후기 및 고찰

이 환자의 뇌진탕 후 시작된 어지럼증과 청각, 후각신경의 변화는 경미한 뇌손상으로 인한 진행성 뇌신경 퇴행성 변화에 해당된다. 짧은 기간의 치료에 주증상이 개선되었으나 청신경과 후각신경에 대한 중점적인 치료를 진행하게 되면 상당한 기간이 소요된다. 이러한 뇌진탕을 초기에 한방치료로 대처하게 되면 신경을 보호할 수 있으며, 이 경우처럼 시간이 흘러 만성화되면 치료에 상당한 시간이 소요될 수 있다.

---

1 黃芪 9g, 當歸 2g, 半夏, 白朮, 茯苓, 蒼朮, 澤瀉, 陳皮, 神曲, 麥芽, 乾薑, 黃柏 各2g, 天雄 3g, 天麻 7.5g, 人蔘 3g, 甘草 2g, 大棗 2枚: 환자의 연령 및 체중(37kg)를 고려하여 용량을 가볍게 했다.

초기에는 비록 뇌영상에서 부종이 확인되지 않더라도 미약한 뇌부종의 가능성을 염두에 두고 치료를 시작하며 일정시간 경과 후에는 기본적인 뇌신경 이상의 치료법으로 변경한다.

대체적으로 뇌진탕 후 뇌부종이나 뇌출혈이 의심 또는 확인되면 활혈화어(活血化瘀), 이수소종(利水消腫) 또는 통변(通便)의 방법으로 출혈과 부종을 흡수시키고, 그 후에 천천히 뇌압이 안정되면 반하천마백출산(半夏天麻白朮散), 보양환오탕(補陽還五湯), 십전대보탕(十全大補湯) 등에 가미(加味)하여 신경손상을 최소화하고 뇌신경의 손상을 회복시킨다.

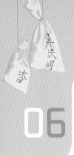

06 대상포진 후 발생한
길랑바레(Guillain-Barré) 증후군의 남성

56세, 남자

진료일: 2014년 1월 13일

환자는 매우 즐거운 성격의 남성으로, 2013년 12월 초 옆구리에 대상포진이 생겨서 내과에서 항바이러스제를 처방받아 복용했다. 항바이러스제를 약 2주 정도 복약하여 대상포진이 조금 안정되나 싶었는데 갑자기 오른쪽 허벅지 바깥쪽의 피부에 마비가 나타났으며 그 후 양쪽 허벅지가 아프고 양쪽 다리가 부어 오르면서 보행이 힘들게 되어 대학병원에 입원했다. 대학병원에서는 마비가 점점 올라오는 것 같으니 면역글로불린을 권고하여 면역글로불린을 투여받았으며 처음 투여받은 날부터 2일 째 되는 날 물체가 두 개로 보이기 시작했다. 총 3일간 면역글로불린이 투여되었으며 다리의 마비는 조금씩 개선되어 입원 3일 째 되는 날에는 혼자서 걸을 수 있게 되었다. 조금 더 입원치료를 받아야 했지만 환자는 답답하고 병실에서는 잠이 오지 않는다는 이유를 대며 스테로이드를 처방받고는 막무가내로 퇴원했다. 퇴원 후 병원에서 처방해 준 약(미상)을 복약하고 통증클리닉에서 주사(미상)를 맞고 충분히 쉬었으나 증상이 개선되지 않아 지인의 소개로 내원하게 되었다.

📖 증상분석

환자의 증상은 양쪽 다리의 통증, 양쪽 엉덩이의 통증, 양쪽 발바닥의 감각이 무딘 느낌, 복시(신경을 써서 볼 때는 하나로 보였다가 다시 두 개로 보임) 등과 함께 보행시 균형을 잡기 위해서 아직은 다리를 벌리고 걷고 있었으나 무릎, 발바닥의 건반사는 정상이었다. 이 외에 특수한 증상은 없었으며 2012년 직장암 수술을 한 적이 있었다. 이미 급성 염증기는 지난 외감후유(外感後遺)의 신경손상으로 판단하여 보중익기탕가미방(補中益氣湯加味方¹)을 처방하고 풍지(風池), 수삼리(手三里), 합곡(合谷)에 자침(刺針)하고 양릉천(陽陵泉), 족삼리(足三里), 태충(太衝), 지오회(地五會)에 온침(溫鍼)을 시행했다.

📖 치료경과

- 2014년 2월 7일: 복시가 개선되어 작업을 할 수 있지만 눈동자를 왼쪽으로 돌릴 때 나타나는 복시는 여전했다. 그러나 처음 내원 당시 보다는 상당히 개선되어 계단을 오르내릴 때 문제가 없을 정도가 되었다. 처방이 적중되었으므로 1월 13일 처방에서 황기(黃芪)를 18g, 건강(乾薑), 천웅(天雄), 육계(肉桂)를 각 9g으로 증량하고 청호(靑蒿)를 6g으로 감량했다.

- 2014년 3월 6일: 왼쪽으로 눈동자를 돌릴 때 발생하는 복시가 개선되어 이제는 시선이 왼쪽으로 70도 정도 넘어가야 복시가 나타날 정도가 되었다. 다리의 통증과 이상감각이 대부분 소실되었으나 앞쪽 발바닥(太衝穴의 足底面)의 무딘 감각은 아직 회복되지 않았다. 2월 7일의 처방에서 황기(黃芪)를 30g으로 증량했다.

---

1 黃芪 12g, 丹蔘, 陳皮, 柴胡, 升麻, 蒼朮 各4.5g, 人蔘 2g, 乾薑, 天雄, 肉桂 各3g, 黃芩 6g, 靑蒿, 桑白皮 各9: 補中益氣湯 原方에 丹蔘과 人蔘을 병용하고 이미 상당량의 스테로이드가 처방되었을 것으로 판단하여 혈당상승을 예방하기 위해 桑白皮가 가미되었으며 餘熱未盡을 염려하여 補陽藥物을 최소 단위로 사용하고 靑蒿, 黃芩을 가미했다.

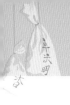

후기 및 고찰

이후 환자의 증상은 개선되어 일상생활에 지장이 없게 되었다. 그러나 날씨가 춥거나 몹시 피곤하면 발바닥이 약간 저리려고 하는 느낌이 있다고 했다. 비록 경미한 정도의 길랑바레증후군이었지만 후유증을 최소화하기 위해서는 적극적으로 치료해야 한다.

길랑바레증후군(GBS)은 각종 원인에 위해 유발되며 면역의 개입에 의해 유발되는 자가면역성 탈수초성 말초신경병증을 의미한다. 발병원인으로는 감염, 유전, 기타 원인 등이 있다. 감염과 관련된 인자로는 *campylobacter jejuni*(잠복기는 24~72시간이며, 설사로 시작하여 농혈변으로 진행되며 24~48시간 동안 최고조를 나타낸 후 약 1주일 전후로 회복된다. GBS는 설사가 정지된 후 나타난다.), *cytomegalovirus*, *Ebstein-Barr virus*, *Mycoplasma pneumonia*, *Hepatitis B virus*, *varicella zoster virus*, *human herpes virus*, *measles virus*, *influenza virus*, *mumps virus*, *coxsachie virus*, *hepatitis A virus* 및 *hemophilus influenza*, *helicobacter pylori*, *Human immunodeficiency virus* 등이 있으며 감염 후의 GBS 발병은 개체의 감수성에 의해 다르다. 유적적인 인자로는 HLA (human leucocyte antigen)의 분형에 따른 감염 후의 면역반응유형이 GBS의 발병과 관련이 있다고 보고되고 있다. 그 밖에 발병 전 예방접종력, 외상력, 수술력, 면역억제제의 사용력, 자가면역질환에 병발되는 GBS 등이 보고되어 있다.

50%이상의 환자에서 발병 수일 또는 수주 전 감염(호흡기 또는 위장관) 또는 바이러스성 질환, 예방접종, 수술 등의 병력이 있으며 급성 또는 아급성으로 발병한다. 계절적으로 특이성을 보이지는 않으나 여름과 가을에 호발하며 남녀의 발병비에서 남자가 더 많고(1.4:1) 연령적으로는 30세 이하가 더 높다.

GBS의 증상은 손상된 신경에 따라 운동신경손상, 뇌신경손상, 감각신경손상, 자율신경손상 등으로 나타난다. 운동장애는 초기에 양측하지의 무력이 나타나며 원위부에서 시작하여 상행하고 사지의 대칭성 이완성 마비를 보인다. 하지가 상지보다 심하고 근위부가 원위부보다 심하지만 원위부가 심한 경우도 있다. 경증에서는 보행이 가능하며 중증은 사지의 완전마비, 근력저하, 건반사 약화 또는 소실 등이 있을 수 있으며 경도의 근위축도 가능하다. 장기간의 침상생활 후에는 불용성 근위축이 있을 수 있다. GBS환자는 단일한 병정으로 보이며 발병 4주 후 근력이 회복되기 시작하여 재발없이 완해된다. 급성 중중의 대칭성 지체무력은 수일 내에 하지에서 시작하여 체간 및 상지 또는 늑간근, 흉근의 지배구역에 영향을 미쳐 호흡근마비를 일으킬 수 있으며 이를 Landry 상행성 마비라고 하는데 사지의 이완성 마비 외에 호흡곤란, 발음약화, 무력한 기침, 산소결핍, 말꼬임 등이 발생할 수 있으며 극심한 경우 호흡근 완전마비로 인하여 자발호흡을 상실할 수도 있다. 뇌신경손상으로는 연하곤란, 구음장애, 인후반사저하 또는 소실 등의 인후-미주신경손상, 말초성 안면신경손상, 동안신경손상, 악관절 동작 및 안면감각손상의 삼차신경손상 등이 발생할 수 있으며 뇌신경손상은 비교적 적지만 척수신경손상과 동시에 나타나는 경우가 많다. 감각장애는 감각이 약해지거나 뭔가 기어가는 느낌(蟻行感), 작열감, 침으로 찌르는 느낌 및 불편감 등으로 나타나며 객관적인 감각장애가 명확하지 않거나 경도의 장갑, 양말을 신은 듯한 말단의 감각장애가 있을 수 있으며 소수에서는 위치감각장애 및 실조가 나타난다. SLR양성의 비복근의 압통이 있을 수도 있다. 자율신경장애로는 피부홍조 및 창백, 다한, 말단의 차가움, 혈압불안정, 심박불안정, 소변저류 또는 요실금 등이 나타날 수 있다. 기타 소수의 환자에서는 정신증상, 두통, 구토, 시신경원반의 부종, 뇌막자극증상 등이 있다.

　GBS는 전형적인 유형 외에 몇 가지 아형이 있다.

　① acute motor axonal neuropathy (AMAN)

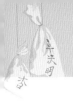

② acute motor and sensory axonal neuropathy (AMSAN)

③ Miller-Fisher syndrome

④ relapsing type of acute inflammatory demyelinating polyneuropathy (AIDP)

⑤ pure sensory Guillain-Barré

⑥ multi-cranial nerve type of Guillain-Barré syndrome

⑦ pandysautonomia type of Guillain-Barré syndrome[2]

한의학적으로 급성기 표증(表症)이 있는 경우에 이 질환의 속발을 예측하는 것은 쉽지 않다. GBS발병 전, 표증(表症)이 이미 소실되었으나 설명할 수 없는 피로, 조열(潮熱)이 있는 경우에는 소양열(少陽熱)에 준하여 소시호탕(小柴胡湯)에 청호(靑蒿), 지모(知母), 지골피(地骨皮)를 가미(加味)하여 대처한다.

그러나 일단 증상이 시작되어 입원을 하고 있지만 아직 호흡근마비로 진행되지 않고 혈중 IgG, IgM, IgA, CK, CK-MB, ferritin 등이 상승되어 있으며 고용량 스테로이드요법을 시행 중일 경우는 절대적으로 열증(熱症)이며 이 때는 어떤 처방을 쓰던지 간에 삼황(三黃)의 용량을 첩(貼)당 모두 최소 5돈(錢) 이상에서 시작하여 상기 수치들이 안정되기 시작하고 마비의 진행이 정지되면 천천히 삼황(三黃)을 감량하고 매우 느린 속도로 보기보양(補氣補陽)의 약물들을 추가 및 증량하여 전체적인 처방이 십전대보탕(十全大補湯), 귀기건중탕(歸芪健中湯), 보중익기탕합사역탕(補中益氣湯合四逆湯) 등이 되도록 한다. 청열해독(淸熱解毒)에서 보기보양(補氣補陽)으로 넘어가는 속도가 너무 빠르면 불난 집에 부채질을 하는 상황이 발생할 수 있으므로 천천

---

2   孫怡, 楊任民, 實用中西醫結合神經病學 第2板, pp590-605, 人民衛生出版社, 中華人民共和國, 2011

히 전환해야 한다.

발병한 지 상당기간이 지나서 한방치료를 시작하게 되는 경우에는 보기보양(補氣補陽)부터 시작하지만 만약을 위해 청허열약(淸虛熱藥)을 가미하고 천천히 보기보양(補氣補陽)의 약물을 증량하는 것이 안전하다. 만성화된 GBS 및 그 subtype 들은 모두 탈수초질환이므로 치료에 상당한 기간과 노력이 필요하다. 만성기의 침구치료는 합곡(合谷), 중저(中渚), 태충(太衝), 지오회(地五會) 등의 원심단혈위(遠心端穴位)에 온침(溫鍼)을 시행한다. 기타 혈위(穴位)에 온침(溫鍼)을 하는 것도 좋다.

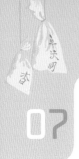

07 만 11개월 유아의 안면마비(구안와사)

11개월, 여자

진료일: 2013년 6월 24일

환자는 만 11개월의 여자아이로 2013년 6월 16일 아침, 아이의 왼쪽얼굴이 이상하다고 부모가 전화로 문의하였으며 휴대폰으로 아이의 사진을 받아서 좌측 안면의 마비가 시작되는 것을 확인했고 정밀검사를 위해 대학병원 소아신경과로 전원시켰다. 그 날 아이는 해당 병원에 입원하여 정밀검사를 시행하였으며 혈액검사, 뇌 MRI 등에서 이상을 보이지 않아 단순 안면마비로 진단되어 입원치료(스테로이드 등)를 시작했다. 그러나 증상이 호전되지 않아 6월 24일 금일 대학병원에서 퇴원하여 본원에 내원하였다.

🏵 증상분석

환자의 증상은 1주일 여 전 입원시의 증상과 동일한 상태였으며 좌측 안면의 근육이 마비되어 있었다. 이에 보기보양의 보양환오탕가미방(補陽還五湯加味方[1])을 처방하고 경과를 지켜보기로 했다. 침구치료는 생략했다. 증상설명은 사진으로 대신한다.

---

1   黃芪 30g, 丹蔘, 銀杏葉, 當歸, 川芎, 生地, 赤芍 各 4.5g, 乾薑 6g, 天雄 6g, 肉桂 6g, 黃芩4.5g, 人蔘 9g, 山楂 4.5g, 甘草 4.5g: 2貼을 5일에 分服한다.

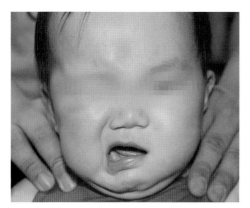

2013년 6월 24일 치료시작 전

치료경과

● 2013년 7월 8일: 좌측 안면의 근력이 개선되었으며 6월 24일 처방을 유지했다.

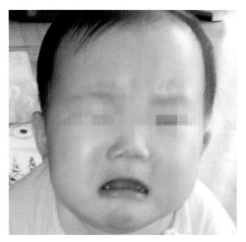

좌측 안면마비가 개선되었다.

- 2013년 7월 25일: 왼쪽 안면의 근력이 대부분 회복되었으나 미약한 차이를 보이고 있었다. 6월 24일 처방을 변경하지 않았다.

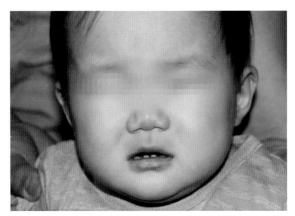

좌측 안면마비가 대부분 개선되었으나 얼굴의 힘을 풀고 있으면 아직 완전한 대칭이 되지 않고 있다.

- 2013년 8월 31일: 좌측 안면마비가 거의 완벽하게 회복되었다.

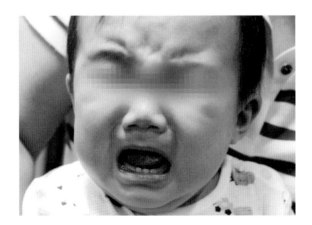

- 2013년 10월 2일: 안면마비가 개선되어 치료를 종료하기로 하고 치료효과를 공고히 하기 위해 십전대보탕가미방(十全大補湯加味方)을 10일분 처방했다.

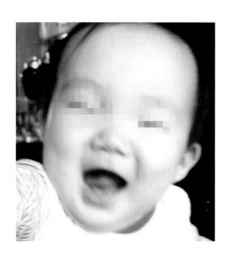

후기 및 고찰

　소아의 안면마비는 성인의 안면마비와 크게 다를 것이 없어 초기부터 한방치료를 시작할 수 있으나, 유아는 증상에 대한 정확한 호소가 어렵고 부모들도 정확하게 상황을 알기 어려우며 특히 선천성 뇌신경 질환의 발현, 감염성 뇌질환의 초기증상, 뇌종양의 가능성 등을 고려하여 우선 정밀검사를 실시하게 했다. 이러한 기타 질환과 관련된 안면마비의 가능성을 배제하고 치료를 시작하였으며 매우 이상적으로 치료되었다.

　비록 입원하여 스테로이드 치료를 했으나 증상이 개선되지 않았고 적절한 시기에 퇴원하여 한방치료를 시작했다. 침구치료를 생략한 이유는 침구치료 자체가 유아에게 스트레스를 줄 수도 있기 때문이며, 침구치료를 하게 될 경우에는 찬죽(攢竹), 사죽공(絲竹空), 지창(地倉), 협거(頰車), 청궁(聽宮) 등의 안면 혈위(穴位)에 투자(透刺)를 시행하고 풍지(風池), 합곡(合谷), 족삼리(足三里)를 자침한다.

안면마비는 매우 흔한 질환이며 발병 초기에 적절한 치료를 하게 되면 후유증도 그리 심하지 않을 수 있지만 초기 대응이 중요하다. 초기 표증(表症)이 있을 경우에는 갈근탕(葛根湯) 또는 갈근금연탕(葛根芩連湯), 대청룡탕(大靑龍湯) 등으로 대처하여 증상의 진전을 정지시키고 표증(表症)이 소실된 후에 보기보양(補氣補陽)의 처방으로 전환한다. 만약 서양의학적인 방법(스테로이드 등)이 시행된 후에도 증상개선이 보이지 않고 한방치료로 전환한 경우에는 스테로이드를 중단하고 즉시 보기보양(補氣補陽)의 처방을 투여해야 신경의 손상을 최소화하고 치료기간을 단축할 수 있다.

혓바닥이 꼬이는 증상 08

28세, 남자

진료일: 2011년 6월 23일

환자는 체격이 상당히 건장하고 성격이 좋은 청년으로 문제는 약 10일 전 시작되었다. 맨 처음 발생한 증상은 어느 날 아침에 식사를 하는데 혀 끝에서 맛이 잘 느껴지지 않아서 스스로 진단하기에 최근 피곤해서 그럴 수도 있다고 생각하고 지냈다. 그런데 시간이 지나면서 혀끝 뿐 아니라 혀의 양쪽 가장자리, 그 후에는 혀 전체의 미각이 약해지고 혀를 만지면 느낌도 약해졌다. 그래서 근처의 신경과에서 진료를 받고(미각검사를 통해 미각이 약간 저하된 것으로 검진되었으나 중추신경계에 대한 언급은 없었다.) 안정제를 처방받아 복약했으나 호전되지 않아 본원에 내원하게 되었다.

🐌 증상분석

환자의 미각저하는 기타 신경증상이 수반되지 않았고 발음에도 문제가 없었으므로 중추신경계 및 기타 특수질환과 관련이 적은 것으로 판단되었다. 또한 설진(舌診)에서도 심화(心火), 위열(胃熱), 비습(脾濕) 등을 확신할 수 있는 변화는 찾을 수 없었다. 이에 환자가 최근 직업상으로 매우 스트레스를 받고 있었으며 수면이 부족했던 점 등을 고려하여 장기간의 피로로 인한 장조(臟躁)로 판단하고 감맥대조탕가미방(甘麥大棗湯加味方[1])을 처방했다.

🏥 치료경과 및 후기

- 2011년 7월 13일: 환자의 미각이상은, 환자의 표현으로는, 약 20%만 이상이 남아 있었다. 6월 23일 처방을 변경하지 않았다.
- 2011년 9월 20일: 환자는 최근 운동을 무리하게 한 후 발생한 요통으로 내원하였으며 이전의 혓바닥이상은 모두 소실되었음을 확인했다.

혓바닥의 신경분포는 삼차신경(Ⅴ), 안면신경(Ⅶ), 설인신경(Ⅸ), 미주신경(Ⅹ)등으로 구성되어 있다. 혀전체에서 앞의 2/3는 삼차신경과 안면신경이 분포되어 있으며 가장자리부분과 혀의 앞부분은 안면신경과 삼차신경이 중첩되어 있다. 이 증례에서는 혀끝에서 혀의 옆부분, 그 후 혀의 앞 전체로 미각 및 촉각이상이 발생했으며 이는 삼차신경의 이상에 해당된다. 혓바닥 근

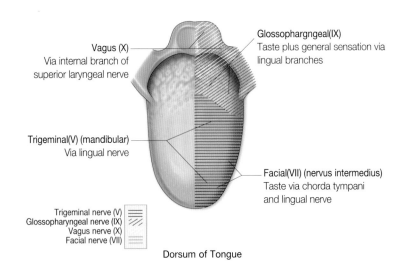

Dorsum of Tongue

---

1   炙甘草 9g, 浮小麥 15g, 厚朴 6g, 大棗 10枚

육의 모양, 움직임, 구음시의 이상이 없었고 중추신경계의 이상을 배제할 수 있었으므로 장기간의 피로에 의한 일시적인 삼차신경기능이상에 해당되는 증례로 추정되었다. 기타 중추신경계의 혈류변화를 의심할 수 있는 증상이 없었기에 보기보양(補氣補陽)이 아닌 장조증(臟躁證)으로 진단하고 치료하여 소기의 결과를 얻을 수 있었다. 기타 현훈 및 탈력감, 극심한 피로 등이 나타나면 그에 따라 처방을 반하천마백출산(半夏天麻白朮散), 보양환오탕(補養還五湯), 천궁다조산(川芎茶調散), 마부세신탕(麻附細辛湯), 양단탕(陽旦湯) 등의 여러 가지 방향을 고려해 볼 수 있다.

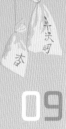

09 배가 차가운 노인(幻寒症)

78세, 여자

진료일: 2013년 12월 4일

환자는 즐거운 성격의 노부인으로 특이한 증상때문에 수십 년 동안 고생하고 있었다. 그 증상은 오른쪽 아랫배가 차가운 증상이었는데 이미 대학병원의 신경과 진료 및 치료를 받았으나 증상은 변하지 않았다.

🐝 증상분석

환자의 증상은 젊어서부터 시작된 오른쪽 아랫배의 차가움으로 여름에는 조금 덜하지만 겨울이 되면 너무 차가워서 복대를 하고 있었으며 복대를 해서 배가 조금 따뜻해지는 것 같으면 다시 펄펄 끓는 것처럼 뜨거워지고 동시에 등에서 식은 땀이 나면서 몸이 차가워지기를 반복하고 있었다. 하지만 손발은 따뜻했다. 이 증상 외에 당뇨, 고지혈증, 고혈압 등도 없었으며 매우 건강한 상태였다. 설질반미홍(舌質胖微紅), 맥활(脈滑)하였다.

기타 2년 전 직장암 수술을 했으며 항암화학약물치료 및 방사선치료는 하지 않았다.

이에 장조증(臟躁證)의 한증형(寒症型)으로 판단하고 감맥대조탕가미방(甘麥大棗湯加味方[1])을 처방했다. 침구치료는 생략했다.

---

1 甘草 6g, 浮小麥 12g, 蘇子 6g, 大棗 10枚, 乾薑 3g, 肉桂 6g, 人蔘 3g, 黃芩 12g

📖 치료경과

- 2013년 12월 18일: 복부의 시림이 크게 개선되어 날씨가 추운데도 복대를 하지 않아도 견딜 수 있게 되었다. 12월 4일의 처방을 변경하지 않았다.

📖 후기 및 고찰

그 후 환자는 즐겁게 잘 지내고 있다.

배가 차갑다는 사람들이 많은데 이런 냉증(冷症)은 사역탕(四逆湯)계열의 증상에 해당된다. 그러나 수족온(手足溫)을 고려하면 사역탕(四逆湯)보다는 부인장조증(婦人臟躁證)의 감맥대조탕(甘麥大棗湯)에 더 가깝다고 할 수 있다. 즉 환한(幻寒)으로 보고 처방을 구성했다. 이 밖에 배열(背熱), 수족열(手足熱), 오심번열(五心煩熱), 두열(頭熱) 등의 환열(幻熱)도 있으며 이 때는 음허열(陰虛熱)에 준해서 치료하면 천천히 개선된다.

이런 환열(幻熱), 환한(幻寒) 등을 서양의학에서는 신경정신과계열 약물로 치료하게 되는데 한열(寒熱)의 구분이 명확하지 않으므로 일정 정도 이상의 치료효과를 기대하기는 어려울 수 있다.

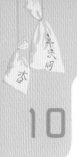

복시의 밀러피셔증후군
(Miller Fisher syndrome)

61세, 여자

진료일 2015년 3월 25일

환자는 식당을 운영하며 열심히 일을 하던 사장님으로 발병 2, 3주 전 인후염이 있어서 내과에서 약물을 복약했지만 개선되지 않다가 약 2주 전 아침에 일어났는데 갑자기 어지럽고 눈을 뜨기가 어렵고 다리의 힘이 풀려 급히 대학병원의 응급실을 통해 입원했다. 입원한 대학병원에서 밀러피셔증후군으로 진단되어 스테로이드 및 기타 약물치료를 받은 후 보행이 조금 가능하게 되어 8일 동안 입원 후 퇴원했다. 그러나 눈이 잘 떠지지 않고 눈동자가 움직이지 않아 앞을 보기가 어려운 증상이 지속되어 한방치료를 받기 위해 본원에 내원했다.

🎁 증상분석

환자는 아들의 손을 잡고 천천히 진료실로 들어왔으며 양쪽 상안검의 하수, 양쪽 안구를 안쪽으로 돌릴 수 없었으며 왼쪽 눈은 안쪽과 바깥쪽 모두 돌아가지 않고 고정되어 있었다. 다리의 근력 및 반사는 정상적이었으며 보행실조는 이미 소실되어 있었다. 대학병원에서 처방받은 약물은 이미 모두 중단되었으며 발병 전부터 고혈압과 고지혈증에 대한 약물을 복용 중이었다.

이에 외감(外感)은 이미 모두 지나간 기허겸양허(氣虛兼陽虛)의 위증(痿

證)으로 판단하여 보중익기탕가미방(補中益氣湯加味方[1])을 처방하고 침구치료는 환자의 집이 멀어서 생략했다.

📖 치료경과

- 2015년 4월 11일: 눈이 많이 밝아졌다고 하지만 아직도 복시가 지속되고 있었다. 이에 3월 25일처방에서 건강(乾薑), 천웅(天雄)을 각 6g으로 증량했다.
- 2015년 5월 12일: 4월 16일이 지나면서 눈이 원래의 위치로 돌아왔다. 4월 11일 처방에서 황기(黃芪)를 18g으로 증량하고 건강(乾薑)과 천웅(天雄)을 각 9g으로 증량했다.
- 2015년 6월 10일: 눈의 동작이 모두 가능하게 되었으나 가끔 우측 눈의 안쪽에서 미약한 통증이 있었다. 5월 2일 처방에서 황기(黃芪)를 24g으로 증량했다.

📖 후기 및 고찰

이후 환자는 모든 증상이 회복되어 즐겁게 일하고 있다.

밀러피셔증후군(Miller Fisher syndrome)은 길랑바레증후군(Guillain-Barre syndrome)의 아형(subtype)으로 대부분 발병 전 장기간 지속되는 외감(外感, 바이러스 및 기타 감염)이 선행한다. 마비발생 후 일반적인 경과에 따라 대부분의 환자는 입원치료를 거치게 되고 대량의 스테로이드가 주요 치료법으로 사용되며 때에 따라 면역이 과항진되었을 경우, 호흡기증상, 마비의 진전속도 등에 따라 면역글로불린(IVIG)요법으로 추가적인 신경손상의 진행을 억제하게 된다. 일단 신경손상이 어느 정도 진행된 상태에서 정지하게 되

---

1 黃芪 15g, 人蔘 6g, 乾薑, 天雄, 肉桂, 柴胡, 升麻, 丹蔘, 陳皮, 蒼朮, 生甘草 各 4g, 當歸, 黃芩 各 3g

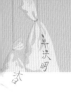

면 퇴원을 하고 후유증의 치료는 자연치유에 맡기게 되며 신경손상이 약할 경우에는 자연적으로 치료되나 약한 정도의 후유증이 있을 수도 있다. 하지만 만약 신경손상이 심하면 상당한 정도의 후유증이 남을 수 있다.

한방치료는 이 질환의 모든 과정에 개입할 수 있으며 어느 시점에 개입하느냐에 따라 치료법이 완전히 다를 수 있다. 질병발생 전 이상하게 오래 지속되는 외감(外感)에서는 대청룡탕(大靑龍湯), 소시호탕(小柴胡湯), 갈근탕(葛根湯), 갈근금연탕(葛根芩連湯), 마계각반탕(麻桂各半湯) 등에 오심(惡心)이 있으면 반하(半夏), 해수(咳嗽)에는 마황(麻黃), 설사(泄瀉) 및 당변(溏便)에는 창출(蒼朮), 조열도한(潮熱盜汗)에는 청호(靑蒿), 지모(知母), 지골피(地骨皮), 비색(鼻塞)에서 점조체(粘稠涕)에는 온담탕(溫膽湯), 청체(淸涕)에는 소청룡탕(小靑龍湯), 마부세신탕(麻附細辛湯), 우귀음(右歸飮) 등등을 가미(加味)한다.

1차 치료에서 실패하거나 이미 마비가 되어 내원한 경우에는 입원 시 검사되는 각종 혈액지표에 따라 치료하며 이 때 CPK, ESR, CRP, ferritin 등의 염증수치가 상승된 것이 확인되면 열증(熱症)으로 판단할 수 있으며 보중익기탕(補中益氣湯), 십전대보탕(十全大補湯), 귀기건중탕(歸芪健中湯), 당귀보혈탕(當歸補血湯), 승양익위탕(升陽益胃湯) 등등의 황기(黃芪)가 함유된 처방에 황금(黃芩), 황연(黃連), 황백(黃柏)을 대량으로 사용한다. 물론 직접 기허양허(氣虛陽虛)의 방법을 사용할 수도 있지만 초기에는 기허겸화열(氣虛兼火熱) 또는 기허겸소양열겸화열(氣虛兼火熱)의 착잡(錯雜)이 있을 수 있다. 일단 증상이 안정된 후에는 1~2주 간격으로 처방을 조정하는데 천천히 삼황(三黃)을 감량하고 황기(黃芪)를 증량시키며 동시에 사역탕(四逆湯)을 추가하여 증상이 완전하게 개선될 때까지 치료한다. 유사증례는 졸저(拙著) 한방임상이야기 2권을 참고하기 바란다.

성인의 몽정(夢精, nocturnal emission)

11

27세. 남자

진료일: 2012년 3월 5일

환자는 매우 잘생긴 청년으로 사춘기가 시작되면서부터 몽정이 있었으며 그 후에도 지속적으로 1주일에 한 번 정도는 몽정(夢精)이 있었지만 양도 그렇게 많지 않고 몽정이 있은 후에는 무언가가 해소되는 듯한 느낌이 있고 기분도 나쁘지 않고 체력도 좋았다. 그러나 1년 전 고시준비를 하면서부터 그 증상이 심해지고 너무 피곤해서 지인의 소개로 내원하였다.

🐝 증상분석

환자의 증상은 1년 전부터 시작되었으며 2, 3일 심할 때는 3, 4일 동안 연속적으로 몽정(夢精)이 발생했으며 그 양상은 잠이 들고 얼마 지나지 않아 하체가 뜨거워지면서 꿈도 꾸지 않고 바로 대량의 몽정(夢精)을 하는데 몽정(夢精)을 한 후에는 일어나서 뒤처리를 할 수도 없이 기운이 빠져 비몽사몽으로 잔다고 했다. 이런 상황이 1년 동안 지속되고 있었지만 시간이 지나면 개선될 것으로 생각하고 있었으나 증상이 나날이 악화되었으며 최근에는 눈이 퀭하게 되고 머리도 멍하고 눈 밑에 짙은 다크써클이 생겼고 온몸의 힘이 다 빠진 것 같다고 했다. 음식이나 기타 대소변 및 기왕력은 없었다. 178cm, 73kg이었다.

환자의 증상을 신경허열(腎經虛熱)의 몽정으로 진단하고 지백지황탕가미

43

방(地柏地黃湯加味方[1])을 처방했다.

🍵 치료경과

- 2013년 3월 19일: 복약 1주일 후부터 피로가 개선되기 시작했고 최근에는 1주일 1회의 몽정(夢精)이 있었으며 그 횟수도 줄고 몽정(夢精) 후의 피로도 심하지 않았다. 3월 5일의 처방을 변경하지 않고 복약횟수를 1일 2회로 감량했다.

- 2013년 4월 13일: 환자의 몽정(夢精)은 1년 전과 마찬가지로 1주일 1회 정도가 되었으나 때로는 10일 이상 몽정이 없는 기간도 생겼으며 피로가 상당히 개선되었다. 이에 치료를 종료했다.

🍵 후기 및 고찰

1년 후에도 환자의 증상은 다시 악화되지 않았다.

몽정(夢精)은 기본적으로는 상화망동(相火妄動)에 해당되며, 세부적인 변증(辨證)에 따라 간울(肝鬱)의 시호가용골모려탕(柴胡可龍骨牡蠣湯), 고섭(固攝)의 금쇄고정환(金鎖固精丸), 심열(心熱)의 청심연자음(淸心連子飮), 보심수렴(補心收斂)의 공성침중단(孔聖枕中丹[2]), 습열(濕熱)의 용담사간탕(龍膽瀉肝湯), 신경허열(腎經虛熱)의 지백지황탕(知柏地黃湯), 신양허겸습열 (腎陽虛兼濕熱)의 지백팔미환(知柏八味丸) 등등의 여러 처방을 선택할 수 있다. 해부학적으로는 대뇌의 신경자극이 척수, 교감신경절, 정관, 정낭, 전립선 등으로 하행하여 사정을 유발하게 되므로 이 계통에 문제가 발생하면 불수의적인 사정이 발생할 수 있다. 그러나 몽정(夢精)과는 달리 기타 질

---

1   黃柏 18g, 知母, 山茱, 山藥, 茯苓, 丹皮, 澤瀉, 蒼朮 各4.5g, 牛膝 9g, 甘草 3g, 生地黃 12g, 龍骨, 牡蠣 各12g, 大棗 3枚

2   備急千金要方: 龜板, 龍骨, 遠志, 菖蒲

환에 의한 사정은 수면 중에서만 사정이 이뤄지지 않고 불규칙적이거나 때
로는 지속적이며 사정되는 정액의 양과 성상도 정상적인 상황과는 다르다.

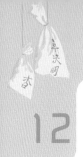

12 손발 끝이 아픈 말초신경염(polyneuritis)

67세, 남자

진료일: 2014년 5월 19일

환자는 고혈압 이외에는 전혀 문제가 없는 매우 건강한 분으로 환자의 증상은 최소 5년 전에 시작된 고질적인 증상으로 매일 증상이 나타나는 것도 아니고 그렇다고 완전히 없어지는 것도 아니며 또한 대학병원의 어떤 과에서 진료를 받아야 하는지도 몰라 고민하고 있다가 본원에 내원하게 되었다.

🏵 증상분석

환자의 증상은 1, 2주에 한 번씩 손가락 끝이 벌겋게 되면서 열이 나고 만지면 아파서 밴드를 감고 있으면 1, 2일 후에는 물건을 집을 때나, 물체에 접촉하게 되면 찌르는 듯한 통증이 나타나고 3, 4일이 지나면 통증이 사라졌다가 며칠이 지나면 다시 증상이 나타나기를 반복하고 있었다. 증상이 발생하는 손가락은 일정하지 않고 증상발생 부위의 숫자도 하나의 부위에서 다섯개의 부위까지 일정하지 않았으며 손가락으로 물건을 잡으면 둔한 느낌이 있었다. 손가락 외에 발바닥이 땅에 닿는 부위(metatarsophalangeal joint의 족장측)도 감각이 둔했지만 통증이라고 할 정도의 증상은 없었다. 건강검진을 철저하게 하고 있었으므로 기저질환에 의한 증상을 의심할 만한 질환은 없었으며 음주를 자주 하고 있었으나 장기간 음주를 하지 않아도 증상은 나타났다.

이에 한비(寒痺)의 말초신경염으로 진단하고 귀기건중탕가미방(歸芪健中湯加味方[1])을 처방하고 현재 나타나고 있는 홍종처(紅腫處)를 사혈하고 풍지(風池), 외관(外關), 합곡(合谷), 중저(中渚), 족삼리(足三里), 태충(太衝), 지오회(地五會) 등에 침구치료를 시행했다.

🐾 치료경과

- 2014년 6월 20일: 환자의 증상은 크게 개선되어 내원시 있었던 손가락의 염증 및 통증이 모두 소실되었으며 1주일 전 증상이 발생했으나 염증이 약하게 나와서 하루가 경과한 후 부종과 열감이 소실되고 다음날의 통증은 매우 약하게 하루 정도 지속되고는 소실되었다. 음주는 1주일 4, 5회 소주 1, 2병을 지속적으로 하고 있었다. 5월 19일의 처방을 변경하지 않았다.
- 2014년 7월 12일: 현재까지 증상이 발생하지 않아 매우 기뻐하면서 내원하였다. 이에 처방을 유지하되 복용횟수를 1일 1, 2회로 감량하고 치료를 종료했다.

🐾 후기 및 고찰

말초신경염은 중독, 대사장애, 영양결핍, 자가면역질환, 종양, 감염, 유전성질환, 원인불명 등의 원인에 의해 말초신경의 염증성 변화 후 신경탈수초화로 인한 감각, 운동, 자율신경, 건반사 등의 이상을 의미한다. 질병의 발병연령, 진행양상 및 속도 등이 매우 불규칙적이기 때문에 치료에 대한 반응도 다양하다.

이 환자의 증상은 전형적인 퇴행성 말초신경염이었으며 음주와 관련된 증

---

1 황기 30g, 天雄, 赤芍, 肉桂, 乾薑 各6g, 黃芩 12g, 當歸, 蒼朮, 甘草 各4g

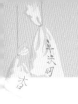

상일 수도 있었지만 절대로 금주를 하실 환자분은 아니었으므로 치료 중에
도 금주를 하지는 않았다. 일반적인 말초신경염에 비해 빠르게 개선된 이유
는 기타 질환이 없었고 영양흡수가 좋고 전체적인 건강상태가 좋으며 비록
장기간 증상이 있었지만 그 기간 동안 증상의 악화가 없었으므로 치료에 반
응이 좋았던 것으로 판단된다.

　기타 원인에 의한 말초신경염의 한방치료는 원인질환 및 치료시작시 환자
의 상태에 따라 다르지만 대부분은 기허겸양허(氣虛兼陽虛)에 해당되며 십
전대보탕(十全大補湯), 귀기건중탕(歸芪健中湯), 보양환오탕(補陽還五湯)
등에 사역탕(四逆湯)의 의미를 추가하고 부가적인 증상에 따라 사지말단의
레이노드(Raynaud)증상에는 당귀사역가오수유건강탕(當歸四逆加吳茱萸生
薑湯), 현훈에는 천마(天麻), 방광증상에는 용담초(龍膽草) 또는 황백(黃柏),
직장증상에는 대황(大黃), 망초(芒硝) 또는 도인승기탕(桃仁承氣湯)을 추가
하고, 다한증(多汗症)에는 지모(知母), 황백(黃柏), 마황근(麻黃根) 등을 가
미하여 치료하고 무한(無汗) 또는 소한증(少汗症)에는 마황(麻黃), 갈근(葛
根)을 가미한다. AIDP 등의 급성기는 외감열증(外感熱症)에 해당되므로 설
명에서 제외한다.

13

손발의 다한증

20세, 남자

진료일: 2010년 12월 13일

환자는 어려서부터 발바닥에 땀이 많이 났지만 크게 신경을 쓰지 않고 학업에 전념하고 있었다. 그런데 고등학교를 졸업하고 대학에 입학하는 시점에서 손바닥에서도 땀이 나기 시작하여 1년 동안 참고 지냈으나 최근에는 조금만 신경을 쓰거나 긴장을 해도 손바닥에 땀이 물처럼 맺혀서 흐르게 되어 본원에 내원하게 되었다.

증상분석

환자의 다한증 양상은 발에서는 평소 많은 편이다가 긴장상황이 되면 줄줄 흐르는 느낌이 나면서 양말이 젖었으며 손의 다한증은 일반적인 상황에서는 축축한 정도이나 때로는 손바닥에 물이 고일 정도였다. 기타 가끔 신경을 많이 쓰면 극심한 두통이 나타나서 푹 쉬면 개선되곤 했고, 고3 시기부터 소변을 자주 보는 증상이 있었지만 일상생활에 큰 문제는 없었다.

이에 신음허열(腎陰虛熱)의 지백지황탕가미방(知柏地黃湯加味方[1])을 처방했다.

---

1   知母 12g, 黃柏 15g, 生地, 山藥, 山茱萸, 茯苓, 澤瀉, 牧丹皮 各6g, 麻黃根 18g, 龍骨, 牡蠣 各 12g, 竹茹 15g: 知柏地黃湯에 溫膽湯의 竹茹, 柴胡加龍牡湯의 龍骨, 牡蠣를 가미했다.

치료경과

- 2011년 2월 12일: 손바닥의 다한증은 크게 개선되어 핸드폰을 장시간 만져도 땀이 흐르지 않았고 평소에도 축축하지 않게 되었으며 발의 다한증도 개선되어 치료 전에는 가만히 있어도 발에서 땀이 줄줄 흘렀으나 현재는 신발을 오래 신고 있으면 발이 땀이 약간 고이는 것을 느낄 정도가 되었다. 2010년 12월 13일의 처방을 변경하지 않았다.

- 2012년 3월 12일: 최근 커피숍에서 알바를 하면서 너무 피곤하고 아무 이상이 없는데도 가끔 불안한 느낌이 나타나서 내원하였으며 이전의 다한증에 대해 물으니 현재는 일상생활에 전혀 지장이 없을 정도라고 했다.

후기 및 고찰

자발성 다한증(spontaneous hyperhidrosis)은 원발성 다한증(primary hyperhidrosis)이라고도 하며 고온, 과도한 운동, 약물에 의하지 않은 원인불명의 전신 또는 국소적 발한의 증후군을 말하며 땀샘의 개수, 구조의 변화는 없으며 단순히 기능만 항진되어 있다. 다한증은 전신, 반신 등으로 나타날 수 있으며 국소적으로는 얼굴, 손발, 액와, 가슴, 목 등의 부위에서 대칭적으로 발한된다. 긴장, 흥분, 뜨겁거나 매운 음식 등의 자극적인 음식물 섭취 후에 발한의 양이 증가된다. 이 질환은 어떤 연령에서도 발생할 수 있지만 청년기의 남성에서 많이 나타난다. 속발성 다한증의 경우에는 명확한 원인이 있으며 다한증은 질환으로 발생하는 여러 증상들 중의 하나이다. 이에 갑상선기능항진증, 갈색세포종, 당뇨병, 뇌하수체기능이상, 자율신경실조, 중추성신경질환, 약물중독, 갱년기, 비만, 불안장애, 결핵, 종양성, 척수질환, 반사성 교감신경 위축증 등을 감별진단해야 한다.

서양의학적인 치료로는 국소치료제(항콜린제, 염화알루미늄제제 등), 내복약물(항불안제, α-adrenalin inhibitor, 항콜린제, benztropine 등), 교감신경절제술(stellate ganglion block, endoscopic thoracic sympathectomy, lumbar sympathectomy) 등이 시행되고 있으며 약물부작용 및 수술 후 보상성 다한증 등의 장단점이 있다.

한의학 임상적으로는 폐위불고(肺衛不固)의 옥병풍산(玉屛風散), 습열온증(濕熱蘊蒸)의 조위탕(調衛湯), 영위불화(營衛不和)의 계지용골모려탕(桂枝龍骨牡蠣湯), 기체혈어(氣滯血瘀)의 소요산(逍遙散), 음허내열(陰虛內熱)의 당귀육황탕(當歸六黃湯) 등으로 구분할 수 있다.[2] 침구치료는 합곡(合谷), 풍지(風池), 내관(內關), 신문(神門), 배노궁(背勞宮), 음릉천(陰陵泉), 삼음교(三陰交), 태충(太衝), 지오회(地五會), 대저(大杼), 풍문(風門), 폐수(肺俞), 궐음수(厥陰俞), 심수(心俞), 독수(督俞), 격수(膈俞) 등의 협척혈의 피내침 또는 건부항 강자극 방법을 사용할 수 있다.

자발성 또는 본태성 자한증은 임상에서는 음허내열(陰虛內熱)의 유형이 가장 많으며 필자는 대부분 건령탕(健瓴湯)에 청호(靑蒿), 지골피(地骨皮), 마황근(麻黃根)을 가미하여 사용하고 있는데 효과가 만족스러운 경우가 많다. 외감(外感) 후유증에는 계지용골모려탕(桂枝龍骨牡蠣湯) 또는 지골피음(地骨皮飮)에 청호(靑蒿), 지골피(地骨皮) 등의 청허열약(淸虛熱藥)과 함께 마황근(麻黃根)을 사용하고 긴장성에는 감맥대조탕(甘麥大棗湯)을 위주로 가미하거나 또는 건령탕(健瓴湯)에 감맥대조탕(甘麥大棗湯)의 의미와 청허열(淸虛熱)과 지한(止汗)의 의미를 추가하기도 한다. 각 변증에 따라 주요처방을 정하고 마황근(麻黃根)의 용량을 고려하며 초기부터 강하게 사용하지 않고 우선 15g에서 경과를 보고 그 후에 가중한다.

치료의 결과는 약 4주 내에 확인할 수 있을 정도로 명확하며 치료 후 개선

---

2   孫怡, 楊任民, 實用中西醫結合神經病學(第2版), pp929-936, 人民衛生出版社, 中國, 2011

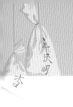

이 되면 약물 복약횟수를 천천히 감소시켜 치료를 종료하며 홍분성 약물 및 음식에 대한 주의, 강한 스트레스에 대응할 수 있는 방법에 대해 환자와 상담 하는 것이 좋다. 재발시에는 단기간의 치료로 증상이 안정될 수 있다.

수 년 전 발생한 후각신경마비

14

67세, 여자

진료일: 2015년 5월 16일

환자의 증상은 약 4년 전 시작되었으며 어느날 자신이 생선굽는 냄새를 맡지 못하는 것을 알게 되었는데 잠깐 피곤해서 그럴 수 있다고 생각하고 지냈으나 점점 심해지더니 다른 종류의 냄새도 잘 모르게 되어 이비인후과에서 진료를 받았으며 이비인후과의사가 치료가 안되는 질병이라고 하여 낙담하고는 몇 군데 다른 이비인후과로 갔으나 동일한 소견을 말해서 신경과에서 진료를 받았다. 신경과에서도 쉽지 않은 질환이라고 하면서 각종 치료를 시도했으나 가는 곳마다 치료에 실패하여 현재에 이르게 되었다. 최근 힘도 없고 기억력도 떨어지고 잠이 너무 많아져서 지인의 소개로 본원에 내원하게 되었다.

🎐 증상분석

환자는 극심한 피로, 전신적인 무기력, 다른 사람이 말한 것을 잘 기억하지 못하고 자꾸 예전의 일들만 생각이 많이 나고 너무 피곤해서 영양제 수액를 맞아도 며칠 동안 약간 힘이 있고 다시 원상태로 돌아가는 등의 증상이 있었는데 최근 신경을 많이 쓴 후 몇 달 전부터 심해진 증상이었으며 특수한 질환과는 관련이 없는 장조증(臟躁證)으로 볼 수 있었다. 문제는 수년 전 시작된 후각신경마비로 냄새를 맡을 수 없어 생선도 태우고 밥도 태우기가 다반사였으며 후

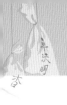

각이 저하됨과 동시에 음식의 맛, 특히 짠맛, 신맛을 몰라서 음식을 만들면 맛이 이상하게 되어 다른 사람들이 먹지 못하는 경우가 많았다. 또한 음식맛을 모르니 상한 음식을 먹고 배탈이 난 적이 한 두 번이 아니었다. 기타 지병은 없었으며 맥침세(脈沈細)했다. 후각신경마비가 이미 상당기간이 경과하였으므로 초기의 여택통기탕(麗澤通氣湯)이 아닌 한어(寒瘀)로 판단하고 마황부자세신탕가미방(麻黃附子細辛湯加味方[1])을 처방하고 영향(迎香)에 간접구(間接灸)를 하고 풍지(風池), 완골(完骨), 합곡(合谷)에 침구치료를 시행했다.

🏵 치료경과

- 2015년 5월 26일: 최근 이상하게 힘이 좋아졌으며 그 전에는 누워만 있고 싶고 앉아 있으면 졸고는 했는데 잠이 많이 적어졌다고 했다. 후각은 약간 냄새가 나는 것 같기도 하고 아직은 잘 모르겠다고 했다. 5월 16일 처방에서 천웅(天雄)을 8g으로 증량했다.
- 2015년 6월 17일: 후각신경이 살아났는지 비린내를 맡을 수가 있게 되고, 음식 쉰 냄새를 알게 되었으며 미각도 개선되어 이전에는 혀에서 어떤 감각도 없었으나 단맛, 매운 맛을 느낄 수 있게 되어 매우 기뻐했다.

🏵 후기 및 고찰

후각신경의 손상(후각소실 및 감퇴, anosmia, hyposmia)은 각종 감염, 외상, 종양, 수술, 선천적 기형, 만성감염에 의한 2차적 변형, 약물 등에 의한 말초에서 중추 후각신경계에 이르는 신경계의 이상을 의미한다. 치료로는 감염의 경우에는 스테로이드 비강분무제를 통해 증상이 개선되지만 치료를 중단한 후에는 다시 냄새를 맡기 힘들어지고 장기간 지속적으로 사용할 경우에는 비강점

---

1 麻黃 6g, 天雄 6g, 細辛 6g, 黃芪 15g, 人蔘 3g, 陳皮, 柴胡, 升麻 各3g, 乾薑, 天雄 各6g, 甘草 3g: 麻附細辛湯에 補中益氣湯과 四逆湯의 의미를 추가했다.

막이 위축되면서 2차적으로 후각신경의 이상이 발생할 수도 있어 효과는 있으나 장기간 사용할 수 없는 양날의 검을 가진 치료법이다. 기타 원인에 의한 경우에는 약물성과 비강의 폴립을 제외하고는 뚜렷한 치료법이 없는 실정이다.

본 증례의 환자는 중추성 후각신경이상을 의미할 만한 기타 증상이 없었으므로 신경외과 등에서 두부 정밀검진을 시행하지 않고 일반적인 steroids 및 정신신경증상에 관련된 약물이 처방되었으나 효과가 없었다.

한의학적으로는 표증(表證)이 있을 때는 불문향취(不聞香臭)의 대표적인 처방인 여택통기탕(麗澤通氣湯)을 비롯하여 소청룡탕(小靑龍湯), 온담탕(溫膽湯) 등등의 외감표증(外感表症)의 처방에 나복자(蘿蔔子), 백개자(白芥子) 등을 가미할 수 있으나 이 증례처럼 어떠한 외감(外感)의 증거도 없을 때 사용할 수 있는 처방은 고전에 기재되어 있지 않다. 하지만 아무 원인없이 증상이 나타나는 것은 절대로 아니므로 추론할 수 밖에 없었다. 즉 여타 난치병과 마찬가지로 환자가 기억하지 못하는 후각신경 관련의 외감(外感)이 있었을 수 있으며 그 때의 외감(外感)은 자연적으로 개선되었지만 증상은 남아 있는 특수한 경우로 판단할 수 밖에 없었다. 즉 자신도 모르는 사이에 어느날 얼굴을 보니 한쪽의 안면이 상당히 비대칭이 되어있고 시간이 지나도 증상의 변화가 없는 경우와 동일한 케이스로 보면 된다. 이에 통규성뇌(通竅醒腦)의 처방들 중에서 소청룡탕(小靑龍湯)과 관련된 마황부자세신탕(麻黃附子細辛湯)을 사용하려고 했으나 이미 상당기간 진행되었으므로 후각신경의 재생에 통규성뇌(通竅醒腦)의 약물만으로 약력이 부족하여 보중익기탕(補中益氣湯)과 사역탕(四逆湯)을 추가했다. 마황(麻黃)의 용량은 계절에 따라 약간씩 다르며 효과 농도까지 증량방법은 잠이 잘 오지 않는 정도까지 증량하고 잠이 안오게 되면 약간 감량한다.

후각신경마비의 일반적인 침구치료는 효과가 매우 적으며 영향(迎香)을 간접구(間接灸)하는 것이 그래도 효과적이지만 치료효과는 제한적이다.

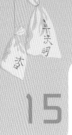

15 수면 중의 다리 저림과 쥐남(하지불안증)

61세, 여자
2013년 9월 14일

환자는 웃음이 많은 즐거운 성격의 부인으로 환자의 증상은 3, 4 개월 전부터 잠을 자려고 누워 있으면 종아리가 저리기 시작했으며 단순히 운동을 적게 해서 나타나는 것으로 보고 대수롭지 않게 생각했다. 그러나 시간이 지나면서 잠자기 전에 약간 저렸던 종아리의 증상이 잠자는 중에 경련이 발생하여 뒤틀리는 정도가 되어 내원하게 되었다.

🎋 증상분석

환자의 다리증상은 매일 잠자기 전에 양쪽 종아리의 뒷부분부터 저리기 시작하여 허벅지까지 저리기도 하고 뭔가가 스물거리는 것 같은 느낌이 잠잘 때까지 지속되었다. 그리고 잠이 들어 새벽 1, 2시 정도가 되면 종아리가 쥐가 나서 잠을 깨게 되고 한참을 주무르면 풀려서 다시 잠을 자곤 했다. 쥐가 나는 다리는 일정하지 않았으며 양쪽 다리에서 나타나는 경우도 있었다. 쥐가 날 때는 다리가 차가워진다고 했다. 기타 증상으로는 최근 잠을 잘 자지 못해서인지 입이 쓰고 입맛이 없었으며 수년 전부터 머리의 땀이 많아지고 몸이 갑자기 더웠다가 차가워진다고 했다. 또한 아주 가끔 전신의 힘이 싹 다 빠져나가는 것처럼 힘이 없을 때가 있었다. 기타 식사는 잘 하지만 기름진 음식은 거의 잘 먹지 않는다고 했다. 이 밖에 당뇨병으로 다이아벡스

(metformin)를 복약 중이었다.

이에 기혈부족(氣血不足)의 비증(痺證)으로 판단하고 십전대보탕가미방(十全大補湯加味方[1])을 처방했다.

🐾 치료경과

- 2013년 11월 2일: 환자는 약 1개월의 복약 후 다리의 저림, 쥐남 등의 증상이 모두 개선되어 복약을 중단하였으나 2, 3일 전부터 취침 중 다리가 단단해 지면서 이전의 증상이 재발하려는 느낌이 있어서 다시 내원하였다. 이에 9월 14일의 처방을 변경하지 않았다.
- 2014년 6월 7일: 환자는 경도의 변형을 동반한 손가락 관절염으로 내원하였으며 이전의 다리 저림과 쥐가 나는 증상은 매우 피곤한 날에 약간의 느낌만이 있을 뿐, 보통의 경우에는 아무 이상 없이 잘 지내고 있다고 했다.

🐾 후기 및 고찰

하지불안증은 1945년 EKbom이 상세하게 보고하여 EKbom증후군 또는 Ekbom병이라고도 불리며 1960년대에 Restless legs syndrome라고 불리게 되었다. 증상으로는 안정시, 휴식시, 취침 중에 다리의 깊은 곳에서 시리고, 저리고, 터질 것 같고, 뭔가 기어가는 것 같고, 열감 등등의 이상감각이 발생하며 활동 후에는 증상이 개선된다. 때로는 상지에서도 증상이 나타나므로 불안지증후군(不安肢證候群)이라고도 한다. 한의학적으로는 비증(痺證), 혈비(血痺)에 해당되며 명대(明代) 설기(薛己)의 내과적요(內科摘要)에 "夜間少

1 　黃芪 24g, 人蔘, 肉桂, 天雄, 乾薑 各6g, 當歸, 川芎, 生地, 赤芍, 蒼朮, 茯苓, 續斷, 骨碎補, 牛膝, 銀杏葉, 丹蔘 各3g, 桑白皮 15g, 黃芩9g: 十全大補湯에 補腎陽의 四逆湯을 合方하고 甘草를 빼고 黃芩과 桑白皮를 加味하여 補陽藥을 制制하고 약물로 인한 혈당상승을 예방했다.

痲, 足內酸熱. 若再良久不痲, 腿內亦然, 且兼腿內筋似有抽縮意, 致兩腿左右頻移, 展轉不安, 必至倦極方痲"의 하지불안증에 대한 상세한 내용이 기재되어 있다.[2] 서양의학적으로는 철분대사 및 도파민계의 이상이 이 질환과 관련이 있는 것으로 보고되어 있다. 체내 도파민과 철분의 양은 하루주기리듬에 따라 변하는데 특히 저녁과 밤에 도파민과 철분의 양이 저하된다. 최근의 연구결과, 하지불안증후군에서 세포 내의 철분결핍, 흑질(substantia nigra)에서의 tyrosine hydroxylase 활성증가, striatum에 대한 D2 수용체의 감소, 세포 표면에 dopamine transporter 기능감소, 세포외 dopamine 증가의 소견이 보고되어 있다. 즉 낮은 dopamine 농도의 상황에서 증상이 발생한다는 이론이 성립된다.[3] 이에 대한 비약물치료로는 알콜, 항히스타민제, 항우울제, 항정신병약의 복용을 피하고 취침 전 카페인음료를 삼가고 잠자리를 시원하게 하며 샤워, 족욕, 보행, 스트레칭, 다리마사지 등의 적당한 운동과 정신활동이 권고된다. 약물치료로는 이전에는 도파민제제인 levodopa가 널리 사용되었으나 증상악화, 반동(rebound) 현상으로 제한적으로 사용된다. 현재 사용되고 있는 약물들은 철분제제와 도파민효현제가 주로 사용되고 있다.

한의학적으로는 비증(痺證)에서 기혈부족(氣血不足), 신양허(腎陽虛), 신음허(腎陰虛) 등의 유형이 있으며 십전대보탕(十全大補湯), 인삼양영탕(人蔘養營湯), 귀비탕(歸脾湯), 보양환오탕(補陽還五湯), 우귀음(右歸飮), 지황탕류(地黃湯類) 등을 사용할 수 있다. 하지만 때로는 한열착잡(寒熱錯雜)의 병리에 해당되는 경우도 있을 수 있는데, 예를 들어 당뇨병성 말초변성의 하지불안증상 및 족심열이 동시에 있는 경우에는 한열(寒熱)을 동시에 치료해야 한다. 침구치료는 풍지(風池), 합곡(合谷), 내관(內關), 삼음교(三陰交), 위

2   孫怡, 楊任民, 實用中西醫結合神經病學(第2版), pp524-533, 人民衛生出版社, 中國, 2011

3   대한신경과학회, 신경학, 434-466, 범문에듀케이션, 한국, 2012

중(委中), 승근(承筋), 승산(承山) 등을 사용할 수 있으며 고령의 환자에서는 삼부구후(三部九候)⁴의 충양(衝陽), 태계(太溪)의 강약에 따라 침구치료를 고려해야 침구치료로 인한 부작용(동정맥의 혈류이상에 의한 침구치료 후유증)을 예방할 수 있으며 되도록이면 가는 호침(毫鍼)의 약자극이 안전하다.

- 참고: 하지불안증에 사용되는 약물(단위 mg)
- 일차선택(도파민작용제): pramipexole(0.125∼2), ropinirole(0.25∼4), rotigotine patch(1∼3)
- 이차선택: gabapentin(300∼2,400), pregabalin(75∼300), levodopa(100∼200), oxycodone(5∼25), tramadole(50∼150), methadone(10∼40), carbamazepine(200∼600), clonazepam(0.25∼2)
- 연구중인 약물: gabapentin enacarbil(600∼1,200), low molecular weight iron dextran(1,000)

---

4   素問, 三部九候論
    上部(太陽, 耳門, 巨髎), 中部(寸口, 神門, 合谷), 下部(太衝, 箕門·衝陽, 太溪)

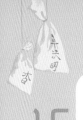

16 왼쪽얼굴과 왼손발의 저림

45세, 여자

진료일: 2014년 5월 15일

환자는 걱정할 것도 없고 문제되는 것도 없는 평온한 성격의 중년
부인이었다. 그러나 수개월 전부터 왼손발의 저림과 통증이 나타
나 자연스럽게 없어지려니 했지만 그 증상이 날이 갈수록 강해져
신경과의 진료를 받고 약물을 복용했으나 증상은 호전되지 않았
으며 나날이 조금씩 증상이 심해지다가 며칠 전에는 왼쪽의 손발
뿐 아니라 왼쪽의 얼굴도 저리기 시작하여 지인의 소개로 본원에
내원하게 되었다.

🦴 증상분석

환자의 반신저림은 왼쪽 얼굴, 손발 전체에 걸쳐 나타나고 있었으며 수면,
식사 등은 영향이 없었으며 야간의 저림도 없었다. 기타 질병 및 복약 중인
약물도 없었으며, 신경과적인 기왕력 및 가족력도 질병과 연관될 어떠한 문
제도 없었다.

처음부터 적극적인 치료를 하기 보다는 며칠 경과를 더 보기로 하고 진료
를 마쳤다.

치료경과

- 2014년 5월 23일: 환자는 최근 왼쪽의 저림은 여전한데 어제부터 양쪽 손, 양쪽 얼굴, 양쪽 종아리도 저리기 시작한다고 호소했다.

  이에 기혈순환부전(氣血循環不全)의 기비(氣痺)로 판단하여 귀기건중탕가미방(歸芪健中湯加味方)[1]을 처방하고 풍지(風池), 수삼리(手三里), 합곡(合谷), 음양릉천(陰陽陵泉), 태충(太衝), 지오회(地五會)에 침구치료를 시행했다.

- 2014년 6월 19일: 반신저림 이외에 최근 발생했던 양쪽 손, 양쪽 얼굴, 양쪽 종아리의 저림이 모두 소실되었으며 이전의 반신저림도 야간에만 약간의 저림이 있었다. 이에 치료의 방향이 적중한 것으로 판단하고 5월 23일의 처방에서 황기(黃芪)를 24g으로 증량하고 天雄을 12g으로 증량하였으며 동시에 황금을 9g으로 증량했다.

- 2014년 7월 18일: 왼쪽 반신저림이 거의 소실되어 너무 피곤한 날에만 아주 약간 느낄 정도가 되었다. 이에 6월 19일의 처방을 유지하고 복용 횟수를 1일 2회로 감량했다.

후기 및 고찰

반신저림의 원인은 혈관질환, 신경질환(중추, 말초), 정신질환, 감염(결핵, 매독 등), 약물, 전해질이상, 신경독소, 갑상선질환, 영양질환 등 무수한 원인들이 있지만 일반적으로 신경학적인 이상을 정확하게 의미하는 증상이 없는 경우에는 단순히 말초신경전도의 저하이며 기허(氣虛), 양허(陽虛)의 기비(氣痺), 한비(寒痺)에 해당되는 경우가 많다.

이 환자의 경우에는 처음에는 왼쪽 손발만 저리다가 그 후 얼굴 및 오른쪽

---

1   黃芪 15g, 當歸 3g, 乾薑 6g, 肉桂, 赤芍, 天雄 各8g, 蒼朮, 黃芩 各4.5g, 人蔘 3g, 大棗 2枚

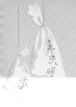

의 상하지로 증상이 진행되었으나 근력의 저하, 마비 등이 없었으며 한방치료를 통해 증상이 빠르게 호전되었으므로 다발성경화증, 척수질환, 뇌혈관 이상 등을 제외할 수 있었다.

요골신경마비(후골간신경마비, PIN palsy)의
신사

17

45세, 남자
진료일: 2015년 6월 3일

환자는 매우 건강한 중년 남성으로 항상 즐겁게 일하고 운동삼아
서 열심히 수영을 하고 있었다. 그런데 약 4주 전 왼쪽 팔꿈치의
통증이 시작되어 정형외과에 가니 관절에 석회가 끼었다고 하면
서 충격파시술을 받았으나 전혀 개선되지 않았으며 신경과에서
도 단순한 염증이라고 하면서 관절에 주사를 맞았지만 어떤 변화
도 없어서 근처의 한의원에서 진료를 받으니 테니스엘보라고 하
면서 팔꿈치관절 주위에 봉침치료를 했으나 이번에도 통증은 전
혀 개선되지 않고 점점 심해져서 잠을 잘 수가 없게 되었다. 이에
지인의 소개로 본원에 내원하게 되었다.

🐚 증상분석

처음 진료시 환자가 호소하는 통증은 왼쪽 팔꿈치였는데 일반적인 테니스
엘보(주관절 외측상과염)와는 증상이 일치하지 않아 시간을 투자해서 자세
히 눌러보면서 진정한 통증부분을 찾아보니 주관절의 외측단에서 약 2cm 정
도 아래부분에서 극심한 통증을 호소했다. 이에 다시 손목을 들어올리는 동
작을 취하도록 하니 손목을 움직이는 동작이 비정상적이었다. 재차 동작을
반복시키면서 관찰하니 손목은 들어올려지나 엄지와 검지손가락이 완전히
펴지지 않고 기타 손가락들도 펴지지 않는 전형적인 후골간신경마비

(posterior interosseous nerve palsy, PIN palsy)의 증상을 보이고 있었다. 기타 손등 쪽의 감각이 이상하다고 호소했으며 이 증상은 주요증상에 따른 신경자극증상으로 판단할 수 있었다. 통증과 신경증상으로 추정하면 요골신경이 팔꿈치 아래의 전완에서 회외근(supinator)사이로 들어가는 부분에서의 압박에 의한 염증성 신경마비로 판단되었다. 기타 특수한 질환은 없었으며 2년 전 위선종(gastric adenoma)을 수술받은 적이 있었고 1년 전 운동 중 우측 회전근개가 일부 손상되었으나 일상생활에는 큰 지장이 없었다. 이에 귀기건중탕가미방(歸芪健中湯加味方[1])을 처방하고 압통점을 포함한 수삼리(手三里)를 방혈(放血)하고 풍지(風池)에는 단순침구, 외관(外關), 합곡(合谷), 중저(中渚) 등에는 온침(溫鍼)을 실시했다.

손목을 배측 굴곡시 손가락의 신전이 불가능하다.

🗎 치료경과

- 2015년 6월 20일: 왼쪽 팔꿈치아래의 통증이 감소하여 수면에 영향을 미치지 않을 정도가 되었으며, 손목을 들어올릴 때 왼손 전체의 손가락이 직선으로 신전이 가능했으나 그 이상의 각도로 신전되지는 않았다. 6월 3일 처방 중의 황기(黃芪)를 30g으로 증량하고 황금(黃芩)을 6g으로 감량했다. 침구치료는 풍지(風池)를 제외한 모든 혈위(穴位)에 온침(溫鍼)을 시행했다.

---

1   黃芪 24g, 當歸 3g, 黃芩 15g, 乾薑, 蒼朮 各4g, 肉桂, 赤芍, 甘草, 天雄 各6g, 大棗 3枚; 人蔘 2g(沖服)

치료 후 손가락의 신전이 가능하게 되었으나 완전하지 않았다.

● 2015년 7월 15일: 손목을 들어올릴 때 왼손의 손가락이 모두 완전하게 신전되었으며 손등의 이상감각 및 팔꿈치의 통증도 대부분 소실되었다. 처방은 변경하지 않았다.

🎁 후기 및 고찰

　환자의 신경포착에 의한 신경주위염 및 신경마비증상은 모두 소실되었다.

　이 환자의 초기 극심한 팔꿈치의 통증은 후골간신경 주변 구조물의 염증에 의한 통증으로 자칫 잘못하면 내원 전 방문했던 정형외과, 신경과, 한의원의 경우처럼 오진을 하기 쉽다. 하지만 조금만 자세하게 관찰하면 차이점을 알 수 있다. 테니스엘보의 경우에는 때로는 수삼리(手三里)에 통증이 있을 수 있지만 압통이 관절주위에 국한되는 경우가 대부분이고 완관절 굴곡시의 이상동작이나 손가락의 신전력 약화 등은 없다. 다시 한 번 세심하게 진찰해야 한다.

　후골간신경(posterior interosseous nerve, PIN)은 감각신경은 없이 근력만 담당하는 신경이다. 후골간신경이 포착되는 부분은 ① 상완요골근

(brachioradialis)과 상완근(brachialis) 사이, ② 요골회귀동맥(recurrent radial artery)이 PIN을 가로질러 돌아가는 부위, ③ 단요측수근신근(extensor carpi radialis brevis)의 안쪽 가장자리, ④ 회외근의 근위부(arcade of Frohse), ⑤ 회외근의 원위부 등이다. 후골간신경 포착 또는 마비는 반복적으로 회외근을 사용하는 직업을 가진 사람(바텐더, 바이올리니스트, 옷수선하는 사람, 낙농업종사자, 수영선수 등)에게서 흔히 발생한다.[2]

한의학적인 치료는 신경포착에 의한 염증의 시기와 내복 스테로이드, 내복 소염제, 국소 스테로이드, 발병 후 장시간의 경과 등에 의해 염증은 소실되었으나 마비증상만 있는 경우로 크게 나눠서 치료한다. 국소적인 통증이 있으나 아직 신경증상이 나타나지 않은 경우는 기허겸어혈겸열독(氣虛兼瘀血兼熱毒)이며 황연해독탕(黃連解毒湯), 갈근탕(葛根湯), 금연사물탕(芩連四物湯) 등에 황금(黃芩) 또는 황연(黃連)을 가중하고 압통점 및 오지정혈(五指井穴)을 방혈(放血)하고 풍지(風池), 수삼리(手三里), 외관(外關), 합곡(合谷) 등에 자침(刺針)한다. 이미 급성기가 지나서 압통이 없으며 신경증상만 있다면 기허겸양허(氣虛兼陽虛)에 해당되어 귀기건중탕(歸芪健中湯), 보중익기탕(補中益氣湯), 십전대보탕(十全大補湯) 등에 사역탕(四逆湯)을 합방(合方)하고 상기 혈위(穴位)에 온침(溫鍼)을 시행한다. 초기보다는 각종 치료 후, 또는 통증이 동반되지 않은 신경마비의 치료가 더 어려우며 시간도 많이 소요된다. 요골의 외상에 의해 손상된 PIN palsy에 대해서는 이후의 증례를 통해 소개하겠다.

---

2 대한신경손상학회, 신경손상학, pp727-728, 군자출판사, 한국, 2014

18

요추디스크 파열로 걷지 못하던 친구

42세, 남자

진료일: 2013년 11월 15일

이 증례는 고집이 센 친구를 둔 덕에 상당기간 고생한 경험이다.

환자는 필자의 절친한 친구로 약 1주일 전 골프를 친 후 요통이 생겨서 본원에 내원했다. 이에 통증이 심하지 않고 신경자극증상이 보이지 않아 단순 근육통으로 판단하고 침구치료를 2, 3회 시행했으나 통증이 개선되지 않아 MRI검사를 권고했으며 친구는 일단 치료를 좀 받아보고 생각하겠다고 하고는 근처의 신경외과에서 신경치료를 받았으나 증상이 점점 심해져 할 수 없이 12월 12일 허리 MRI검사를 하니 아래의 사진과 같았다.

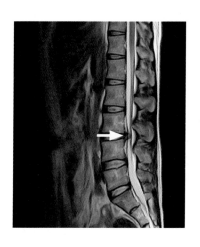

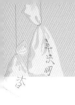

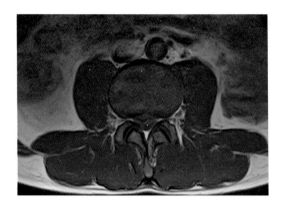

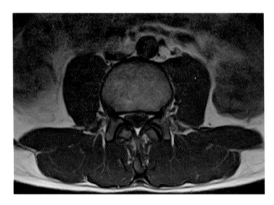

증상분석

2013년 12월 19일: 환자의 증상은 극심한 요통과 좌측 둔부의 통증으로 일상생활이 힘들었으며 야간에도 통증이 심하여 잠을 잘 수 없었고 옆으로 누워서 간신히 잠깐씩 졸 정도였으며 배변시 힘을 주면 통증이 극심해서 관장약으로 관장을 해야만 간신히 배변을 할 수가 있었으며 걷기도 힘들어 양쪽 다리를 벌리고 보행보조기(walker)에 몸을 지탱한 채로 천천히 걸을 수 있었으며 양쪽다리의 근육이 상당히 감소했다. 이에 필자는 척수신경을 보호하기 위해 우선 수술을 하고 한방치료를 하기를 권고했지만 환자는 사정상 수술은 완전히 걸을 수 없게 되면 하겠다고 했다.

이에 도홍사물탕가미방(桃紅四物湯加味方¹)을 처방하고 풍지(風池), 관원수(關元兪), 방광수(膀胱兪), 위중(委中), 승근(承筋) 등에 침구치료를 시행했다.

당분간은 통증이 지속되더라도 조급하게 생각하지 말고 지금 하고 있는 일들 외에는 집에서 절대 휴식하라고 신신당부했다. 절대 무리하지 말도록 했다. 그러나 환자는 다음날 다시 신경과에서 치료(caudal epidural nerve block)를 받은 후 오른쪽 대퇴의 내측 및 외측(風市穴)에 추가적으로 방산통이 생겼다.

🎁 치료경과

- 2013년 12월 24일: 요통은 변하지 않았으며 대퇴를 양쪽으로 벌리면서 조금씩 천천히 보행했다.
- 12월 19일 처방에 건강(乾薑), 천웅(天雄), 육계(肉桂)를 6g씩 추가했다.
- 2014년 1월 9일: 양쪽 엉덩이(還跳穴)의 통증과 다리저림은 여전했으나 이제는 반듯이 누워서 잘 수가 있게 되었다. 12월 24일 처방에 황기(黃芪) 15g을 추가했다.
- 2014년 1월 20일: 약간은 편하게 잘 수가 있게 되었으나 어제 잠을 자는데 부인이 잘못해서 발로 오른쪽 다리를 찬 후 양쪽 다리의 통증이 심해졌다.
- 2014년 2월 4일: 허리의 통증이 개선되어 관장약을 사용하지 않고도 배변을 할 수 있게 되었으며 보행보조기를 사용하기는 하지만 전적으로 지지하지 않고도 걸을 수 있었다. 처방에서 1월 9일 처방에서 황기(黃

---

1 當歸, 川芎, 生地, 赤芍 各4g, 桃仁 3g, 紅花 2g, 乳香, 沒藥 各3g, 杜仲 4g, 人蔘 6g, 蒼朮 4.5g, 甘草 3g

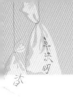

芪)를 21g, 건강(乾薑), 천웅(天雄)을 9g으로 증량했다.

- 2014년 3월 3일: 보행보조기를 사용하지 않게 되었으며 이미 예약되어 있던 제주도 여행을 아내와 함께 잘 다녀왔으나 아직 운전 중에 덜컹거리면 허리에 충격이 온다고 했다. 2월 4일 처방에 황기(黃芪)를 24g으로 증량했다.

- 2014년 4월 3일: 이제는 기침을 해도 허리가 울리지 않게 되었으나 가볍게 뛰면 양쪽 엉덩이의 통증이 약하게 나타났다.

- 2014년 5월 9일: 최근 장거리운전(3일 동안 1,000km 이상)을 한 후 좌측 엉덩이의 통증이 조금 심해졌다.

- 2014년 6월 26일: 약을 잘 복용하지 않고 있으며 어제는 요통발생 후 처음으로 스크린골프도 칠 수 있게 되었다.

- 2014년 8월 14일: 허리가 힘을 쓰면 조금 울리기는 하지만 모든 일상생활에 큰 지장이 없게 되었다. 이에 필자는 근력운동을 권고했다.

후기 및 고찰

환자의 디스크탈출로 인한 극심한 양쪽 엉덩이통증과 양쪽 다리저림, 다리의 근육소실 등은 현재 모두 회복되었으며 골프, 헬스클럽 등의 운동에도 이상을 보이지 않고 있다.

척추질환의 급성기에는 무조건 휴식을 취해야 하며 만약 신경자극증상 및 척수증상이 나타나면 즉시 감압수술을 하여 신경을 보호하고 수술 직후부터 한방치료를 하면 예후가 좋다. 하지만 수술 할 시기를 놓쳐서 이미 신경손상이 고착된 경우에는 수술을 통한 신경회복의 가능성이 적을 수 있으므로 만약 압박에 의해 신경손상이 진행되고 있는 경우에는 한방치료를 하기 전에 수술적 감압술을 먼저 시행한 후 한방치료를 통해 신경을 회복시키는 것이 안전하다.

급성기에는 활혈화어(活血化瘀)의 각종 처방에 유향(乳香), 몰약(沒藥), 도인(桃仁), 홍화(紅花), 속단(續斷), 골쇄보(骨碎補) 및 이수소종(利水消腫)의 사령(四苓), 필요시에 황백(黃柏) 등을 가미하고 두충(杜仲)으로 인경(引經)하며 변비가 있을 때는 대황(大黃)을 가미하여 1일 2, 3회 배변하게 한다. 증상이 조금 안정되는 것 같으면 보기보양(補氣補陽)의 약물을 추가하거나 십전대보(十全大補), 우귀(右歸), 신기(腎氣) 등으로 방향을 선회하면 된다.

기타 원인에 의한 요추척수신경질환은 이 증례에서는 생략한다.

19

8개월 전 발생한 요추디스크 파열의 요통과 다리저림

46세, 여자

진료일: 2012년 3월 20일

환자는 약 8개월 전 3시간 이상 산에서 걸었으며 귀가 후 목욕을 하다가 갑자기 허리에서 극심한 통증이 나타나 MRI 검진을 하니 허리의 추간판파열로 진단되어 정형외과의 물리치료, 주사치료 및 한의원의 한약, 침구 및 추나요법을 시행했지만 통증이 개선되지 않아 지인의 소개로 본원에 내원하였다.

🏮 증상분석

환자의 증상은 누워서 쉬면 통증이 가라앉지만 조금만 일을 하거나 서서 움직여도 나타나는 요통과 왼쪽 엉덩이, 왼쪽 다리 뒤쪽의 저림과 통증(膀胱經型)으로 이미 8개월 이상이 지났지만 통증이 지속되었으며 기타 특수질환은 없었지만 위궤양의 병력이 있었고 지금도 가끔 속이 쓰리다고 했다.

비록 통증이 심했지만 수술은 하지 않았으며 정형외과에서 척추주사(경막외 신경차단)를 맞았지만 수 차례 맞은 것도 아니었으며 활동 후 통증이 생긴다는 것은 아직은 열증(熱症)이 있는, 즉 한열착잡(寒熱錯雜)의 방광경비증(膀胱經痺症)으로 판단하고 도홍사물탕가미방(桃紅四物湯加味方[1])을 처방하고 침구치료는 관원수(關元兪), 환도(還跳), 위중(委中), 현종(懸腫) 등

---

1 桃仁, 生地, 赤芍, 當歸, 川芎 各4.5g, 紅花 2g, 黃芩12g, 續斷, 骨碎補, 杜仲, 天雄 各6g, 甘草 3g, 人蔘 4.5g

에 온침(溫鍼)을 시행했다.

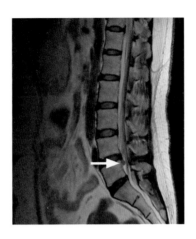

치료경과

● 2012년 4월 26일: 환자는 최근 10여 일간의 유럽여행에서도 허리가 그렇게 아프지 않았다고 했다. 이에 3월 20일 처방에 건강(乾薑), 육계(肉桂)를 각 6g씩 추가했다.

● 2012년 6월 4일: 오랜만에 온 환자는 허리와 다리의 통증이 거의 없어졌다고 하면서 또 아플까 무서워서 한 번 더 왔다고 했다. 4월 26일의 처방을 변경하지 않았다.

후기 및 고찰

이후 이 환자는 일상생활에 지장이 없이 잘 지내고 있다.

요추의 디스크질환은 상당히 빈도가 높은 질환이다. 초기는 염증성 변화에 의한 통증 및 신경자극증상이 문제가 되나 시간이 지나게 되면 염증반응은 안정되고 기존에 손상된 신경의 회복이 치료의 관건이 된다.

한의학적으로는 초기의 염증반응기는 어혈(瘀血) 또는 어열(瘀熱)에 해당

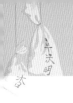

되며 각종 어혈과 관련된 처방은 모두 효과가 있지만 어열(瘀熱)의 강도에 따라 삼황(三黃)의 용량을 조절하고 부종의 유무로 이수삼습(利水滲濕)의 약물을 추가할 수 있다. 한열(寒熱)이 함께 있는 경우를 한 눈에 잡아내기는 어려우나 한방치료를 하기 전에 받았던 치료, 증상의 유발조건, 통증의 양상 등으로 감별할 수 있다. 이 환자의 경우 일상생활 중에 조금만 일을 하여도 통증이 생긴다는 것은 허리의 이상부위에 약간의 에너지라도 가해지면 이상부위의 조직들이 부어올라 자극을 하게 되는 것을 의미하지만 안정 후에 증상이 개선된다는 것은 아직은 염증조직의 석회화가 완전하게 진행된 것이 아님을 뜻한다. 즉 손상된 조직들의 염증과 탄성저하가 동시에 있으므로 한의학적으로는 한열착잡(寒熱錯雜)의 편열(偏熱)로 보는 것이 합당하다고 할 수 있다. 만약 처음에 사용한 처방이 효과가 명확하지 않은 경우라면 방광경한비(膀胱經寒痺, 때로는 膽經寒痺)로 보고 치료하면 된다. 치료상의 주의점은 요추디스크파열은 각종 물리적인 시술 중에도 발생할 수 있으므로 주의할 필요가 있다. 이 밖에 디스크탈출에 대한 각종 서양의학적인 시술(추간관절제술, 레이져 또는 열을 통한 감압술, 약물을 통한 디스크 용해술, 국소 주사요법, 경막외 신경차단술 등) 등으로도 제어되지 않는 통증은 한열착잡(寒熱錯雜)이라고 봐도 무방하지만 때로는 수술 및 시술 후 출혈, 유리양침전 등도 발생할 수 있으므로 세심한 관찰 후에 치료하는 것이 좋다.

20

서서 있거나 앉아서 있으면 심해지는 요통과 왼쪽 다리의 통증

50세, 남자

진료일: 2013년 8월 19일

환자는 건장한 체격의 남성으로 약 20년 전에 극심한 요통이 있어 요추관협착증 진단을 받은 적이 있으며 당시 약 1개월 간의 입원 후 안정되었으나 1, 2년에 한 번씩 통증이 심해지곤 했다. 그런데 약 1개월 전부터 서서 있으면 좌측 엉덩이와 좌측 다리저림이 나타나기 시작했으며 그 증상이 점점 심해져서 정형외과에서 근육주사 및 소염진통제를 복약했지만 통증이 가라앉지 않고 지속되어 본원에 내원하게 되었다.

🏥 증상분석

환자의 증상은 왼쪽 엉덩이(還跳穴)와 왼쪽 다리(膀胱經型, 후면)의 저림으로 앉아 있으면 처음에는 괜찮다가 점점 저려지고 다시 서게 되면 증상이 더 심해졌다. 증상이 심해지면 왼쪽 다리 전체가 저려서 보행이 힘들어 다시 앉게 된다고 했다. 하지만 직업상 걷지 않을 수 없어 통증을 참으며 걸어다니고 있었으며 점점 다리의 힘도 빠지는 것 같다고 했다.

이 증상은 요추관협착증의 증상에 가까웠으며 1개월 전 작업이 바빠진 후부터 시작되었으므로 협착의 증상에 염증의 존재를 추측할 수 있었다.

이에 어혈요통(瘀血腰痛)으로 진단하고 도홍사물탕가미방(桃紅四物湯加

味方[1])을 처방하고 풍지(風池), 관원수(關元兪), 환도(還跳), 승근(承筋), 승산(承山)을 자침(刺針)하고 위중(委中)을 방혈(放血)했다.

치료경과

- 2013년 12월 9일: 환자는 지난 8월 치료를 받은 후 증상이 호전되지 않아 통증클리닉에서 척추부에 시술을 받았으나 통증은 개선되지 않고 오히려 허리의 힘이 빠져 대형 정형외과에서 허리 MRI검사를 하니 요추추간판이상 및 요추관협착증으로 진단을 받았으며 치료는 하지 않고 2개월 간 일을 쉰 후 증상이 개선되었다. 그러나 일을 다시 시작하고 1개월이 지난 후부터 조금씩 허리가 좋지 않더니 며칠 전 이전과 같은 엉덩이통증과 왼쪽다리저림이 시작되었다. 이에 8월 19일의 처방에서 건강(乾薑), 천웅(天雄), 육계(肉桂)를 9g으로 증량하고, 인삼(人蔘) 6g을 가미하여 처방하고, 관원수(關元兪), 환도(還跳), 위중(委中), 승근(承筋)에 온침(溫針)을 시행했다.

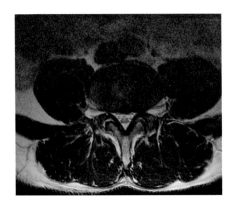

---

1 生地, 當歸, 川芎, 赤芍, 桃仁 各3g, 紅花 2g, 黃芩 9g, 乾薑, 天雄, 肉桂, 杜仲, 續斷, 骨碎補 各 6g, 甘草 3g

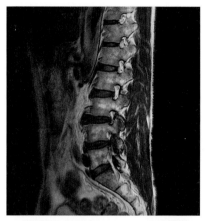

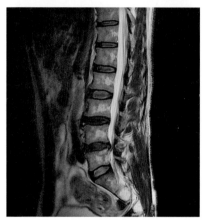

- 2014년 1월 6일: 환자의 허리에 힘이 조금 들어가게 되고 다리저림이 약해졌다. 이에 처방을 우귀음가미방(右歸飮加味方[2])으로 변경했다.
- 2014년 2월 3일: 환자의 다리저림이 상당히 개선되어 일을 정상적으로 할 수 있게 되었다.

---

2 當歸, 茯笭 各3g, 枸杞子, 黃柏, 乾薑 各4.5g, 生地, 山茱萸, 山藥, 蒼朮, 杜仲, 兎絲子 各6, 天雄, 牛膝, 肉桂 各7g, 人蔘 3g, 黃芪 12g

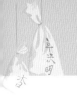

이후 환자는 1주일 1회의 침구치료를 2월 말까지 시행했으며 일상생활에 지장이 없을 정도로 증상이 개선되었다.

🎁 후기 및 고찰

환자의 디스크이상은 오래 전 발생한 요추관협착증 및 급성적인 디스크 주위의 염증으로 인한 증상으로 원래는 방광경(膀胱經)의 어혈(瘀血) 또는 어열(瘀熱)의 증상이다. 초기 내원시 이미 정형외과의 치료에도 증상이 개선되지 않았다는 것은 염증보다는 신경자체의 신경전도불량을 의미하며 이는 어혈(瘀血)에 한비(寒痺)가 겸해져 있는 것을 암시한다. 이 때를 한어(寒瘀)라고 부르며 한열착잡(寒熱錯雜)의 한 유형으로 이해해도 무방하다.

한방 임상에서는 스테로이드, 국소 시술 및 수술 등을 받지 않고 순수하게 내원한 경우는 절대적으로 어혈(瘀血) 및 어열(瘀熱)에 해당된다. 하지만 이미 기존의 치료를 받았으나 통증이 지속되지만 근육의 소실이나 신경전도속도의 저하에 의한 동작이상 등이 없는 경우는 이미 한비(寒痺)가 되었다고 보는 것이 맞다. 즉 신경을 압박하는 염증성 물질이 이미 석회화가 되었거나 부분적으로 흡수되고, 자극받았던 신경의 이상만 남은 것을 의미한다. 여기에 한방치료의 묘미가 있다.

이미 신경근증상(근육소실, 동작이상, 지연, 마비 등)이 있을 경우에는 수술적인 방법도 고려해야 하며 수술 후 신경근의 손상은 자연적인 경과에 맡겨두는 경향이 있는데 경과가 좋지 않은 경우도 적지 않으니 수술 후에도 적극적으로 한방치료를 진행해야 한다. 수술 후의 신경회복은 기허(氣虛) 및 기혈양허(氣血兩虛) 또는 겸신양허(兼腎陽虛)에 해당되며 보중익기탕(補中益氣湯), 귀기건중탕(歸芪健中湯), 십전대보탕(十全大補湯) 등에 가미(加味)한다.

음식점 사장님의 손목터널증후군

21

52세, 여자

진료일: 2016년 2월 2일

환자는 해물탕집을 운영하는 여사장으로 주방일도 하고 밥도 볶
아야 되기 때문에 손을 많이 쓰는 상황이었다. 약 1년 전부터 양
쪽 손끝이 저리기 시작하여 점점 심해지더니 밤에 잠을 잘 수 없
을 정도로 심해져 근처 정형외과에서 손목에 주사를 맞고서는 조
금 나아지는 것 같았다. 그러나 1개월 후에 다시 동일한 증상이
나타나 다시 주사를 맞으려고 했지만 정형외과 의사가 수술을 권
고했다. 하지만 환자는 식당을 해야 하는 상황이기 때문에 가끔
물리치료, 약물복약 등만 하다가 증상이 점점 심해져 가끔 그릇을
떨어뜨리기도 해서 수술을 받으려고 생각하다가 지인의 소개로
본원에 내원하게 되었다.

🐝 증상분석

환자의 손저림은 양손의 2, 3, 4지의 끝에서 심하게 나타났으며 휴식시에
도 저려서 손을 계속 주무르고 있었으며 밤에는 너무 저려서 계속 잠을 깼
다. 양쪽 손목의 틴넬사인(tinnel sign)은 양성이었으며 엄지손가락 근육융
기가 감소되지는 않았다. 비록 손바닥에 주사를 맞았지만 피부의 탈색이나
함몰은 없었다. 맥세약삽(脈細弱澁)했다. 일반적인 상황은 신장과 체중은
156cm, 55kg이었으며 아직 정상적으로 생리를 하고 있었고 배변 1일 1회, 수

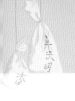

면은 1일 5~7시간 정도를 취하고 있었다. 기타 복약하고 있는 약물은 정형외과의 진통제(?) 이외에는 없었으며 이전의 특이한 병력도 없었다.

이에 심포경한비(心包經寒痺)로 진단하여 귀기건중탕가미방(歸耆健中湯加味方¹)을 처방하고 내관(內關), 대릉(大陵), 소부(少府), 노궁(勞宮) 등에 온침(溫鍼)을 실시했다.

治 치료경과

- 2016년 2월 12일: 지난 번 침구치료와 약물 복약 후 잠을 덜 깰 정도로 손저림이 개선되었으나 아침에 일어나면 손끝이 저린 것은 변하지 않았다.
- 2016년 2월 26일: 손저림이 많이 개선되어 밤에 잠을 깨지 않고 숙면을 취할 수 있게 되었다. 2월 2일 처방에 황기(黃耆)를 30으로 증량했다.
- 2016년 3월 19일: 이제는 손저림이 거의 없어졌으나 2, 3, 4번째 손가락의 끝부분에 약간의 이상한 느낌이 있다고 했다. 2월 26일의 처방을 수정하지 않고 복용횟수를 1일 2회로 감량했다.

治 후기 및 고찰

환자는 그 후 일상생활 및 작업에 지장이 없을 정도로 개선되어 즐겁게 일하고 있으며 손저림이 있는 주변사람들을 본원에 소개해주고 있다.

손목터널증후군(carpal tunnel syndrome, 수근관증후군)은 정중신경(median nerve)이 손목을 통과하여 손가락으로 주행하는 경로상에서 손목 부근에 있는 뼈와 인대들로 형성된 작은 터널(수근관)을 통과하게 되는데, 이 통로가 여러 원인에 의해 좁아지거나 압력이 높아지게 되면 이곳을 지나가는 정중신경이 손상되어 이 신경의 지배구역인 손바닥과 손가락에 이상증

---

1   黃耆 24g, 赤芍, 肉桂, 天雄 各 6g, 乾薑, 黃芩, 蒼朮 各 4.5g, 當歸, 甘草 各 3g, 大棗 2枚

상이 나타나는 증후군을 말한다. 손을 많이 쓰는 근로자나 가정주부, 갑상선 기능저하 및 임산부에서 잘 발생한다. 신경손상의 정도가 심하면 abductor pollicis brevis, opponens pollicis의 위축으로 엄지손가락 근육융기가 감소 또는 소실될 수 있다.

　한의학적으로는 심포경비증(心包經痺證)에 해당되며 기본적으로는 황기(黃耆)를 군약(君藥)으로 할 수 있는 보중익기탕(補中益氣湯), 당귀보혈탕(當歸補血湯), 십전대보탕(十全大補湯), 귀기건중탕(歸耆健中湯) 등을 주요 처방으로 하고 대릉혈(大陵穴) 부위의 증상에 따라 부종과 열감이 있으면 유향(乳香), 몰약(沒藥), 속단(續斷), 골쇄보(骨碎補), 사령(四苓), 황금(黃芩) 등을 가미하고 대장경(大腸經), 심포경(心包經), 삼초경(三焦經)의 정혈(井穴)을 방혈(放血; 중국에서는 이렇게 말하고 한국에서는 瀉血이라고 한다고 보면 된다.)하고 만약 종열(腫熱)이 없으며 이전에 스테로이드 주사 또는 수술을 시행하지 않았다면 주요처방을 그대로 사용하거나 황기(黃耆)를 조금 더 높인다. 만약 반복된 스테로이드 주사 또는 장기간의 이환(罹患)으로 수근관 부위의 섬유화가 명확하다면 황기를 더욱 가중하고 위에 열거된 활혈화어청열(活血化瘀淸熱)의 약물 및 사역탕(四逆湯)의 성분을 가미해야만 어저(瘀阻)를 제거하고 동시에 신경경락기능을 재생시킬 수 있다. 만약 엄지손가락의 근육융기가 감소 또는 소실되어 있으며 경추신경의 이상을 의심할 수 있는 증상이 없다면 주요처방에 황기(黃耆), 건강(乾薑), 천웅(天雄), 육계(肉桂), 인삼(人蔘) 등을 가중(加重)하고 수삼리(手三里), 어제(魚際) 등에 온침(溫鍼)을 시행하여 신경을 재생시키고, 만약 근육소실 뿐 아니라 수지(手指)의 비증(痺症)이 아직 남아 있다면 내관(內關), 대릉(大陵), 소부(少府), 노궁(勞宮), 배노궁(背勞宮), 중저(中渚) 등에도 온침(溫鍼)을 실시하면 효과적이다.

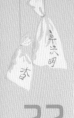

22

중년 여성의 건망증

47세 여자

진료일: 2012년 1월 14일

환자는 예전부터 이런 저런 일들로 잘 알고 지내온 지인인데 하루는 자신의 문제로 내원했다. 아주 오래 전부터 기억력이 조금 떨어지기는 했지만 몇 년 전부터는 증상이 너무 심해져서 물건을 어디에 놓았는지 생각이 나지 않는 정도의 가벼운 건망증은 그냥 참고 살겠지만 1,000만원을 아들에게 송금한다는 것을 10만원을 송금한 일도 있고 1분 전의 일도 기억을 못하는 정도가 되어 4년 전에 대학병원에서 200만원 이상을 들여 검사를 받았으나 신경학적인 문제점을 찾을 수가 없었다. 당시에 주치의는 마음을 편하게 갖고 푹 쉬면 천천히 괜찮아질 것이라고 했으나 건망증은 점점 심해져서 급기야 최근에는 계산을 잘못해서 1000만원의 손해를 입을 뻔 했다면서 주변사람들이 치료를 받으라고 하여 걱정을 하면서 내원했다.

🩺 증상분석

환자는 일상생활 중에 생기는 사소한 건망증은 일일이 예를 들어 설명할 수 없을 정도로 많았으며, 건망증이 날이 갈수록 심해져서 여러 번 실수를 하다 보니 무슨 일이든 자꾸 확인을 하는 버릇이 강박증처럼 생겼다. 방금 들은 이야기, 방금 한 일은 잠깐 눈만 돌리면 바로 기억을 하지 못하는 일이 빈

번했다. 또 항상 머리가 멍하고 맑지 않아서 나사가 풀린 것 같다고 자신의 상태를 설명했다.

이에 보양환오탕가미방(補陽還五湯加味方[1])을 처방하고 경과에 따라 처방을 변경하기로 했다.

🕮 치료경과

- 2012년 2월 16일: 복약 후 깜빡하는 것이 훨씬 덜해지고 머리가 맑아졌다. 1월 14일의 처방을 변경하지 않았다.
- 2012년 3월 14일: 주변 사람들이 지적을 하지 않을 정도로 기억력과 집중력이 좋아졌다.

🕮 후기 및 고찰

환자는 치료 후 일상생활에 지장이 없을 정도가 되어 즐겁게 생활하고 있다.

건망증(健忘症, amnesia, forgetfulness)은 한의학적으로 실지증(失志證)에 속하며 사려과도(思慮過度), 심신불교(心身不交), 품부부족(稟賦不足), 담미심규(痰迷心竅) 등 여러 원인에 의해 발생한다고 보고 있다. 서양의학적으로는 건망증에 대한 특별한 원인론적인 견해가 아직까지는 나와 있지 않다. 또한 건망증과 치매(혈관성, 알츠하이머 등)와의 경계도 증상발생 초기단계에서는 경계가 불분명하기도 하다. 그래서 최근의 연구동향은 건망증을 알츠하이머의 전전단계로 가정하고 연구하는 경향도 있다. 하지만 건망증이 치매로 진전되는 경우는 극히 드물다. 건망증에 대한 정의나 연구가 확정된 것이 아니므로 현재의 정의는 특정 뇌 부위의 손상을 동반하는 경우는 건망증에서 제외되고 있으며 신경심리검사에서 인지에 문제가 없지만 환자 본인이

---

1 當歸, 川芎, 赤芍, 丹蔘 各 4.5g 黃芪 24g, 天麻 9g, 人蔘 3g, 甘草 6g, 大棗 6枚

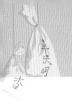

기억력저하의 자각이 있을 때 건망증이라고 흔히 표현되며 주관적인 기억력 장애(subjective memory impairment)라고만 정의되고 있다. 이후에 어떤 명칭으로 바뀔지는 모른다.

한의학적인 치료법을 보게 되면 비록 건망에 대한 치료라고 소개되어 있지만 각종 뇌신경 또는 기질에서 분비되는 전달인자를 활성화시킬 수 있는 각종 치료법이라고 보면 된다. 즉 건망증뿐 아니라 각종 원인에 의한 기억력 장애에 대한 내용이라고 할 수 있다. 필자는 기허겸양허(氣虛兼陽虛)에는 반하천마백출산(半夏天麻白朮散), 보양환오탕(補陽還五湯), 담폐(痰閉)에는 온담탕(溫膽湯), 도담탕(導痰湯), 비위허(脾胃虛)에는 인삼양영탕(人蔘養榮湯), 귀비탕(歸脾湯), 심혈허(心血虛)에는 천왕보심단(天王補心丹), 심기허(心氣虛)에는 정지환(定志丸) 등을 사용한다.

중년 여성의 불안, 공황, 불면증

23

41세, 여자

진료일: 2015년 7월 17일

환자는 약 10년 전 공황, 우울, 불면이 극심하여 신경정신과에서 2년 동안 치료하고 한방치료를 병행하여 개선되었으며, 그 후 해외여행을 갈 때만 약물(미상)을 복약하거나 스스로 호흡을 가다듬거나 했으며 간혹 발작적인 공황이 있었지만 잘 넘어가면서 지내왔다. 그러나 최근 정신적 스트레스를 많이 받은 후 극심한 불면증이 발생하여 지인의 소개로 내원했다.

🐝 증상분석

환자의 증상은 약 1개월 전부터 시작되었으며 전신의 긴장, 극심한 불면증으로 최근 1개월 동안 몇 번이나 밤을 꼬박 새기도 했으며 잠을 자려도 누우면 가슴이 뛰고 잠이 잠깐 들었다가도 갑자기 놀라면서 잠에서 깨어나기도 했다. 그래도 시간이 지나면 진정이 될 줄로 생각했는데 1주일 전부터는 이전에 신경과에서 처방받은 수면제를 복약해도 하루에 1, 2시간 정도밖에 잘 수가 없었으며 식욕도 저하되고 우울감이 올라오고 있었다. 수면유도제(미상) 이외에 현재 복약 중인 약물은 없었다. 162cm, 54kg이었으며 배변은 1일 1회, 기타 특이사항은 없었다. 설담반열(舌淡胖裂微紅), 맥부긴현삭(脈浮緊

85

弦數)했다. 처방은 온담탕가미방(溫膽湯加味方[1])을 사용하고 침구치료는 하지 않았다.

🔖 치료경과

- 2015년 8월 5일: 복약 초기에는 잠을 전혀 자지 못하고 밤을 샜으나 1주일이 지난 후부터 개선되기 시작하여 최근에는 2, 3시간 뒤척이다 잠에 들어 아침까지 잘 수 있게 되었다. 그러나 잠을 자려고 누웠을 때의 가슴뜀과 낮 동안의 불안감은 여전했다. 현재 수면제는 복약하지 않고 있었다. 7월 17일 처방에서 용골(龍骨), 모려(牡蠣)를 15g으로 증량하고, 백자인(柏子仁) 4.5g을 추가했다.

- 2015년 8월 27일: 몸 전체가 유리에 갇혀있던 것 같은, 매우 답답했던 느낌이 개선되어 일상생활 중에서 잘 느껴지지 않을 정도가 되었으며, 최근 10일 정도 수면제를 복용하지 않은 채로 7, 8시간 정도 숙면을 취할 수 있었다. 저녁이 되면 또 다시 잠이 오지 않을까 걱정이 되지만 TV를 보다가 아침까지 자기도 했다. 이전의 자려고 누우면 심하게 나타났던 가슴뛰는 증상은 그 강도가 약해졌으며 주의를 다른 곳으로 돌리면 없어졌다. 주간에 느껴졌던 슬프고 힘들었던 증상도 많이 개선되었다. 하지만 자꾸만 한숨이 나오곤 했다. 이에 8월 27일의 처방을 변경하지 않고 복용횟수를 1일 2회로 감량했다.

- 2015년 10월 27일: 8월 27일 처방을 복약한 후 발병 전과 같은 정상적인 수면양상으로 회복되어 환자 스스로 치료를 중단하고 내원하지 않았다. 그러나 최근 감기를 2, 3주 동안 앓고 추석이 되면서 갑자기 잠이 오지 않게 되어 급한 대로 이전 신경정신과에서 처방받아 놓은 수면유

---

1   半夏, 陳皮, 茯苓, 生甘草 各 3g, 竹茹, 枳實 各 4.5g, 黃芩, 黃連, 龍骨, 牡蠣, 代赭石 各 12g, 大棗 10枚

도제를 2일 동안 복약한 후 수면의 리듬이 깨어진 듯 하다가 다시 잘 자게 되었다. 그래서 또 극심한 불면증이 재발할까 두려워 다시 내원하였다. 이에 8월 27일 처방을 변경하지 않고 복약횟수를 1일 1, 2회로 감소하도록 했다.

📜 후기 및 고찰

이후 환자는 비록 가끔씩 깊은 잠을 못 자는 날도 있지만 정상적인 수면을 취하고 있으며 불안감, 가슴뜀 등의 증상은 재발하지 않고 있다.

불안장애의 증상은 매우 다양하게 나타날 수 있으므로 불매(不寐), 울증(鬱證), 분돈(奔豚), 경계(驚悸), 정충(怔忡), 장조(臟躁), 백합병(百合病), 혈부축어탕(血府逐瘀湯)의 등롱병(燈籠病)까지 수많은 병명과 치료법이 있다.

이에 대해 사용할 수 있는 처방은 무수히 많지만 온담탕(溫膽湯), 귀비탕(歸脾湯), 소시호탕(小柴胡湯), 감맥대조탕(甘麥大棗湯), 청심연자음(淸心連子飮), 지백지황탕(知柏地黃湯), 건령탕(建瓴湯) 등등의 처방을 기본으로 하여 부수적인 증상들에 따라 가미한다.

이 환자의 증례에서는 심담허겁(心膽虛怯)의 온담탕(溫膽湯)에 감맥대조탕(甘麥大棗湯), 건령탕(建瓴湯)의 의미를 추가했으며 상중초울열(上中焦鬱熱)의 황금(黃芩), 황연(黃連)을 중용(重用)했다.

이 증례에서는 비교적 무리없이 주요증상들이 개선되었지만 불안장애가 그렇게 쉬운 질환은 아니다. 불안장애 환자를 진료하는 의사가 치료를 잘해도 좋은 소리를 못들을 수도 있는 것은 서양의학이나 한의학이나 마찬가지이다. 특히 이 질환에서 의사의 말 한마디가 환자에게는 큰 힘이 될 수도 또는 큰 좌절이 될 수도 있다. 불안장애가 있는 환자들은 표리부동(表裏不同)의 경향이 높으니 의사는 주의해야 한다. 환자가 조금 좋아졌다고 말을 해도 그렇지 않을 수 있음을 알아야 한다.

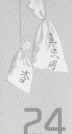

24

집중력강화약물을 복용한 후 발생한 극심한 불면증의 고등학생

17세, 남자

진료일: 2014년 6월 23일

환자는 매우 잘생긴 남학생으로 약 6개월 전부터 강박증으로 진단되어 신경정신과에서 약물을 복약하고 있었다. 신경정신과치료 후 강박증이 개선되어 공부를 하려고 하니 약간 집중이 안되어 주치의사와 상의하니 주치의는 집중력을 강화하는 약(콘서타; Concerta, Methylphenidate HCl)을 이전의 약물에 추가해서 처방해 주었다.

문제는 집중력을 강화하는 약을 3주 정도 복약하고 난 후부터 극심한 불면증이 시작되었으며 신경정신과 주치의사가 처방을 변경하고 이전의 강박증 관련 약물을 증량했지만 최근 2, 3주 동안 증상이 개선되지 않아 부모님의 걱정이 매우 심각한 때에 마침 지인의 소개로 본원에 내원하게 되었다.

🏥 증상분석

환자의 불면증은 밤에는 잠을 전혀 잘 수 없어서 밤을 새고 낮에는 학교에서 계속 졸고 있다고 했으며 불면증 외에 수일 전에는 학교 독서실에서 가슴이 두근거리며 답답한 증상이 나타났으며 항상 더워하고 있었다. 복용 중인 약물로는 명인탄산리튬정 1정(0.5T, 2회), 인데놀정40mg(2T, 2회, propranolol), 리보트릴정(1T, 1회), 명인염산이미프라정(1T, 1회), 쎄로켈정

(1T, 1회), 알프람정(1T, 1회) 등이 있었다. 기타 팔꿈치, 무릎, 목 앞쪽의 피부 등에 아토피피부염이 있었다. 173cm/65kg, 음식섭취, 대변, 소변 모두 이상이 없었다.

이에 약물로 인한 양월증(陽越症)으로 판단하여 건령탕가미방(健瓴湯加味方[1])을 처방하고 침구치료는 생략했다.

🐟 치료경과

- 2014년 7월 9일: 불면이 개선되어 취침 시 수분 내에 잠에 들게 되며 수면은 약 6시간 정도 유지되었다. 이 밖에 더워하는 증상도 개선되고 가슴이 두근거리는 증상도 개선되었으나 학교에 가면 답답해서 자주 조퇴를 하곤 했다. 6월 23일 처방에서 용골(龍骨), 모려(牡蠣)를 15g으로 증량했다.

- 2014년 8월 1일: 불면증은 이미 일상생활에 지장이 없을 정도로 개선되었으며 가슴이 두근거리는 증상도 거의 없어졌으나 약간의 답답함이 있었다. 처방을 변경하지 않고 약물 복용횟수를 1일 2회로 조정했다. 신경정신과에서 처방받은 약물은 이전과 크게 변하지 않았으나 리보트릴정이 0.5T로 감량되었다.

- 2014년 9월 18일: 최근에는 학교에서 조퇴도 하지 않고 열심히 공부하고 있었다. 며칠 전부터 매년 반복되는 알레르기성 비염이 발생했다. 8월 1일의 처방에 마황(麻黃), 행인(杏仁), 세신(細辛)을 추가했다.

- 2014년 10월 18일: 9월 18일 내원시 발생했던 알레르기성 비염이 사라지면서 오래 전부터 있었던 팔꿈치 접히는 부위, 무릎 뒤쪽, 목 앞쪽 피부의 아토피피부염이 심해졌다. 9월 18일 처방에 석고(石膏) 30g을 추가했다.

1 　代赭石 12g, 黃芩 18g 牛膝, 赤芍, 生龍骨, 生牡蠣, 生地黃, 山藥 各 6g, 柏子仁, 蒼朮 各 4.5g, 磁石, 生甘草 3g, 大棗 8枚

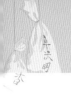

🔖 후기 및 고찰

2015년 8월 29일: 오랜 만에 내원한 환자는 지금도 신경과 약물을 복약하고 있었으나 이전의 극심한 불면증 및 상열감은 없었고 열심히 공부하고 있었다. 어제 3시간 동안 붓글씨를 쓴 후 목이 아파서 침구치료를 위해 내원했다.

이 증례는 이미 불안, 강박 등의 신경정신과적인 문제가 있었으며 학습능력향상을 위해 처방되었던 약물로 인하여 기저에 있던 신경호르몬이상이 가중되어 극심한 불면증과 불안이 나타난 것으로 신경정신과에서 진경작용의 약물을 증량했음에도 증상이 개선되지 않아 한방치료를 통해 안정된 증례이다. 물론 일시적인 현상이라고 볼 수도 있지만 한 번 촉발된 흥분성 호르몬의 조증(躁症)이 원래의 상태로 회복되기까지는 상당한 시간이 소요되며, 만약 이 기간 동안 지속적으로 서양의학적에서 사용하고 있는 약물들이 증량된다면 의욕저하, 인지저하 등의 상황을 유발할 가능성도 충분하다. 적절한 시기에 한방치료를 통해 증상이 안정되어 학업을 정상적으로 수행할 수 있었다.

조증(躁症)은 양증(陽症), 열증(熱症)이고 울증(鬱症)은 음증(陰症), 한증(寒症)이다. 하지만 실제 임상에서 음양한열(陰陽寒熱)을 구분하는 것이 간단하지 않을 때도 있다. 약 10여 년 전 한 여자환자가 내원한 적이 있는데 이 환자의 주소(主訴)는 죽고 싶을 정도로 피곤하고 아침에는 전혀 일어날 수가 없으며 오후가 되면 조금 나아진다고 했다. 그래서 갑상선검사를 비롯한 종합적인 검사를 다 하고 이상이 발견되지 않아 신경정신과에서 약물을 복용했지만 더 피곤하고 도저히 일상생활이 되지 않는다고 했다. 그래서 보중익기탕(補中益氣湯), 계지가용골모려탕(桂枝加龍骨牡蠣湯) 등을 처방했으나 전혀 증상이 개선되지 않아 자세히 환자의 말을 들어보니 죽도록 피곤하다는 환자는 자기의 힘듦을 강한 어조로 말하고 있었으며 말의 느낌에 강한 짜증을 풍기고 있었지만 동시에 추워하거나 근력이 저하되어 있지는 않았다. 이에 온담탕(溫膽湯)에 황금(黃芩)을 증량(增量)하여 처방하니 그렇게 극심하던 피로가 개선되었다. 임상가들에게는 이런 경험들이 적지 않을 것이며 이에 대한 해석도 다양하게 나올 수 있으나 필자의 소견으로는 도파민(dopamine) 등의 흥분성 신경호르몬이 과잉분비되거나 또는 도파민의 대사산물이 신경연접부에서 대사되지 않고 지속적으로 활성화되어 있을 경우에도 극심한 피로가 나타날 수 있다. 이러한 추론으로 열담(熱痰)의 온담탕(溫膽湯)을 사용하여 증상이 개선되었다. 또 기억나는 한 증례는 중년의 사업가가 이상하게 너무 피곤해서 내원했는데 지금은 기억이 가물거리지만 보기보양(補氣補陽)의 처방을 했었던 것 같다. 며칠 뒤 환자가 내원했는데 약을 복용한 후 더 피곤하고 죽을 것 같다고 하여 고심 끝에 온담탕(溫膽湯)에 인삼(人蔘)을 가해서 처방한 후 칭찬을 받은 적이 있다. 당시 처방을 변경하기 전에 만성피로에 대해 여러 서적을 연구하여 도파민 대사산물인 glutamic acid가 피로와 관련이 있다는 보고를 접하여 한의학의 담음(痰飮)과 연관시켜 처방을 구성하고 보기(補氣)의 인삼(人蔘)을 가미하여 양호한 결과를 얻을 수 있었다. 세상에 알리고 싶지 않은 개인적인 경험이지만 많은 참고가 되었으면 한다.

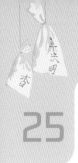

25

장시간 자전거를 탄 후 발생한 척골신 경포착증후군(Guyon's canal syndrome, handle bar palsy)

34세, 남자

진료일: 2014년 8월 22일

환자는 매우 건강한 남자로 약 2주 전 자전거로 서울에서 부산까지 국토종주를 한 후 증상이 나타났으며 며칠이 지나도 개선되지 않아 정형외과에서 진료 후 치료를 받았지만 호전되지 않아 지인의 소개로 본원에 내원하였다.

😋 증상분석

환자의 증상은 왼손 4, 5번째 손가락 끝이 가끔 따끔거렸으며 물건을 잡기가 힘들고 손가락을 위로 올리는 것이 힘들었으나 감각은 느낄 수 있었으며 손가락 사이의 근육위축은 없었다. 손바닥의 척골신경주행부를 압박했을 때 통증이 있었으며 이미 정형외과에서 진통소염제를 복약했으나 통증은 소실되지 않았다. 이에 척골신경이 자전거 핸들에 의해 장시간 눌려서 발생한 척골신경손상의 초기로 판단하고 귀기건중탕가미방(歸芪健中湯加味方[1])을 처방하고 침구치료로는 손바닥 압통처(壓痛處)를 방혈(放血)하고 내관(內關), 신문(神門), 수삼리(手三里), 중저(中渚), 소부(少府) 등에 온침(溫鍼)을 시행했다.

---

1 黃芪 24g, 乾薑, 黃芩, 蒼朮 各4.5g, 肉桂, 赤芍, 甘草, 天雄 各9g, 當歸 3g, 人蔘 3g, 大棗 2枚

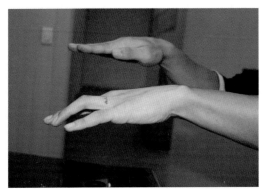

왼손 4, 5번째 손가락이 완전히 펴지지 않는다.

🐾 치료경과

- 2014년 9월 10일: 펴지지 않던 왼손 4, 5번째 손가락이 펴지고 들어올려 지게 되었다. 그러나 손아귀의 힘은 발병 전보다 약했다. 이에 8월 22일 처방에 황기(黃芪)를 30g, 인삼(人蔘)을 6g으로 증량했다.
- 2014년 10월 2일: 왼손의 모든 증상이 개선되어 일상생활에 전혀 지장 이 없게 되었다.

🐾 후기 및 고찰

환자의 4, 5번째 손가락 끝의 통증, 손가락이 펴지지 않는 증상, 악력의 저하는 전형적인 척골신경의 이상이다. 압박의 정도와 시간이 그래도 적으면 손이 뻑뻑한 느낌만 며칠 지속되다가 증상이 소실되지만 장시간 압박되었을 경우에는 신경증상이 나타나게 된다. 이 환자는 그래도 초기에 내원하여 손가락 사이의 내재근 약화나 완전한 감각소실이 없는 상태에서 치료를 시작하여 빠른 시간에 모든 증상이 소실될 수 있었다. 하지만 만약 신경손상이 장기간 지속되어 감각, 운동신경마비가 고착화된 상황이라면 치료에 상당한 시간이 필요하다.

척골신경포착 증후군(ulnar nerve entrapment syndrome)은 크게 손목의 기용터널이 압박되어 발생하는 기용터널포착증후군(Guyon's canal syndrome, handle bar palsy)과 팔꿈터널증후군(cubital tunnel syndrome)이 있으며 이 둘은 확연하게 구분된다.[2] 한의학적으로는 모두 기허겸양허(氣虛兼陽虛)에 해당되며 이 환자에서 사용된 귀기건중탕(歸芪健中湯)을 사용해도 되고 우귀음에 황기(黃耆)를 가미하거나 십전대보탕(十全大補湯)에 황기(黃耆)를 증량하는 등 각종 처방을 응용할 수 있다. 단 황기(黃芪)를 가중(加重)해야 한다. 이밖에 외상이 심하여 염증소견이 확실하면 초기 수일 동안은 청열해독(淸熱解毒), 활혈화어(活血化瘀), 이수소종(利水消腫)의 치료법을 사용하고 어느 정도 부종과 통증이 개선되기 시작하여 환부에서 주름이 잡히기 시작하면 보기보양(補氣補陽)의 방향으로 처방을 천천히 변경한다. 이 환자처럼 장시간 눌러서 나타나는 증상도 있으며 예리한 물체에 신경이 직접적으로 손상되거나 국소 주사에 의한 주사바늘 또는 주사에 사용되는 스테로이드에 의한 손상도 있을 수 있으니 주의깊게 관찰해야 한다.

---

2   신경손상학회, 신경손상학, pp730-733, 군자출판사, 한국, 2014

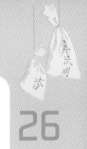

척수 수막종 수술 후 불완전 척수신경손상과 수술 후 혈전증의 뇌경색으로 인한 좌반신의 편마비

26

52세, 여자

진료일: 2015년 9월 8일

환자는 2014년 9월경 소변을 조금씩 실수하는 증상이 발생하여 한참 고민하다가 근처의 정형외과에서 혹시 척추에 문제가 있을 수도 있다고 하여 10월 11일 척추 MRI를 시행하니 척수에서 종양(meningioma, 수막종)이 발견되어(그림 1) 대학병원에서 10월 29일 종양을 적출하는 수술을 받았다. 수술 후 대변, 소변의 실금과 좌측 발목관절의 움직임에 문제가 있었으나 주치의의 설명으로 이 증상들은 수술 후 일시적인 문제이며 시간이 지나면서 천천히 개선될 수 있는 증상이라고 했다(그림 2). 그러나 문제는 수술 6일 째 되는 날인 11월 4일 아침 좌측 상하지의 힘이 빠지면서 마비가 발생하여 즉시 뇌 MRI촬영을 하니 수술 후 발생한 혈전에 의해 뇌경색이 발생한 것으로 확인되었다(그림 3). 이에 재활병원으로 전원되어 치료받고 있었으나 호전되지 않아 본원에 내원하게 되었다.

🔖 증상분석

환자의 증상은 좌측 상하지 근력저하 및 마비(좌측의 어깨, 팔꿈치, 손목, 손가락, 고관절, 무릎관절 등의 동작은 모두 가능했다.) 등의 전형적인 뇌경색 증후와 발목의 하수 및 운동불능(강직이 없는), 대소변실금 등의 부분척

95

수신경손상의 증상이 동시에 있었다. 신경과에서 처방받은 약물(미상)을 복용하고 있었으나 소변실금이 자주 발생했으며 가끔은 대변을 실금하기도 했다. 이에 3가지 질환에 대하여 여러 각도에서 고민하고 세심하게 처방을 구성하여 십전대보탕가미방(十全大補湯加味方[1])을 처방하고 환측(患側)의 수삼리(手三里), 합곡(合谷), 족삼리(足三里), 양릉천(陽陵泉), 태충(太衝), 지오회(地五會) 등에 온침(溫鍼)을 시행했다.

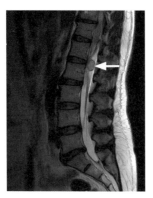 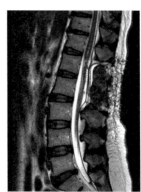

그림 1 수술 전   그림 2 수술 후

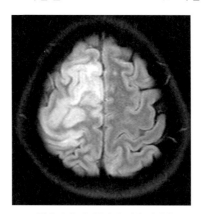

그림 3 수술 후 혈전에 의한 뇌경색

---

1   丹蔘, 蒼朮, 茯苓, 生甘草, 當歸, 川芎, 赤芍藥, 生地黃, 天雄, 黃芪, 杜沖 各 4.5g, 肉桂 7.5g, 黃芩, 乾薑 各 3g, 麻黃 2g, 續斷, 骨碎補 各 12g, 黃柏 12g//人蔘 3g 1日 3回 沖服

🐾 치료경과

● 2015년 10월 8일: 좌측 상하지의 마비증상은 진전이 없었으며 좌측 발목 및 발가락의 동작이 불능한 것은 여전했으나 며칠 전부터 소변보는 (실금하는) 횟수가 줄어들었다. 9월 8일 처방에서 황기(黃蓍)를 12g, 천웅(天雄)을 6g으로 증량했다.

● 2015년 10월 22일: 대소변은 스스로 통제가 가능하여 필요할 때 간병인에게 말해서 화장실에 갈 수 있을 정도가 되었다. 며칠 전부터는 왼쪽 발목관절이 야간에 저절로 윗쪽으로 굴곡되어(dorsiflexion) 잠을 자려다 말고 신기해서 보고 있다고 했으며 왼쪽 발목관절이 조금씩 움직일 수가 있다고 하여 확인을 하니 육안적으로는 확인하기가 어려웠다. 10월 8일 처방에서 천웅(天雄)을 7.5g으로 증량했다.

● 2015년 11월 20일: 10월에 시작된 왼쪽 발목관절의 야간 경련성 동작이 약 2주 동안 없었다가 어제부터 다시 시작되었으며 야간에 왼쪽 다리 전체의 근경련이 지속되고 있었다. 최근 1주일 전부터 다시 요실금이 발생했다. 얼마 전부터 오래 앉아 있으면 요통이 나타나 종양의 재발을 우려하여 정밀검사를 받기로 했다. 10월 22일 처방에서 인삼(人蔘)을 4g으로 증량했다.

● 2016년 1월 14일: 2015년 11월 말 경에 촬영한 요추 MRI에서는 이전과 비교해 어떤 이상도 없었다. 최근에도 야간의 왼쪽 다리경련은 지속되고 있었고 왼쪽 발목은 스스로 윗쪽으로 굴곡시키지는 못하지만 보행 시에는 이전처럼 끌리지 않고 윗쪽으로 굴곡된 상태로 보행이 되고 있었다. 2015년 11월 20일 처방에서 인삼(人蔘)을 5g으로 증량했다.

● 2016년 2월 25일: 왼쪽 다리의 야간 경련이 지속되고 있었으며 발목의 힘이 강해진다고 했다. 대소변실금은 없었다. 1월 14일 처방에서 육계(肉桂)를 9g, 황금(黃芩)을 9g으로 증량했다.

안정시 자발적인 동작은 불가능하지만 동작 중 발가락과 발목이 윗쪽으로 굴곡(dorsiflexion)되고 있음을 확인할 수 있다. 이 현상은 신경재생 과정 중에 연합운동이 이전과는 다른 방식으로 형성된 것으로 추정된다.

- 2016년 3월 25일: 왼쪽 다리의 근력도 개선되고 보행시 발목의 하수가 개선되면서 넘어지지 않게 되어 재활병원에서 퇴원하고 집에서 일상생활운동을 하기로 했다. 2월 25일 처방에서 천웅(天雄)을 6g으로 증량했다.

후기 및 고찰

2016년 6월: 재활병원 퇴원 및 한방치료 종료 후 이미 3개월이 지났으나 이전에 개선된 왼쪽 발목, 대소변실금의 증상이 퇴행하지 않았으며 집에서 열심히 재활운동을 하고 있다고 했다.

이 증례는 한 증례에 척수 수막종(meningioma), 수술 후 부분 척수마비, 혈전에 의한 뇌경색의 3가지 중증질환이 복합되어 있는 상당한 난이도의 증례였다. 치료의 우선 순위는 환자의 고통이 가장 큰 수술 후 부분 척수손상에 의한 발목의 마비, 대변실금, 소변실금이었으며 그 다음이 뇌경색으로 인한 좌반신의 마비가 되며 이러한 신경손상을 회복시키기 위해서는 각종 보기보양(補氣補陽)의 약물이 사용되어야 했는데 다행스럽게도 환자의 척수종양은 양성이었으며 만일 재발을 하더라도 그 속도가 상당히 느리기는 하지만 그래도 이에 대한 방비가 필요했다. 그래서 처방을 구성할 때 척수신경회복을 유도하고 뇌혈액순환을 증가시킬 수 있는 기본 처방을 십전대보탕

(十全大補湯)으로 설정하고(실은 當歸補血湯, 半夏天麻白朮散, 黃耆桂枝五物湯 등도 가능하다.) 손상된 신경의 성장을 억제하는 물질(瘀血이라고 봐도 무방하다.)을 제거할 수 있는 속단(續斷), 골쇄보(骨碎補)를 가미했으며 계뇌(啓腦)의 마황(麻黃), 보양(補陽)의 건강(乾薑), 천웅(天雄), 육계(肉桂)를 추가하고 보양약(補陽藥)의 상제(相制)와 항종양의 황백(黃柏)을 가미했다. 처방의 전개에 있어서 초기에는 보양약물(補陽藥物)을 소량으로 시작하고 황백(黃柏)을 가중하여 구성했다. 이는 혹시라도 수술 후 잔존하는 종양조직 또는 종양줄기세포(cancer stem cell)에 대한 영향을 최대한 억제하기 위함이었으며 만약 종양이 재발했다면 대소변의 증상 및 발목, 발가락의 증상이 더욱 악화되었을 것이었으므로 이미 종양은 성공적으로 제거되었고 안정적인 상태에 있음을 확신한 후에 보기보양약물(補氣補陽藥物)의 용량을 증강시켜 증상이 개선될 수 있었다. 이 증례에서는 이상증상이 나타나지 않고 순조롭게 증상이 개선되었으나 만약 조직학적으로 종양의 활성도가 높은 종양이었다면 치료의 방법은 완전히 달라졌어야 한다. 이 증례와는 관련이 없는 증례이지만 약 10년 전 뇌종양(성상세포종으로 기억된다) 환자가 이미 3회의 재발로 인하여 우측 반신마비, 실어증이 되어 내원한 경우가 있었다. 필자는 보호자에게 이 환자의 마비는 아직은 어쩔 수가 없으며 종양이 이미 몇 번 재발했고 아직도 종양이 있으니 종양의 제어가 문제이지, 마비는 그 다음이라고 설명했으나 보호자는 도무지 납득하지 않고 마비에만 고집을 부려서 치료를 진행하지 않았다. 그로부터 약 3개월 후 보호자로부터 왕진을 요청하는 연락이 왔으며 가고 싶은 마음은 없었으나 1시간을 운전해서 가보니 환자의 상태는 뇌압상승으로 인한 지속적인 구토와 극심한 두통의 고통으로 소리를 계속 지르고 있었다. 그간의 사정을 보호자에게 물으니 중풍에 관련된 각종 치료를 받았다고 해서 필자는 답답한 마음을 억누르고 급히 이전에 종양치료를 받던 대학병원의 응급실로 가도록 했다. 이후 환자는

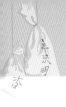

불귀의 객이 되었다.

　종양과 치료로 인한 신경손상, 조혈기능억제, 각종 조직의 손상 등에서 볼 수 있는 염증과 위축, 기능저하 이 두 양상은 상반된 두 증후의 한열착잡(寒熱錯雜)이므로 편한(偏寒), 편열(偏熱)을 잘 판단해야 하는데 그렇게 쉽지가 않다. 대부분 초기는 열증(熱證)이 우세하다는 것을 기억하고 용약(用藥)하는 것이 안전하다. 즉 이전부터 종양을 한방약물로 치료 또는 보조하던 중 항암화학요법, 방사선요법 등으로 이상이 발생했다고 하더라도 처방을 완전히 변경하지 않고 이전의 처방에 기타 약물을 추가하는 방식의 치료를 진행하는 것이 이상적인 방법이다. 만약 서양의학 치료 부작용으로 내원한 경우라도 기저질환, 복용중인 약물, 이전의 화학요법이 중단된 시점에서부터 한방치료의 시점까지 모든 세부적인 사항을 확인해야 한다.

　이번 수술에 의한 척수신경의 부분손상 증례는 치료가 비교적 성공적으로 진행되었지만 척수신경의 손상범위와 손상된 척수단위의 높이(level), 마비의 중증도, 마비부터 한방치료시작까지 경과된 기간 등등 여러 원인에 따라 치료의 예후는 달라진다. 현재 이러한 척수신경손상에 대해 한방치료를 진행 중인 증례들이 있으며 아직 치료효과가 완전하다고는 할 수 없으나 일정 부분 유효성을 인정할 수 있는 증례들이 있다. 이들 증례는 증례논문으로 발표하거나 또는 제4권에 상세하게 기재하겠다.

초기에 내원한 안면마비의 청년

27세, 남자

진료일: 2015년 5월 7일

환자는 건장한 체격의 청년으로 지난 주 토요일(5월 2일) 오른쪽 턱관절의 통증이 발생하였으며 그 다음날인 일요일 오후부터 오른쪽 얼굴이 뻣뻣해짐을 느꼈다. 그래서 턱관절 및 치아에 문제가 있을 것으로 생각하여 치과병원에서 진료를 받았으나 이상이 없었다. 환자의 모친이 전화로 문의하여 증상을 듣고는 즉시 내원하도록 권고하여 본원에 내원하게 되었다.

😆 증상분석

환자의 안면은 약간 하수되어 있었으며 눈이 완전히 감기지 않았고 물을 먹으면 오른쪽 입가로 물이 흘렀으며 입을 활짝 옆으로 벌리면서 표정을 지으면 우측 안면근육이 마비된 것이 확연히 나타났으며 코를 벌름거리게 하면 우측의 비공(鼻空)은 움직이지 않았다. 또한 우측 후두부의 풍지혈(風池穴)에 압통이 있었다(그림 1). 우측 설변(舌邊)에 이상감각이 있었으며 음식의 맛이 이상하고 고막이 약간 울리는 것 같다고 했다. 맥부긴삽(脈浮緊澁)하고 설반유치흔(舌胖有齒痕)했다. 기저질환으로는 3년 전부터 당뇨병에 대한 약물(다이아벡스)을 복용 중이었다. 이에 전형적인 말초성 안면마비로 판단하였으며 아직 염증기가 지나지 않은 초기로 진단하고 보양환오탕가미방

(補陽還伍湯加味方)[1]을 처방하고 환측(患側)의 풍부(風府), 풍지(風池)를 사혈하고 풍지(風池), 합곡(合谷), 족삼리(足三里), 이문투사죽공(耳門透絲竹空), 청궁투하관(聽宮透下關), 협거투지창(頰車透地倉) 등을 시행했다.

또한 신경과의 기본치료를 병행하기 위해 근처 신경과에 의뢰하였다.

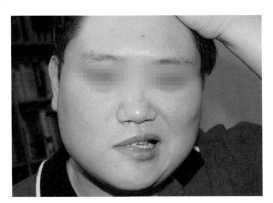

그림 1

🦴 치료경과

- 5월 22일: 우측 안면마비가 개선되기 시작하여 웃을 때 얼굴근육이 올라가고 우측의 코가 벌름거릴 수 있게 되었으며 우측 이마의 주름을 약간 만들 수 있게 되었다. 오른쪽 후두부의 압통은 치료 1주일 후 소실되었다. 신경과에서 처방해 준 스테로이드는 3일 동안 복약했다. 이에 5월 7일의 처방에 건강(乾薑), 천웅(天雄)을 각 9g씩 가미하고 황금(黃芩)을 6g으로 감량하고 마황(麻黃)을 거(去)했다.

---

1 黃耆 24g, 當歸 4.5g, 川芎 4.5g, 赤芍 4.5g, 丹蔘 4.5g, 銀杏葉 6g, 葛根 9g, 黃芩 12g, 麻黃 3g, 蒼朮 4.5g, 人蔘 4.5g, 甘草 4.5g

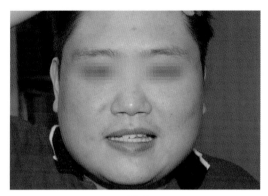

그림 2

🐝 후기 및 고찰

　환자의 증상은 5월 말 정도에 완전히 회복되었으며 6월 말까지 1주일 1, 2 회 침구치료를 지속한 후 치료를 종료했다.

　특발성 안면마비(벨마비)는 미상의 원인에 의하여 안면신경의 주행부에 염증이 생겨 신경기능에 이상이 생기는 질환으로 안면신경의 운동신경핵은 삼차신경의 하행신경핵 및 신경로의 내측 뇌교에 위치하며 안면신경과 장기 신경근(visceral root; nucleus intermedius)은 뇌간의 측면을 지나 측두골의 안면신경관(facial canal)을 지나 내이 및 고막 가까이 윗쪽에 도달한 후 슬신 경절(geniculate ganglion)을 형성하고 그 후 경유돌공(stymastoid foramen) 을 빠져나와 안면근육에 분포한다. 이 밖에 안면신경의 주행경로에는 눈 물, 침의 분비기능을 조절하는 원심성장기신경섬유와 미각을 담당하는 구심 성장기신경섬유가 뇌교의 안면신경핵의 아래에 위치하는 상부타액신경핵 (superior salivatory nucleus), 고속신경핵(nucleus tractus solitaries) 등에서 각각 유래하여 안면신경과 동시에 주행하여 슬신경절을 형성하고 그 후 미 각과 침분비를 조절하는 말초에 분지된다. 그러므로 안면신경마비에서는 침 샘분비, 미각이상 등이 동시에 나타날 수도 있으며 고막의 민감현상도 나타

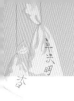

날 수 있다.[2]

안면신경마비의 치료는 외감표증(外感表症)의 유무로 치료방향이 결정된다. 만약 외감표증(外感表症)이 있다면 갈근탕(葛根湯), 갈근금연탕(葛根芩連湯) 등을 사용할 수 있으며 침구치료로는 이 증례의 초기 침구치료에 준하여 치료한다. 만약 치료를 통해 또는 처음 내원 당시 풍지(風池), 풍부(風府)의 통증이 없으며 이미 표풍열(表風熱)의 시기가 지난 경우라면 기혈양허겸어저겸양허(氣血兩虛兼瘀阻兼兩虛)로 판단하여 보양환오탕(補陽還伍湯), 귀기건중탕(歸耆健中湯), 십전대보탕(十全大補湯) 등에 사역탕(四逆湯)을 가미하여 처방하고 탈수초반응인 안면경련이 보인다면 전갈오공백강잠산(全蠍蜈蚣白彊蠶散)의 의미를 추가한다. 침구치료로는 사혈(瀉血)을 하지 않고 직접 침구치료하고 안면 주요 혈위(穴位)에 간접구(間接灸)를 시행한다. 간접구(間接灸) 시행시 수포를 만들 정도로 실시하면 좋으나 외관상 문제를 두려워하는 경우에는 정도를 약하게 하는 것이 좋다.

이 증례에서 초기에 서양의학적인 치료를 병행한 것은 치료상에 있어 일정 정도 도움이 될 수도 있고 한편으로는 최소한의 보험을 들어놓기 위해서이다.

---

2   이광우 편저, 임상신경학, pp222-223, Epublic, 한국, 2006

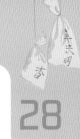

초등학교부터 시작된 극심한 편두통과 어지럼증

28

25세, 여자

진료일: 2012년 7월 28일

환자는 마른 체형의 힘이 없어 보이는 아가씨로 초등학교부터 상당기간 동안 어지럼증과 두통으로 고생을 해서 그런지 자신의 증상에 대해 그냥 그렇게 생각했으며 수많은 의원, 대학병원, 대형병원, 한의원 등등에서 치료를 받았지만 나아지지 않아 포기하고 있었으나 환자 모친의 안내로 본원에 내원하게 되었다.

🦀 증상분석

환자의 증상은 머리 전체가 지끈거리면서 누르는 느낌이 강하고 조금 지나면 구토와 설사가 쏟아지고 구토를 참으려고 하면 밤새도록 쓸개즙까지 토할 정도의 극심한 구토를 수회씩 하게 된다고 했다. 두통의 발생은 피곤하거나 짜증이 나면 시작되며 일단 발생하면 어떤 약도 소용이 없고 2, 3일 정도는 아무것도 할 수가 없었다. 이런 증상이 초등학교부터 시작되었으며 처음에는 어지럼증으로 시작되었으나 고등학교, 대학교를 지나면서 두통과 극심한 구토가 주요 증상이 되었으며, 항상 약한 정도로 어지러웠다. 이에 두부 MRI 및 EEG를 비롯한 각종 검사를 시행했지만 특이사항은 없었다. 항상 피곤하고 힘이 없으며 누워있으면 바닥에 붙는 느낌이 들 정도로 전신이 가라앉는 느낌이 심했고 작업으로 조금 바쁘면 정신이 번쩍 들어 힘이 조금 나지만 시간이 지나면서 다시 힘이 전혀 없는 원상태로 되곤 했다. 그렇게 버티

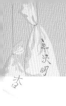

면서 생활했으나 약 2개월 전 극심한 오심과 두통이 나타나 대학병원에서 편두통으로 약을 복용했으나 증상이 호전되지 않았으며 오후 4, 5시가 되면 체력이 완전히 고갈되었다. 혈압은 90/50 정도로 낮았으며 맥세약(脈細弱)했다. 이에 전형적인 담궐두통(痰厥頭痛)으로 진단하고 반하천마백출산가미방(半夏天麻白朮散加味方[1])을 처방했다.

治 치료경과

- 2012년 8월 16일: 머리가 막히는 느낌이 줄면서 편두통으로 진행되는 횟수가 많이 줄어들었다. 7월 28일의 처방에서 오수유(吳茱萸)를 6g으로 증량했다.

- 2012년 9월 1일: 처음에는 두통으로 머리가 막히는 느낌이 있었으나 최근 손아귀힘도 세지고 체력도 좋아졌다. 하지만 아직 오후 4, 5시에는 체력이 저하되었다. 8월 16일 처방에서 대추(大棗)를 8개로 증량했다.

- 2012년 9월 17일: 복약 후 오후 4, 5시에 체력이 방전되는 현상이 없어졌으며 두통도 거의 없어져서 이번 달에는 두통약을 한 번만 복용했으며 이전처럼 약효가 없지 않았다. 9월 1일의 처방을 변경하지 않고 1일 2회로 복용횟수를 줄였다.

- 2012년 10월 8일: 두통이 오려고 하다가 빠르게 소실되었다.

- 2012년 10월 20일: 두통이 상당히 개선되어 살 만하게 되었다.

治 후기 및 고찰

- 2013년 4월 20일: 환자는 매우 오랜 만에 내원하였으며 두통이 많이 개선된 상태를 유지하고 있고 스트레스를 받아도 크게 악화되지 않았다.

---

1   黃芪 15g 天麻 12g, 天雄 7g, 半夏, 白朮, 茯笭, 蒼朮, 澤瀉, 陳皮, 神曲, 麥芽, 乾薑, 黃柏 各4g 當歸 3g, 吳茱萸 3g, 人蔘 3g

환자는 두통이 거의 없지만 1년에 두 번 정도는 복약을 하고 싶어 내원하였다.

- 2014년 4월 30일: 지난 1년 동안 두통이 크게 나타나지 않고 있으며 감기나 피로 등으로 지칠 때에는 심장이 약간 눌리는 느낌이 있다고 했다. 환자의 외가 쪽에 협심증의 가족력이 있었다.

두통에는 한 가지의 유형이 있는 것이 아니고 한증(寒症)과 열증(熱症)이 있으며 크게 온담탕(溫膽湯)과 당귀사역가오수유생강탕(當歸四逆加吳茱萸生薑湯)으로 구분하면 그 이후의 처방운용이 간결해질 수 있다. 이 환자의 경우 혈압이 낮은 편이고 추위, 더위에 모두 약하며 두통과 극심한 구토가 반복되고 있었으며 뇌영상에서 종양, 혈관기형, 동맥류 등의 이상도 없었으며 EEG에서도 정상소견을 보였기 때문에 정확하게 담궐두통(痰厥頭痛)에 해당되었다. 중간에 오후 4, 5시가 되면 체력이 방전되는 증상이 확인되었으며 장조(臟躁)의 전형적인 증상이므로 감맥대조탕(甘麥大棗湯)의 의미로 대추(大棗)를 증량하여 소기의 결과를 얻을 수 있었다.

어지럼증과 두통에 반하천마백출산(半夏天麻白朮散)이 빈용되는데 비위론(脾胃論)의 증(症)은 오심구토(惡心嘔吐), 담다(痰多)의 증상이 있다. 이 처방은 여러 병증에 응용될 수 있다. 초기 메니에르증후군에서 두통이 극심할 때 오수유탕(吳茱萸湯)의 의미로 오수유(吳茱萸)를 가미할 수 있고, 오심구토(惡心嘔吐)가 심하면 소반하가복령탕(小半夏加茯苓湯)의 반하(半夏)와 복령(茯苓)을 증량할 수도 있고, 경동맥협착으로 인한 TIA의 경우에도 처방 중의 황기(黃芪)와 인삼(人蔘)을 증량하고 삼칠(三七)을 가미할 수도 있고, 척추동맥의 협착으로 인한 어지럼증에 천궁다조산(川芎茶調散)의 천궁(川芎)을 대량으로 가미할 수 있으며, 소뇌경색에 보양환오탕(補陽還伍湯)의 의미로 황기(黃芪)를 증량하고 적작(赤芍), 은행엽(銀杏葉), 단삼(丹蔘), 천궁

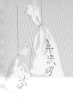

(川芎)을 가미할 수도 있으며, 이 증례처럼 장조증(臟躁證)이 겸했을 때 감맥
대조탕(甘麥大棗湯)의 감초(甘草)와 대조(大棗)를 가미할 수도 있다. 반하천
마백출산(半夏天麻白朮散)은 이처럼 상당한 범위에서 사용될 수 있는 처방
이니 많은 임상연구가 이뤄지길 기대한다.

12세, 여자

진료일: 2015년 10월 22일

환자는 차분한 성격의 학생으로 금년 9월 초부터 머리가 멍해지면서 조이는 통증이 나타나 근처 내과에서 편두통약물(미상)을 며칠 복약하면 천천히 증상이 개선되었으나 문제는 며칠이 지나면 다시 동일한 증상이 발생하여 몇 주 동안 약을 먹다가 중단하기를 반복하다가 병원에서 대학병원으로 가는 것이 좋을 것 같다고 하여 지인의 소개로 본원에 내원했다.

🐝 증상분석

환자의 두통양상은 어느 순간 정신이 멍해지면서 어지럽고 양쪽 관자놀이가 조여오면서 눈앞을 분간하기 어렵게 되며 약한 정도의 구역감도 동반된다고 했다. 이 증상이 한 번 발생하면 그 즉시 병원약을 먹어왔으므로 자연적으로 어느 정도 지속되는지는 알 수 없었지만 그 증상이 발생하려는 느낌이 상당히 무섭다고 호소했다. 두통이 시작된 후부터는 아무리 휴식을 취해도 피로를 많이 느꼈다. 수면은 오후 12시부터 7시까지 약 7~8시간 정도였으며 소화, 대소변은 문제가 없었고 맥부유소약(脈浮濡小弱)했다. 기타 1년 전까지 대학병원에서 성조숙증에 대한 호르몬치료를 했으며 현재 146cm에 38kg이다.

이에 담궐두통(痰厥頭痛)의 반하천마백출산가미방(半夏天麻白朮散加味

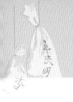

方¹⁾)을 처방했다.

🏛 치료경과

- 2015년 11월 11일: 복약 시작 수일 후 2일 연속으로 두통이 나타났으며 당시 내과의 편두통(미상)약물을 복용한 후 개선되었다. 아직 피로가 극심했으며 언제라도 두통이 나타날 것 같아 무서워하고 있었다. 이에 10월 22일 처방을 온담탕가미방(溫膽湯加味方²⁾)으로 변경했다.

- 2015년 12월 28일: 11월 한약 복약 후 전혀 통증이 없어서 치료가 다 되었다고 생각하고 내원하지 않았으나 지난 주 갑자기 두통이 시작되어 내과약을 복용했지만 수일 동안 등교를 하지 못했다. 두통 발생 전 눈이 번쩍이는 느낌과 오심이 있었다. 11월 11일 처방에 오수유(吳茱萸)를 12g으로, 천마(天麻)를 18g으로 조정했다.

- 2016년 2월 25일: 몸이 많이 가벼워지고 최근 2개월 동안 1회의 미약한 두통이 있었으나 약물을복용하지 않고도 자연스럽게 소실되었다.

🏛 후기 및 고찰

이후 환자는 발병 전처럼 차분하게 공부하고 있다. 하지만 이런 종류의 두통은 재발의 가능성이 높아 장기간의 관찰과 필요시에는 다시 치료를 해야 한다. 장기간 경과관찰을 하면서 발생시마다 한방치료를 하게 되면 천천히 그 강도가 약해지고 발생 간격이 길어지면서 천천히 소실된다.

편두통의 기전에 대해서 이전에는 혈관확장의 혈관이론으로 설명되기도 했으나 확산성 피질억제라고 하는 신경조직의 전기적 현상이 보고되면서 뇌

---

1 半夏 4.5g, 白朮, 伏苓, 蒼朮, 澤瀉, 陳皮, 神曲, 麥芽, 乾薑, 黃柏, 當歸 各3, 天雄 4.5g, 天麻 7.5g, 黃芪 15g, 吳茱萸 6g, 甘草 3g, 大棗 3枚

2 半夏 9g, 伏苓 9g, 陳皮, 竹茹, 枳實 各 3g, 黃芩 6g, 吳茱萸 9g, 天麻 12g

의 이상으로 인한 질환으로 생각되고 있다. 특히 각종 전달물질(substance P, calcitonin related peptide (CGRP), nitrooxide 등)을 매개로 한 삼차신경혈관계(trigemino-vascular system)의 신경인성 염증론(neurogenic inflammation)이 제시되고 있으며, 세로토닌계(5-HT)의 활성도와 밀접한 관련이 있는 것으로 알려져 있다.[3]

편두통에 사용될 수 있는 처방들은 무수하게 많다. 기본적인 처방들을 살펴본 후에 운용을 해야 하므로 간단하게 정리되어 있는 의종금감(醫宗金鑑) 잡병심법(雜病心法) 두통현훈(頭痛眩暈)에 나와 있는 내용을 참고하는 것이 좋다. 풍열(風熱)의 다조산(茶調散; 菊花, 細辛, 石膏, 香附子), 뢰두풍(雷頭風)의 청진탕(淸震湯; 荷葉, 蒼朮, 升麻), 담열(痰熱)의 곤담환(滾痰丸; 大黃, 黃芩, 礞石, 沈香), 허한진통(虛寒眞痛)의 인삼궁부탕(人蔘芎附湯; 人蔘, 川芎, 附子), 편정두통(偏正頭痛)의 궁서환(芎犀丸; 犀角, 桔梗, 甘草, 紫蘇葉, 丹砂, 細辛, 天麻, 白芷, 防風), 혈허(血虛)의 사물탕(四物湯 加 薄荷, 羌活, 天麻), 기허(氣虛)의 보중익기탕(補中益氣 加 川芎, 細辛), 기역(氣逆)의 소자강기탕(蘇子降氣湯; 紫蘇子, 半夏, 當歸, 甘草, 前胡, 厚朴, 肉桂), 흑석단(黑石丹; 黑石, 硫黃, 川楝子, 木香, 附子, 肉豆蔲, 補骨脂, 沈香, 小茴香, 陽起石, 肉桂), 풍담(風痰)의 궁마탕(芎麻湯; 川芎, 天麻), 청주백환자(靑州白丸子; 南星, 白附子, 川烏頭, 半夏), 풍담겸기허(風痰兼氣虛)의 반하백출천마탕(半夏白朮天麻湯; 六君子湯 加 黃耆, 乾薑, 黃柏, 天麻, 神曲, 麥芽, 黃柏, 澤瀉, 蒼朮) 등의 처방을 참조하여 결정한다.

이 증례의 치료 초기에는 풍담기허(風痰氣虛)의 반하백출천마탕(半夏白朮天麻湯)에 진경(鎭痙)의 효능을 강화하기 위해 오수유(吳茱萸)를 가미했으나 비록 두통의 발작이 없었지만 환자의 피로가 전혀 개선되지 않아 아직

---

3 서울대학교 의과대학 엮음, 신경학, pp251-253, 서울대학교출판문화원, 2012

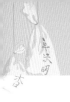

은 허증(虛症)으로 진행되지 않은 열담(熱痰)으로 판단하여 급히 처방을 전환하였으며 그 후 증상은 순조롭게 개선되었다.

이 증례에서와 마찬가지로 체징(體徵)은 허증(虛證)으로 보이지만 실질적으로는 실증(實證)인 대표적인 경우는 불안장애에 의한 극심한 피로의 치료에 있어서 만약 서양의학의 항전간약물이 투여되지 않은 상황에 한방치료를 시작할 때 이와 같은 가허(假虛)의 상황이 적지 않으므로 세심하게 봐야 한다. 만약 이 때 따뜻한 물을 좋아한다고 하여 허증(虛證), 한증(寒證)이라고 판단하는 실수들이 종종 나올 수 있다. 모든 질환은 진행과정 중에 극즉변(極卽變)의 양상을 보일 수 있으므로 한증(寒證)이라고 모두 한증(寒證)이 아니며 열증(熱證)이라고 해서 끝까지 열증(熱證)이 아님을 명심해야 한다. 자가면역성 질환의 대표격인 홍반성낭창(SLE)을 예를 들어 설명하면, 만약 환자가 FANA 양성, ESR, CRP 상승, C3, C4가 약간 하강되어 있는 경우는 열증(熱證)이며, 이미 항말라리아제, 스테로이드, 면역억제제(cyclophosphamide, mycophenolate mofetil, azathioprine 등) 등으로 ESR, CRP 등이 정상화되었으나 C3, C4 등이 현저하게 하강했거나 혈소판감소증, 신병증 등으로 한방치료를 시작한다면 우선적으로는 기존의 서양의학 약물들을 유지하고 보비양(補脾陽), 보신양(補腎陽), 보기혈(補氣血) 등의 방법으로 골수, 신장의 기능을 회복시키며 비정상적으로 저하되어 있는 수치들이 상승하여 정상범위로 회복되면 천천히 처방을 한열착잡(寒熱錯雜), 신음허열(腎陰虛熱), 혈열(血熱), 표풍열(表風熱) 등으로 변경해야 한다. 또한 종양치료에 있어서도 항암화학요법으로 절대호중구수(ANC)가 저하되어 G-CSF를 사용하고도 잘 오르지 않을 경우에는 보신양(補腎陽)의 처방들이 효과적이다. 하지만 호중구수가 허용범위까지 상승한 후에도 동일한 처방을 지속적으로 사용할 경우에는 종양에 대한 영향을 피할 수 없다. 이러한 오치(誤治)로 인한 폐해는 상한론(傷寒論)에서만 볼 수 있는 것이 아니니 항상 조심해야 한다.

손을 땅에 짚은 후 발생한 표재성 요골신경 포착증후군(superficial radial nerve entrapment syndrome, wrist watch neuropathy)

50세, 여자

진료일: 2014년 10월 15일

환자는 약 1개월 전 잠을 자고 아침에 일어나면서 손을 바닥에 짚을 때 갑자기 손목부위(陽溪穴부위)에서 번쩍하더니 오른손 엄지손가락으로 뜨거우면서 전기가 통하는 느낌이 나면서 오른손 엄지손가락 끝까지 저리기 시작했다. 그 날 즉시 정형외과에서 진찰을 받고 손목을 고정하고 진통제를 처방받아 복약하여 약 2주 후에는 저리는 느낌이 많이 약해졌으나 그 후 증상이 호전되지 않아 본원에 내원하였다.

😊 증상분석

환자의 증상은 오른손 엄지손가락의 저림(그림 1)으로 이는 전형적인 압박에 의한 표재성 요골신경손상을 의미하였으며 신경이 압박된 손목부분을 눌렀을 때 저림증상이 재현되지 않았으며 이에 염증은 대부분 흡수되었으나 미약한 신경손상이 남아 있는 것으로 판단했다.

신경손상의 한비(寒痺)로 보아 귀기건중탕가미방(歸芪健中湯加味方[1])을 처방하고 양계(陽溪), 합곡(合谷)에 온침(溫鍼)을 실시했다.

---

1 黃芪 18g, 乾薑, 天雄, 肉桂, 赤芍 各6g, 黃芩, 蒼朮, 當歸 各3g, 大棗 2枚, 人蔘 3g

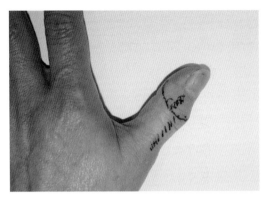

그림 1

🎁 치료경과

- 2014년 11월 3일: 환자의 손저림이 대부분 소실되었으나 손 끝의 감각이 약간 먹먹하다고 했다. 10월 15일의 처방을 변경하지 않았다.
- 2014년 11월 22일: 손저림이 모두 소실되어 치료를 종료했다.

🎁 후기 및 고찰

표재성요골신경(superficial radial nerve)은 순수 감각신경이며 radial tunnel에서 분지되어 팔꿈치 외측을 돌아 전완을 하행하여 손목, 손등, 손 관절 등의 감각을 담당하며 표재성 요골신경 포착증후군은 조이는 시계를 찬 다음 발생한다고 하여 wrist watch neuropathy라고도 하며 수갑을 찬 후 발생한다고 하여 handcuff neuropathy라고도 한다.[2] 이 환자의 경우 anatomical snuff box 부분의 요골과 scaphoid 사이의 관절 배측굴곡시 신경이 압박되면서 증상이 발생되었으며 일정기간 후 초기 증상은 개선되었으나 엄지손가락쪽의 감각이 회복되지 않아 한방치료를 시행했고 무난하게 치유

---

2   대한신경손상학회, 신경손상학, pp729-730 군자출판사, 한국, 2014년

되었다. 하지만 비록 말초신경손상이지만 장시간이 경과된 후에 치료를 시작하게 되면 신경의 탈수초, 손상 후 퇴행성 변화로 인해 치료에 더욱 많은 시간이 필요하거나 치료효과가 좋지 않을 수도 있다.

이 증례에서는 보기보양(補氣補陽)의 방법을 사용하여 치료했지만 초기의 치료법은 다르다.

초기의 腫熱期에는 청열해독(淸熱解毒), 리수소종(利水消腫), 활혈화어(活血化瘀) 등의 解毒湯加味方(예: 黃連解毒湯 加 茯苓, 澤瀉, 續斷, 骨碎補, 三七根 등)을 사용하고 수삼리(手三里), 합곡(合谷) 등에 자침(刺針)하고 소상(少商), 상양(商陽) 등을 방혈(放血)하고 관절을 고정하여 2차적인 손상을 예방한다. 신경손상부위의 직접적인 자침은 급성기에는 피하는 것이 좋으며 그 후 종열(腫熱)이 지나가고 만성화되었을 경우에 양계혈(陽溪穴)을 사용할 수 있으며 온침(溫鍼) 또는 간접구(間接灸)가 더 효과적이다.

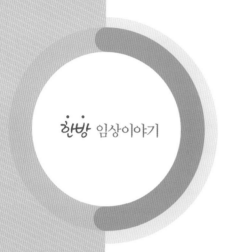

한방 임상이야기

CHAPTER 0**2**

피/부/질/환

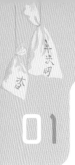

남자아이의 아토피피부염

8세, 남자

진료일: 2013년 9월 14일

환자는 이전부터 비염, 약한 정도의 피부알러지 등의 알러지 성향이 있었으나 일상생활에 크게 문제가 되지 않고 잘 살고 있었다. 그러나 금년 6월 감기 후부터 팔꿈치, 무릎의 접히는 부위에 피부이상이 시작되더니 극심한 소양으로 진전되어 소아과에서 항알러지제 및 스테로이드연고 치료를 받았으나 증상이 완전히 소실되지 않고 빨갛던 염증만 가라앉고 주변으로 피부이상이 확장되면서 빨갛게 있던 염증부위가 두꺼워지고 간지럼증은 지속적으로 확산되고 있었다. 이에 지인의 소개로 내원하게 되었다.

🗐 증상분석

환자의 피부증상은 신음허(腎陰虛)의 체질에 외감(外感)의 풍습(風濕)이 겸해진 것으로 추정되었으며 비록 급성염증기인 홍종기(紅腫期)는 지난 것처럼 보였으나 소양이 극심한 점, 병변 부위의 피부에 부종이 있으며 열감이 느껴지는 점으로 미뤄 아직 열증기(熱症期)가 끝나지 않은 것으로 판단되어 지백지황탕가미방(知柏地黃湯加味方)[1]을 처방하고 피부과의 외용연고는 함께 사용하도록 했다.

---

1   知母 9g, 黃柏 12g, 生地黃, 山藥, 山茱萸, 茯苓, 澤瀉, 牧丹皮, 蒼朮 各4.5g, 麻黃 2g, 杏仁 3g, 薏苡仁 15g, 皂角刺 12g, 生甘草 4.5g

치료경과

- 2013년 10월 13일: 전체적으로 소양감이 감소했으나 가끔 저녁에 간지럼증이 심해져서 아침이면 사만부(四彎部)에 피가 나 있기도 했다.
- 2013년 10월 21일: 소양감이 개선되고 무릎 뒤쪽 피부의 부종이 감소했다.
- 2014년 11월 13일: 전체적인 소양감과 피부병변이 크게 개선되었다.

후기 및 고찰

환자는 11월 13일 이후로 내원하지 않았으며 2015년 4월 깨끗해진 피부 사진을 보내왔다.

아토피피부염은 여러 가지 유형이 있다. 초기에는 단순한 감염에 불과하지만 장기간의 각종 치료 후에는 피부의 조직이 변성되어 한의학적인 치료 방향도 초기와는 완전히 달라지게 되며 치료기간도 상당히 필요하다.

초기, 스테로이드, 항알러지제 등이 장기간 사용되지 않은 경우라면 표풍습열(表風濕熱)의 관점에서 마행의감탕(麻杏薏甘湯), 황연해독탕(黃連解毒湯), 대청룡탕(大靑龍湯) 등이 사용될 수 있으며 필요시에는 대추(大椎) 방혈(放血), 풍지(風池), 곡지(曲池), 삼음교(三陰交) 등에 침구치료를 하기도 한다.

각종 치료를 통해 피부의 태선화 및 색소침착으로 진행된 경우는 혈허(血虛) 또는 혈고(血枯)에 해당되며 혈고방(血枯方: 2권에 기재되어 있음), 당귀음자(當歸飮子) 등을 사용할 수 있다. 외감표증(外感表症)은 전혀 없으며 피부의 혈액순환저하로 인한 피부온도저하, 피부의 건조에는 사역탕(四逆湯)을 합방할 수도 있다.

모든 질병이 그러하겠지만 이처럼 외감(外感), 혈허(血虛), 혈고겸양허(血枯兼陽虛) 등의 단순한 분류가 아닌 이 모든 유형이 함께 겸해져 있는 경우도 있으니 변증유형의 강약에 따라 처방을 수정하고 약물을 조정해야 한다.

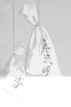

피부질환의 변증은 전신적인 변증을 참조하되 색택(色澤)을 기준으로 하는 것이 실패의 확률이 적다.

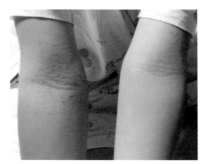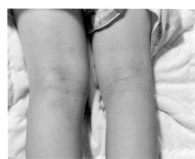

그림 1 치료 전

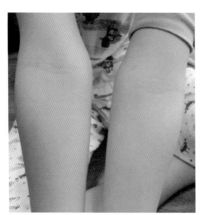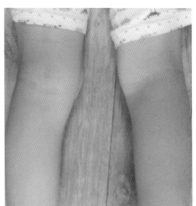

그림 2 치료 후

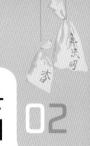

냉동요법에도 호전되지 않은 손발의 사마귀

32세, 여자

진료일: 2016년 2월 24일

환자는 7개월 전 둘째 아이를 출산한 건강한 젊은 엄마로 그 증상은 약 1년 전부터 손톱과 발톱 밑에 생긴 사마귀로 통증은 없었으나 일상생활에서 상당히 신경이 쓰여서 고민하고 있었다. 그런데 문제는 아이의 손에도 동일한 사마귀가 생겨서 아이와 함께 피부과에서 액체질소 냉동치료를 2회 받았으나 시술 후 통증만 극심하고 호전되지 않아 본원에 내원하였다.

🎐 증상분석

환자의 왼쪽 엄지손가락 손톱 주변과 엄지발가락 발톱주변에 사마귀가 있었으며 이미 손톱과 발톱 밑을 침범하여 염증을 일으키고 발톱을 손상시키고 있었다. 일상생활 중에서 부딪히게 되면 통증이 있었으나 압박시에는 둔통만 있었다. 기타 부위의 사마귀는 찾을 수 없었다. 162cm/49kg이었으며 기타 특이사항은 없었으나 몇 달 전에 감기로 내과약물(cefaclor)을 복용한 후 전신에 은진이 생긴 적이 있었으며, 몇 년 전 극심한 양측 관자놀이의 두통, 오심, 불면증의 증상으로 대학병원에서 MRI, MRA 등 정밀검사를 했으나 원인을 찾을 수는 없었으며 시간이 지나면서 천천히 안정되고 가끔씩 진통제(타이레놀)를 복용하고 있으나 최근 증상의 발생횟수와 그 강도가 심해져 걱정하고 있었다. 맥세약삽단(脈細弱澁短)했다.

이에 마행의감탕가미방(麻杏薏甘湯加味方[1])을 처방하고 사마귀는 집접구(直接灸)로 손발의 환부를 소작(燒灼)했다.

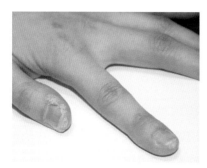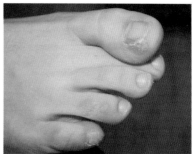

그림 1 손과 발의 사마귀

치료경과

- 2016년 4월 18일: 환자는 지난 번 치료 후 손발의 사마귀가 모두 소실되었다. 동시에 당시 심해지고 있던 편두통이 안정되었다.

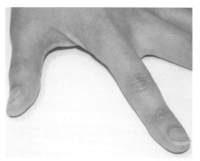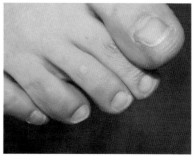

그림 2 치료 후 소실

---

1 麻黃 3g, 杏仁 4.5g, 薏苡仁 15g, 吳茱萸 6g, 半夏 4.5g, 生薑 4.5g, 蒼朮 3g, 甘草 3g

🎁 후기 및 고찰

사마귀는 HPV 바이러스(Human papiloma virus) 중에서도 1, 2, 4, 63번 바이러스가 피부에 침범한 것으로 한의학적으로는 표풍습(表風濕)에 해당된다. 질소냉동요법에 치료반응이 없다고 바이러스가 변성된 것이 아니라 냉동을 한다고 바이러스가 침범한 주변조직까지 모두 효과가 미치는 것이 아니기 때문에 치료효과가 저하될 수 밖에 없다. 물론 치료시 통증이 상당하지만 직접구(直接灸)를 시행하게 되면 환부는 물론 육안적으로 관찰되지 않는 주변조직까지 치료할 수 있다. 소작(燒灼)의 정도는 환부가 모두 검게 될 때까지 시행하며 시술시간은 환처의 크기에 따라 다르지만 약 30분에서 1시간 정도가 소요된다. 시술 수일 후에는 시술부에서 림프액이 나올 수 있지만 다시 수일이 지나면 안정되며 약 1주일에서 10일 정도가 경과되면 검게 소작(燒灼)된 환부가 떨어지기 시작한다. 만약 사마귀의 뿌리가 깊게 위치해 있거나 소작(燒灼)의 정도가 충분히 깊게 도달되지 않았을 경우에는 재발할 수 있으며 1회 시행으로 부족하면 재차 시행한다. 사마귀의 치료에 있어서 약물치료와 직접구가 동시에 진행되어야 효과가 증가되며 물사마귀(Molluscum Contagiosum Virus)에는 황금(黃芩)을 추가하여 가중하면 더 좋다.

추가한 사진은 필자의 손에 생긴 사마귀이다.

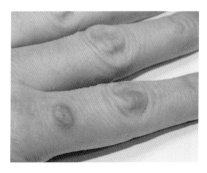
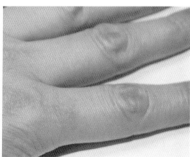

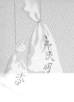

　　어느 날 갑자기 왼쪽 두번째 손가락에 사마귀가 생기더니 분열하기 시작
해 직접구(直接灸)를 했으나 당시 진료관계로 완벽하게 소작(燒灼)하지 못
했다. 그 후 다시 재발하여 이번에는 사마귀 및 사마귀 주변을 완전히 검게
소작(燒灼)하고 마행의감탕(麻杏薏甘湯)을 복용하여 그 후로 재발하지 않고
있다.

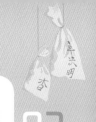

성인(중년여성)의 두드러기

03

54세, 여자

진료일: 2013년 8월 5일

환자의 피부알러지는 금년 3월 대상포진을 앓고 나서 그 대상포진이 다 나은 후인 5월에 시작되었다. 온몸의 여기저기가 가려우면서 긁으면 붉은 구진이 올라왔다. 이에 피부과에서 외용, 내복 약물을 지속적으로 사용하였으나 증상이 개선되지 않아서 다른 곳의 피부과에서 2번이나 치료받았으나 증상은 호전되지 않았지만 그래도 외용 및 내복하고 있었다. 이에 지인의 소개로 본원에 내원하게 되었다.

증상분석

환자의 두드러기는 시간과 장소를 가리지 않고 나타났으며 특히 체온이 오를 때 몸통과 허벅지, 팔, 목, 등, 손등, 손목 등에서 간지럼증이 시작되면서 부풀어 올랐으며 밤에는 몸이 더워지면서 더욱 심하게 나타났다. 등에 가려움이 나타나면 조그만 구진들이 합해져서 떡처럼 되었다. 이미 피부과에서 약물치료를 했으나 복약 초반에는 효과가 조금 있는 것 같았지만 얼마 지나지 않아 효과가 떨어졌다. 그래서 증상이 나타나면 샤워를 하여 몸을 식히면 조금 덜 가려워졌으며 수영장에 장시간 있으면 조금 덜 했다. 현재는 조금 가려울 것 같은 느낌이 있으면 피부과의 연고를 그 부위에 바르고 있었으나 증상은 지속되었다(그림 참조). 기타 증상은 전혀 없었으며 2년 전부터

125

갱년기 증상이 있더니 2개월 전에 월경이 오고는 중단된 상태였다. 피부과약물을 제외한 복용 중인 약물로는 부인과에서 처방된 천연여성호르몬제가 있었다. 설질담반우치흔(舌質淡胖有齒痕), 맥부긴세삽(脈浮緊細澁)했다.

아직은 초기의 영위불화(營衛不和)에 해당되는 것으로 진단하고 계마각반탕가미방(桂麻各半湯加味方¹)을 처방하고 대추방혈(大椎放血), 풍지(風池), 곡지(曲池), 삼음교(三陰交)등에 침구치료했다.

🐟 치료경과

- 2013년 8월 23일: 환자의 증상은 상당히 개선되어 피부과의 약물은 중단하였으나 아직은 가끔 간지럼증이 나타나려고 하면 연고를 바른다고 했다. 이에 동일한 처방을 사용했다.
- 2013년 9월 5일: 모든 증상이 개선되었으며 가끔 간지러울 것 같은 느낌이 있었다. 이에 복용횟수를 1일 1, 2회로 감소시키고 치료를 종료했다.

🐟 후기 및 고찰

환자의 증상은 2016년 현재까지 재발하지 않고 있다.

두드러기는 담마진, 은진 또는 풍진괴(風疹塊)라고도 하는 일종의 알러지 현상이다. 알러지를 일으키는 원인은 음식, 곤충교상, 한랭 및 온열자극, 일광, 마찰, 약물, 각종 알러지물의 흡입 및 비염, 편도선염, 유선염, 장염, 패혈증, 간염, 감기 등 각종 염증성 질환, 정서적 스트레스 등등 모든 인자가 유발원인이 될 수 있다.

이 증례의 은진은 외감(外感)의 후유증으로 볼 수 있으며 이런 유형에는 계마각반탕(桂麻各半湯), 월비탕(越婢湯), 대청룡탕(大靑龍湯) 등을 사용할

---

1   桂枝 5g, 麻黃 6g, 赤芍 6g, 杏仁 6g, 石膏 36g, 黃芩 18g, 白鮮皮 18g, 靑蒿, 地骨皮 各 6g, 甘草 4g

수 있다. 하지만 이런 증상이 수 년에 걸쳐 반복되어 만성화되면 치료방법은 당연히 달라지게 된다. 특히 은진이 오래되어 피부묘기증의 양상으로 전환되기도 하는데 이런 경우에는 혈고겸양허(血枯兼陽虛) 또는 혈고겸양허겸표풍열(血枯兼陽虛兼表風熱)에 해당된다. 처방으로는 2권에서 밝힌 혈고방(血枯方)에 건강(乾薑), 천웅(天雄), 육계(肉桂), 황금(黃芩), 백선피(白鮮皮), 로로통(路路通)을 가미하거나 또는 동일한 처방에 계마각반탕(桂麻各半湯)을 합방할 수도 있다. 피부묘기증의 급성 발증기는 대부분 계마각반탕가미방(桂麻各半湯加味方)으로 제어된다. 만성화된 담마진은 혈고(血枯)의 개념을 고려해야 한다.

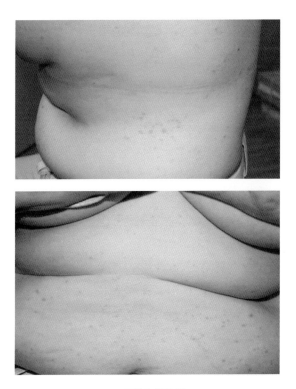

그림 1 치료 전

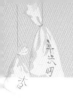
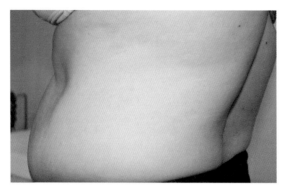

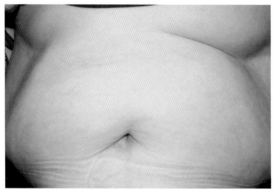

그림 2 **치료 후**

어려서부터 있었던 조갑박리증
(onycholysis)과 오래 된 박탈성 구순염
(Exfoliative cheilitis)

26세, 여자

진료일: 2014년 7월 10일

환자는 차분한 아가씨로 두 가지 난치질환을 가지고 내원했다. 하나는 몇 년 전부터 시작된 입술이 갈라지고 벗겨지는 증상이고 하나는 아주 어려서 붓글씨를 좋아하여 먹물이 손톱사이에 끼어 그것을 자꾸 파내는 습관이 있었던 때부터 시작된 손톱이 뜨는 증상이었다.

이 두 가지 증상을 해결하기 위해 입술에는 각종 립클로즈 및 연고를 사용해 보기도 했으며 손톱에는 영양성분이 있다는 각종 오일, 연고 등을 사용했으나 증상이 전혀 개선되지 않아 피부과에서 진료를 받았으나 치료가 불가능하다는 말을 듣고는 매우 실망하여 본원에 내원하게 되었다.

🏶 증상분석

환자의 입술은 아직 입술의 주변부로 확대되지는 않았으나 간지럼과 따가움, 입술갈라짐이 반복되고 때로는 잇몸까지 헐어 매우 고통스러웠으며 손톱은 통증이나 간지럼, 부종 등의 염증소견은 없었지만 다른 사람 앞에 손을 내미는 것이 너무 힘들어 우울할 정도였다. 인터넷에서 손톱의 증상이 갑상선과 관련이 있다는 글을 읽고 갑상선 검사를 했으나 이상이 없었다. 기타 특수질환이나 가족력은 전혀 없었다. 우선 증상이 심한 입술의 구순염을 치

료하고 그 다음에 손톱을 치료하기로 했다. 이에 귀기건중탕가미방(歸芪健
中湯加味方¹) 및 입술에 사용할 수 있는 외용약²을 처방하고 침구치료로는
대추방혈(大椎放血), 입술의 단자(單刺) 및 소량의 방혈(放血), 풍지(風池),
합곡(合谷), 삼음교(三陰交) 등을 자침(刺針)했다.

治 치료경과

- 2014년 7월 24일: 입술이 덜 간지럽게 되었으나 손톱의 증상은 변하지
  않았다. 7월 10일의 처방을 변경하지 않았다.

- 2014년 8월 21알: 입술의 증상이 개선되어 갈라지거나 아프지 않게 되
  었다. 손톱은 증상이 변하지 않았다. 이에 7월 10일의 처방에서 황기
  (黃芪)를 24g, 건강(乾薑)을 9g으로 증량하고 황금(黃芩)을 6g으로 감
  량했다.

- 2014년 9월 15일: 이제 입술의 증상은 신경쓰지 않아도 될 정도가 되었
  고 손톱의 하얀 부분이 줄어들기 시작했다. 8월 21일 처방의 천웅(天
  雄)을 9g으로 증량했다.

- 2014년 10월 1일: 손톱과 조상(爪床, nail bed)이 붙어서 이전의 들떠 있
  는 모습과는 완전히 다르게 되었다. 9월 15일 처방에 인삼(人蔘)을 3g
  추가했다.

- 2014년 10월 16일: 손톱의 모양이 안정되어 복약횟수를 1일 2회로 감량
  하고 치료를 종료했다.

---

1 黃芪 15g, 當歸 3g, 乾薑 3g, 黃芩 12g, 蒼朮 4.5g, 肉桂 3g, 赤芍, 甘草 各6g, 天雄 3g, 蒲黃 15g,
   大棗 2.5枚

2 蛇床子, 龍膽草, 苦蔘 各 等分 酒水各半 煎一時間: 세안 후 환부에 습포(濕布)한다.

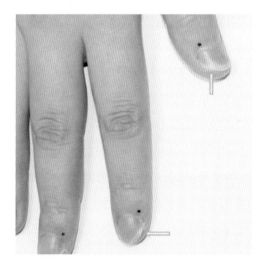

그림 1 치료 전

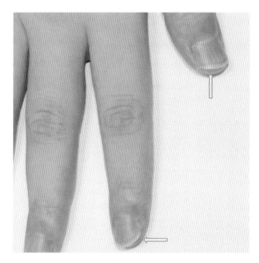

그림 2 치료 후

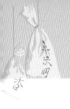

🗨 후기 및 고찰

2015년 6월 오랜 만에 다른 문제로 내원한 환자의 손톱을 보니 이전의 개선된 상태였으며 설거지 등 물을 만져도 재발하지 않았다.

박탈성구순염은 모종의 감염으로 위열(胃熱) 등의 열증(熱症)에 해당되는 질환이고 조갑박리증은 기허겸양허(氣虛兼陽虛)의 한증(寒症)에 해당되어 두 질환이 밀접한 연관성이 없었으므로 모두를 한 번에 치료하기는 어려워 우선 급한 질환을 먼저 치료하고 그 후에 오래된 질환을 치료하게 되었다.

박탈성구순염은 청위산(淸胃散)의 구성 약물의 용량을 조절하여 치료하는데 필자는 이 중에서 생지황(生地黃)과 황연(黃連)을 주로 증량해서 사용하고 외용약액을 도포하고, 환부를 직접 방혈(放血)하여 소량의 출혈이 있게 한다. 이에 반해 조갑박리증은 감염, 손톱을 파는 습관, 장기간 물과 접촉하거나 갑상선기능이상 등의 전신질환에서 발생할 수 있다. 즉 여러 원인에 의하여 조갑과 조갑상이 분리되는 증상이며 치료의 중점은 조갑상(爪甲床, nail bed)의 재생에 있다. 즉 기허겸양허(氣虛兼陽虛), 신양허(腎陽虛)에 해당된다. 만약 염증이 아직 완전하게 소실되지 않은 상태라면 홍(紅), 종(腫), 열(熱), 통(痛)의 염증반응이 있으니 구분해서 치료한다.

청피반성 혈관염(Livedo vasculitis)의 젊은 사업가

05

36세, 남자

진료일: 2015년 3월 31일

환자는 건장한 체격의 사업가로 2011년 8, 9월 경, 과로 후에 왼쪽 허벅지에 조그만 자반같은 것이 발생하여 밑으로 퍼지더니 2012년 1, 2월 경에는 발목, 발바닥의 통증이 걷기 힘들 정도로 심했다. 이에 근처의 통증클리닉에서 족저근막염과 기타 근염으로 진단받고 국소 주사요법, 발바닥의 충격파, 진통소염제 등의 치료를 받았으나 통증이 심하여 대형병원의 통증의학과에서 다시 치료받았으나 만족스럽지 않아 대학병원에서 다시 검진을 받고 결절성 홍반으로 추정되어 약물치료를 받았으나 홍반은 소실되지 않았다. 이에 하고 있던 사업을 중단하고 약 1년간 휴식을 취하니 약간 안정되었다. 하지만 2년 전 다시 사업을 시작하여 과로하니 이전보다 더 심한 통증이 나타나고 자반이 점점 확대되어 이전에 병원치료로 호전되지 않았던 기억이 떠올랐으나 다른 방법이 없어서 근처의 정형외과, 통증클리닉에서 치료를 받아서 발목과 발바닥의 통증은 어느 정도는 보행이 가능하지만 자반증이 심해져서 근심하던 차에 본원에 내원하게 되었다.

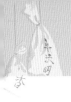

🉐 증상분석

환자의 증상은 대퇴 이하에서 시작되어 발바닥 전까지의 피부에 혈관들이 확장되어 있었으며 군데군데 혈관이 더 확장되어 있었으나 혈관 부위 및 더 확장된 부위의 통증은 없었으며 발목부근과 발가락 지절관절들이 약간 부어 있었으며 압박시 미약한 열감과 통증이 있었다. 보행에 지장은 없었으나 조금만 걸으면 양쪽 발목 안쪽의 통증이 심해서 많이 불편했다. 또한 음주 다음날은 발목의 통증이 더 심했다. 현재 복용 중인 약물은 정형외과에서 처방 받은 소염진통제(미상)로 발목통증이 심해지면 복용하곤 했다. 대소변, 수면은 특이사항이 없었으며 맥부긴삽(脈浮緊澁)했다. 이에 혈열(血熱)의 혈관염으로 판단하여 지골피음가미방(地骨皮飮加味方)[1]을 처방하고 풍지(風池), 삼음교(三陰交), 태계(太溪) 등에 침구치료를 하고 간비위경(肝脾胃經)의 정혈(井穴)을 사혈(瀉血)했다.

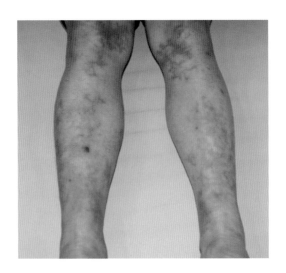

---

1   當歸, 川芎, 生地 各 3g, 丹皮, 地骨皮 各 6g, 黃芩 15g, 黃連 6g, 蒼朮 4.5g, 茯苓, 澤瀉 各 6g, 赤芍 12g, 甘草 3g

● 2015년 4월 27일: 양쪽 하지의 확장된 혈관들의 열감 및 크기가 다소 감
소되었으나 발목의 통증은 여전했다. 3월 31일 처방에 우슬(牛膝), 속
단(續斷)을 6g씩, 황백(黃柏)을 9g 가미했다.

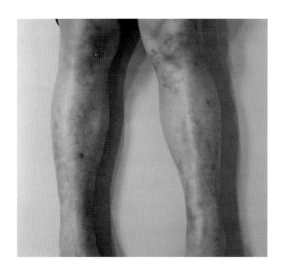

● 2015년 5월 26일: 양쪽 다리의 청반들의 색이 연해졌다. 1시간 이상 보
행하게 되면 양쪽 발목 이하의 부종이 나타나고 그 부종은 2일 동안 쉬
면 소실되었다. 4월 27일의 처방에서 복령(茯苓), 택사(澤瀉)를 각(各)
9g으로, 황연(黃連)을 12g으로 증량했다.

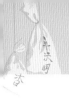

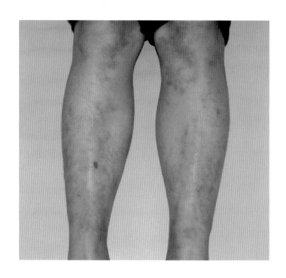

● 2015년 6월 25일: 발목과 발가락의 통증이 상당히 개선되었으며 양쪽 다리의 청반도 상당히 개선되었다. 5월 26일 처방에서 단피(丹皮)를 15g으로 증량했다.

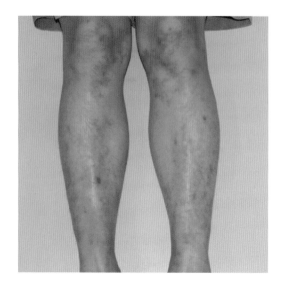

- 2015년 8월 10일: 청반이 더 개선되었으나 많이 걸으면 양쪽 발목의 통증과 부종감은 여전했다.

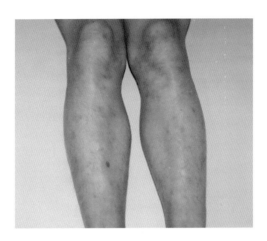

- 2015년 8월 26일: 2주 후에 약 2, 3개월 미국으로 여행을 가기 위해 내원했다. 초진시 문제가 되었던 혈관확장 및 염증은 이미 모두 안정되었으나 발목의 통증은 가끔 심해졌다.

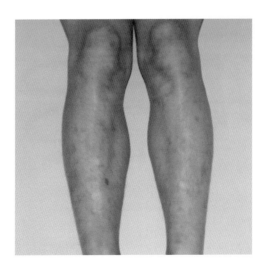

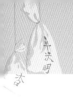

● 2015년 12월 1일: 환자는 약 3개월 이상 미국에서 여기저기 다녔으나 혈
관염이 재발하지 않았고 오른쪽 정강이의 궤양도 소실되었으며 발목의
통증도 크게 악화되지 않았다. 하지만 발목의 통증이 완전하게 소실된
것이 아니어 대학병원에서 다시 검사를 받아보기를 원했다. 이에 진료
의뢰서를 발급해줬다.

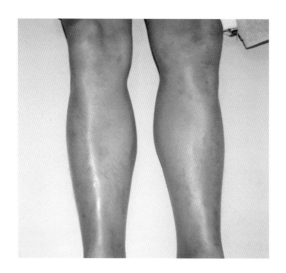

🐝 후기 및 고찰

이후 환자는 피부의 증상은 신경쓰지 않을 정도로 개선되었으나 발목의
통증이 완전히 없어지지 않아 대학병원에서 진통소염제(미상)를 처방받아
복용했으며 피부의 혈관염은 재발하지 않고 있다.

청피반성 혈관염과 유사한 질환으로는 결절성 혈관염(Nodular Vasculitis),
결절성 홍반(Erythema Nodosum), 경결성 홍반(Erythema Induratum) 등이
있으며 자가면역질환과의 관련성을 보이는 경우도 있다.

한의학적으로는 모두 혈열(血熱), 하초습열(下焦濕熱)에 해당되며 지골피

음(地骨皮飮), 삼황사물탕(三黃四物湯), 온청음(溫淸飮), 자음강화탕(滋陰降火湯), 이련사물탕(二連四物湯) 등의 사물탕류(四物湯類) 처방에 삼황(三黃)을 가중(加重)하고 이수삼습(利水滲濕)의 사령(四苓)을 추가하고 활혈화어(活血化瘀)의 단삼(丹蔘), 단피(丹皮), 홍화(紅花) 등을 가미하고 궤양, 출혈이 있으면 유향(乳香), 몰약(沒藥)을 가한다. 만약 자가면역과 연관되어 ANA, anti-ds-DNA 등이 양성이며 ESR, CRP 등이 상승되어 있으면 수치가 하강할 때까지 삼황(三黃)을 가중(加重)하는데 황금(黃芩) 또는 황연(黃連)을 1일 30g, 45g, 60g 또는 그 이상까지 사용해야 하는 경우도 있으며 약물 가중의 속도는 상황에 따라 결정된다. 치료는 순조롭게 진행되지만 혈관염 및 혈전을 제거하는데 적지 않은 시간이 필요하며 궤양이 있을 때는 해당부위의 침구치료는 생략하는 것이 좋다.

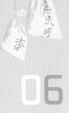

06 한랭두드러기(Cold urticarial)

36세, 여자

진료일: 2012년 7월 3일

환자는 어려서부터 찬바람을 맞은 부위가 가렵고 심할 때는 얼굴이 약간 발갛게 되곤 하였으나 대수롭지 않게 생각하고 성인이 되었다. 성인이 되어 대학을 졸업할 무렵에 증상이 심해지기 시작하여 설거지를 할 때 찬물이 닿게 되면 손이 부어 오르기 시작하더니 그 후에는 여름에도 찬물이 닿는 부위에서는, 전신의 어느 부위를 막론하고, 두드러기가 생기기 시작했다. 이에 당시 지인의 소개로 연세가 지긋하신 한의사분께 1개월 이상 치료 후 증상이 소실되었다.

그러나 문제는 결혼하여 출산을 하고 몇 년이 지난 후에 다시 증상이 재발했으며 이전에 치료받았던 한의원을 찾으니 그 한의사분은 이미 퇴직을 하시고 자신의 집에서 가끔 환자를 진료하여 찾아가기가 어렵게 되었다. 그래서 피부과의 약물을 복용하고 피부질환 전문 한의원 2곳에서 각 3개월씩 치료를 받았으나 증상이 전혀 호전되지 않아 지인의 소개로 본원에 내원하게 되었다.

🏛 증상분석

환자의 증상은 한방치료에도 불구하고(피부과의 약물치료는 효과가 없어서 포기했다.) 점점 심해져서 이전에는 수영을 매우 좋아해 매일 수영장에 다녔으나 최근에는 수영장 물에 몸을 담그게 되면 물이 올라오는 부분까지만 피부가 부어올라 마치 떡처럼 뭉쳐져서 수영을 못하고 있었다. 또한 운전 중 더워서 에어컨을 켜면 찬바람을 맞은 부위만 두드러기가 올라와서 에어컨을 끄고 운전할 수 밖에 없었다. 추위를 조금 심하게 느끼면 팔꿈치, 무릎에도 두드러기가 발생했으며 겨울에는 얼굴에도 생겼다. 맥긴세삽(脈緊細澁)하고 2회의 출산력이 있었으며 기타 특이사항은 없었다. 이전의 한의원 치료를 통해 호전되지 않아 의심되는 부분이 있었으나 우선 한궐(寒厥)에 대표적으로 사용되는 당귀사역가오수유생강탕가미방(當歸四逆加吳茱萸生薑湯加味方[1])을 처방하고 치료결과에 따라 처방을 변경하기로 했다.

🎁 치료경과

- 2012년 7월 28일: 복약 전에는 차가운 물에 피부가 닿으면 1, 2분 내로 두드러기가 올라왔으나 복약 후에는 20~30분 후에 두드러기가 나오기 시작했다. 7월 3일의 처방을 변경하지 않았다.

🎁 후기 및 고찰

그 후 에어컨과 수영장 등의 환경에서도 두드러기가 올라오지 않아 2주분의 약물을, 복약횟수를 1일 2회로 감소하여 복약한 후 치료를 종료했다.

2013년 7월 환자는 모친의 요통으로 함께 내원했으며 1년 전 치료 후 엄동의 겨울에도 두드러기가 나타나지 않아 현재까지 수영장도 다니고 운전 중에도 에어컨을 틀고 다니고 있다고 했다.

한랭두드러기는 담마진(蕁麻疹) 중에서 표한(表寒)과 리한(裏寒)의 두 유형으로 크게 나눌 수 있다. 임상적으로는 외감(外感) 후, 즉 항히스타민제를

---

1   當歸 9g, 天雄 9g, 肉桂 3g, 乾薑 6g, 細辛 3g, 吳茱萸 3g, 蒼朮 3g, 黃芩 6g, 甘草 2g, 大棗2枚

사용하여 증상이 감소하지만 약효지속시간이 지나면 다시 나타나는 단계는 계마각반탕(桂麻各半湯)을 사용할 수 있다. 그러나 항히스타민제의 효과가 저하되거나 이 증례에서와 마찬가지로 전혀 효과가 없는 경우는 당귀사역탕(當歸四逆湯) 또는 당귀사역탕가오수유생강탕(當歸四逆湯加吳茱萸生薑湯)의 리한증(裏寒症)에 해당된다. 이 처방들의 상한론(傷寒論)의 조문(條文)[2]을 보면 레이노드증후군, 동상 등에 대한 처방임은 분명하나 수족궐랭(手足厥冷) 이외에도 피부신경의 장애로 인한 증상에 대해서는 어느 질환을 막론하고 사용할 수 있다. 상한론(傷寒論)에서는 단순히 수족냉만을 말했을 뿐이지만 수족냉증을 야기할 수 있는 질환은 동상, 레이노드증후군 외에도 매우 많다. 흔하게 볼 수 있는 만성화된 류마티스관절염, 베쳇씨병, 쇼그렌증후군, 루프스 등등의 자가면역질환, 당뇨병성 신경병증, 버거씨병, 말초신경염, 수족지의 퇴행성 관절염 등에서도 수족냉증은 흔하게 동반되며 장기간의 긴장으로도 손발이 차가워질 수 있다. 류마티스관절염의 만성 활동기, 즉 RF, ESR이 상승되어 있는 상황에서 수족냉증을 목표로 사역탕류(四逆湯類)를 단독 사용하게 되면 완전한 역치(逆治)가 되며 처음에는 일시적으로 효과가 있는 듯이 보일 수도 있지만 천천히 모든 증상이 일시에 악화될 수 있다. 그 때는 청열해독(淸熱解毒), 자음청열(滋陰淸熱)의 처방에 마(麻), 계(桂)를 가미하여 천천히 열어줘야 한다. 수족냉증 치료시에는 우선적으로 자가면역질환과의 관련여부를 확인하고 만약 관련이 있으면 혈액검사를 참조하고 치료방향을 설정하는 것이 안전하다.

---

2 手足厥寒, 脈細欲絶者, 當歸四逆湯主之. 若其人內有久寒者, 宜當歸四逆湯加吳茱萸生薑湯.

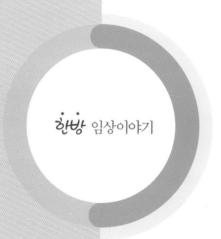

한방 임상이야기

CHAPTER 0**3**

자/가/면/역/질/환

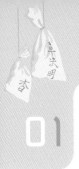

01 1년 동안 치료하여 간신히 개선된 궤양성대장염

41세, 여자
진료일: 2012년 5월 26일

환자는 약 7, 8년 전 혈변, 점액변, 구강궤양 등의 증상이 발생하여 모 대학병원에서 궤양성 대장염으로 진단을 받은 후 각종 약물치료를 받았으나 혈변이 조금 덜 해진 것을 제외하고는 증상이 크게 나아지지 않고 체중이 약 8kg정도 늘어나게 되어 스스로 대학병원의 모든 치료를 중단했다. 그 후부터는 민간에서 사용되는 여러 약초들과 건강기능식품으로 고쳐보려고 상당히 노력했으나 증상은 어떤 하나의 치료방법에 반응이 없이 자연적으로 천천히 안정되어 2년 전 현미김치(?)를 먹은 후 개선되었다고 했다. 그러나 2011년 11월 다시 점액변이 나오기 시작하여 이번에도 현미김치를 먹었으나 전혀 효과가 없었으며 이 때 며칠 동안 일본에 여행을 다녀온 후인 2월부터는 점액변, 혈변, 배변횟수증가, 하복통 등이 심해져 더 열심히 현미김치를 먹었으나 증상은 점점 심해지고 있었다. 이에 지인의 소개로 본원에 내원하게 되었다.

🐝 증상분석

환자의 배변양상은 1일 5~8회 정도 배변이 있었으며 점액변과 혈변은 아침 첫 배변시 그 양이 많았으며 대변이 많이 묽지는 않았다. 배변시 하복부에 찌르는 듯한 통증이 있기도 하고 항문부위에서 열이 날 때도 있고 때로는 방귀와 함께 똥물이 나올 때도 있었다. 이에 우선 대학병원에서 대장내시경과 기타 혈액검사를 다시 받아보기를 권유했지만 환자는 이미 상당기간 동안 이 질환을 앓고 있었고, 이미 서양의학적인 치료를 모두 받았었고 지금과 같이 증상이 심한 경우에는 무서운 말들을 들을 것 같아서 모든 검진을 거부했으며 바로 한방치료를 시작하기를 원했다. 160cm, 53kg이었으며 기타 질환이나 복약 중인 약물은 없었으며 맥긴삽현(脈緊澁弦)했다.

이에 장독(腸毒)으로 진단하여 황연해독탕가미방(黃連解毒湯加味方[1])을 처방하고 침구치료는 하지 않았다.

🐾 치료경과

- 2012년 6월 9일: 배변시의 하복통이 상당히 개선되었으며, 항문 근처의 작열감은 소실되었다. 배변횟수도 1일 1, 2회로 감소되었으며, 배변은 점액과 혈액이 섞여서 나오기는 한데 그 양이 감소했다. 대변이 길게 이어지지는 않은데 묽지는 않았지만 황색변은 아니었다. 5월 26일 처방에 황금(黃芩)을 6g으로 증량하고 지유(地楡), 괴화(槐花)를 6g으로 증량했다.

- 2012년 6월 23일: 모든 증상들이 괜찮아지다가 최근 1주일간 설사도 약간 있었고 혈변도 있다가 며칠째 소강상태라고 했다. 어제는 5회의 배변이 있었으며 아침에 처음 배변시 점액질과 검고 붉은 소량의 혈변이 있었다. 6월 9일의 처방에서 황금(黃芩)을 9g으로 증량했다.

- 2012년 7월 19일: 배변시 혈변이 있다가 점액이 있다가 배변횟수가 늘어났다가 감소했다가를 하면서 악화와 개선을 반복하고 있었다. 7월 27일 미국으로 1개월 간 장기 여행을 갈 예정이었다. 6월 23일 처방에

---

1 黃芩, 黃連, 黃柏 各 4.5g, 靑蒿, 知母, 防風, 白芷 各 3g, 地楡, 槐花 各 4.5g, 蒲公英 12g, 蒼朮 4.5g, 生甘草 3g, 大棗 3枚

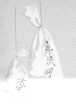

복령(茯苓), 택사(澤瀉)를 4.5g씩 추가했다.

- 2012년 8월 27일: 미국 여행 중 약 2, 3일 정도 라스베가스에서 매우 피곤하여 배변이 잦아졌으나 후에 다시 안정되었다. 여행 중에 화장실에서 소변을 보다가 힘을 주면 소량의 분홍색 혈액이 섞인 설사가 있은 적도 있었으며 항문이 묵직하면서 열감이 있은 적도 있었다. 7월 19일 처방에 황금(黃芩)을 15g으로 증량했다.

- 2012년 9월 10일: 항문이 묵직한 증상이 크게 개선되었으며 배변은 1일 1회였으며 소변 볼 때 힘을 주면 하얀 점액, 미약한 출혈은 조금 나오기는 하지만 출혈이 흐르지는 않았고 복통이 개선되었으며 변을 자주 보는 현상도 없어지고 대변이 두꺼워졌다. 8월 27일 처방에서 황금(黃芩)을 18g으로 증량했다.

- 2012년 10월 20일: 대변을 본 후에 약한 정도의 싸한 느낌이 30분 정도 지속되었으며, 배변시 설사가 나오는 것 같은 통증이 있었는데 극심한 통증은 아니지만 그래도 통증처럼 느껴졌다. 대변이 처음에 나올 때는 두껍게 나오다가 그 후에는 묽게 나왔으며, 소변을 볼 때 힘을 주면 함께 나오는 대변점액은 소실되었고 변혈도 가끔 배변 중간 정도에 소량이 보이는 경우도 있었으나 거의 나오지 않았다. 최근 김장을 하면서 김치를 먹은 후 상복통이 나타났다. 2년 전 겨울에 역류성 위식도염으로 반 년 정도 고생한 적이 있다고 했다. 9월 10일 처방에 반하(半夏) 4.5g, 해표초(海螵蛸) 6g, 원호 (元胡) 6g, 목향(木香) 4.5g을 추가했다.

- 2012년 11월 19일: 김장김치를 먹은 후 발생한 위의 통증과 대장염의 증상이 많이 안정되었으며 혈변이 소실되었지만 묽은 변과 정상변이 반복되고 있었다. 10월 20일의 처방에 황금(黃芩)을 21g으로 증량했다.

- 2012년 12월 18일: 배변시의 통증이 거의 느낄 수 없을 정도가 되었으며 배변 후에 약간 이상한 느낌이 있으나 순간적으로 느낌이 있는 듯 하

다가 즉시 소실되었다. 복진시 압통처를 찾을 수 없었다. 11월 19일의 처방을 변경하지 않았다.

- 2013년 1월 29일: 대변은 가끔 신경을 많이 쓰면 약간 묽어지는 정도였으며 점액, 혈변, 배변시의 통증 및 배변 후의 통증 등이 모두 소실되었다. 2주 전 펜션에 놀러가서 바비큐를 먹은 후 설사를 1회 하기는 했으나 그 후 문제가 없었다. 2013년 11월 19일의 처방을 변경하지 않고 복용횟수를 1일 2회로 감량했다. 그러나 환자는 이전부터 약 복용횟수를 철저하게 지키지는 않았다.

- 2013년 2월 21일: 가끔 과식을 하거나 매운 음식 등으로 대변이 묽어지는 때도 있지만 이전의 궤양성대장염 증상은 나타나지 않고 잘 살고 있다고 했다. 2013년 11월 19일의 처방을 변경하지 않고 1일 1, 2회 복용하도록 했다.

- 2013년 3월 25일: 최근 재채기, 비염 등의 감기로 1주일 정도 고생했으나 위장의 문제는 발생하지 않았으며 약 1주일 전부터 구강에 1개의 궤양이 나왔지만 천천히 치유되고 있었다. 2013년 11월 19일 처방에 포황(蒲黃)을 12g추가했으며 복용횟수를 1일 1회로 변경했다.

- 2013년 4월 8일: 최근 감기를 2주 정도 앓은 후(어떠한 감기치료도 하지 않았다.) 목요일 등산 중 복통 후에 소량의 배변출혈이 발생했다. 이에 한약의 복용 횟수를 1주일 정도 1일 2회로 증량하고 1주일 후에 다시 1일 1회로 감량하도록 했다.

- 2013년 5월 4일: 지난 4월의 출혈 후에 대변출혈은 없었으나 대변이 약간 물러졌다. 3월 25일 처방에 창출(蒼朮)을 9g으로 증량했다.

- 2013년 6월 4일: 2주 전 실시한 위, 대장 내시경 검사에서는 위점막의 염증이 관찰되었으며, 항문 상부 3cm 정도의 위치에 미약한 염증도 확인되었다. 이에 5월 4일 처방에 반하(半夏)를 9g으로 증량했다.

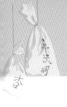
- 2013년 6월 21일: 가끔 속이 쓰리기는 하지만 증상이 많이 개선되었으며 1주일 1회 정도 배변시에 약간의 점액이 섞인다고 했다.
- 2013년 6월 29일: 뒤가 아주 약간 묵직한 느낌이 살짝 있다고 호소했으나 크게 신경쓰이지는 않는다고 했다. 5월 4일 처방에 황연(黃連)을 9g으로 증량하고 가끔 생각날 때마다 복약하도록 했다.

후기 및 고찰

환자는 2013년 6월 이후 치료를 종료했으며 그 후 장거리여행, 각종 스트레스, 피로 등의 상황에서도 점액변, 혈변의 증상이 재발하지 않고 있다. 2016년 현재까지 가끔 발목 염좌 및 가족들의 가벼운 질환 등으로 내원하면서 연락을 유지하고 있다.

궤양성 대장염은 면역반응에 의한 점막 궤양질환의 일종이며 열증(熱症)에 해당된다. 치료에 있어서는 삼황(三黃)이 주요약물이 되며 포공영(蒲公英), 백두옹(白頭翁), 현지초(玄之草, 玄草) 등으로 그 약력(藥力)을 보조할 수 있다. 방풍(防風), 백지(白芷)는 인경약(引經藥)으로 사용되며 지유(地楡), 괴화(槐花)는 지혈(止血)의 목적으로 가미된다. 연변(軟便) 또는 당변(溏便)에는 사령(四苓)을 가미(加味) 또는 가중(加重)한다. 이상이 궤양성 대장염을 대표로 하는 염증성 대장질환의 기본 구성법이지만 이 증례에서는 삼황(三黃)을 지속적으로 가중(加重)하면서 좋은 결과를 보였다. 치료 결과로 보면 이 환자의 궤양성 대장염은 일반적인 궤양성 대장염보다는 악성도가 높은 편이었다고 추정할 수 있다.

무릎 관절염, 외이도염, 골반강염, 위염, 대장염 등등의 베체트병

27세, 여자

진료일: 2011년 11월 2일

환자는 어려서부터 건강이 좋지는 않았지만(코피, 비염, 위염 등) 일상생활에 큰 지장은 없었다. 그러나 3년 전 부친이 갑자기 별세한 후 모든 증상이 시작되었다. 증상의 시작은 소화장애에서 시작되어 지속적인 내과치료에도 호전되지 않아 내시경검사를 통해 역류성 위염으로 진단받고 치료를 했으나 완전하게 호전되지 않고 가끔 증상이 심해지곤 했다. 그렇게 1년이 경과할 무렵 친구와 놀러 가서 자전거를 탄 후에 갑자기 오른쪽 무릎의 관절염이 발생하여 정형외과에서 치료를 시작했으나 처음에는 오른쪽만 부어 오르다가 며칠 후에는 보행을 할 수가 없게 되어 종합병원에 입원하여 스테로이드치료 2주 후 퇴원하였다. 그 후 무릎의 증상은 보행을 할 정도는 되었지만 1년 정도 꾸준히 물리치료 및 약물치료를 했다. 그러나 그 후 외이도, 골반, 위, 질 등에서 염증이 발생하여 1년 전 종합병원 류마티스과 검사시 베체트병이 의심된다고 하여 약물을 복약하기 시작했으며 복약 중에 외이도염이 심하여 이비인후과의 치료를 했고 그 후 가드넬라질염(Gardnella vaginalis)[1]이 재발하여 부인과 치료 중 골반염으로 진전되어 1주

---

1 비특이성 질염: 龍膽瀉肝湯 또는 蛇床子散(金櫃要略: 蛇床子末; 外科正宗: 蛇床子, 大風子, 松香, 枯礬, 黃丹, 大黃, 輕粉)를 사용한다.

일간 입원한 후 퇴원했다. 퇴원 후 극심한 하복통은 개선되었으나 미약한 복통이 지속되고 아울러 양쪽 무릎의 통증(무릎을 굽힌 후에는 잘 펼 수가 없었으며 앉았다가 일어나기가 어려웠다.), 대변 이상(배변시의 복통, 뚝뚝 떨어지는 소량의 선홍색 출혈 및 묽은 변, 전체적인 대변의 색은 자장면처럼 흑색을 띄고 있었다), 음부의 부종감 및 통증 등의 증상이 지속되어 본원에 내원하였다.

증상분석

환자는 현재 골반염으로 항생제를 복약하고 있었으며 기타 류마티스과에서 콜킨정(colchicine 0.6mg/d)과 옥시크로린정(hydroxychloroquinine sulfate 200mg/d), 무코스타(rebamipide 200mg/d) 등을 복용하고 있었다.

비록 위의 약물들이 처방되고 있었으나 증상이 순환적으로 나타나고 있었으며 기타 약물에 의한 골수억제의 현상이 없었고 증상이 육안적으로도 확인할 수 있을 정도로 전형적인 염증이 나타나는 점 등으로 환자의 증상이 아직은 열증(熱症)에 있는 것으로 판단하고 황련해독탕가미방(黃連解毒湯加味方)[2]을 처방하고 대추(大椎), 상양(商陽), 대돈(大敦) 등을 방혈(放血)하고, 풍지(風池), 합곡(合谷), 음양릉천(陰陽陵泉), 삼음교(三陰交) 등에 침구치료를 시행했다.

치료경과

- 2011년 11월 18일: 양쪽 무릎의 통증은 여전하나 대변은 좀 굵어지고, 골반염으로 인한 복통이 개선되었다.
- 2011년 12월 3일: 대학병원검사에서 시행한 질 세균검사는 음성으로 전

---

2 黃芩, 黃連, 黃柏 各 12g, 蒼朮, 茯笭, 澤瀉 各 9g, 牛膝 12g, 龍膽草 15g, 甘草9g//活絡丹 3個 日 3回

환되었으나 생리 때는 좌측 하복부에서 미약한 당기는 통증이 나타났다. 대변이 굵어지기는 했으나 배변시 아직 소량의 선홍색 출혈이 약간씩 있었고, 피로하면 양쪽 귀 안쪽이 콕콕 쑤시곤 했다. 11월 2일 처방의 황금(黃芩)을 18g으로 증량했다.

- 2011년 12월 21일: 배변시 대변의 출혈이 개선되었다.(이전에는 선홍색 출혈이 뚝뚝 떨어졌었다.) 무릎을 굽혔다가 펼 때의 통증이 개선되었으나 아직 무릎을 꿇고 있기는 힘들었다. 12월 3일의 처방에서 활락단(活絡丹)을 1회 6개로 증량했다.

- 2012년 1월 13일: 배변시 통증이 아직은 있었으나 견딜만하게 되었으며 출혈은 거의 없었으나 매운 음식을 많이 먹으면 조금 나오긴 했다. 무릎을 굽힐 때의 통증이 상당히 개선되었다.

- 2012년 2월 7일: 배변시 출혈도 거의 없으며 통증도 개선되었다. 스키장에 다녀왔는데도 무릎의 통증이 나타나지 않을 정도로 개선되었다. 약물 복약 횟수를 1일 2회로 감량했다.

- 2012년 3월 14일: 무릎의 통증, 질염, 배변이상 등이 모두 정상화되어 복약 횟수를 1일 1, 2회로 다시 감량했다.

🐚 후기 및 고찰

그 후 환자는 가끔씩 소화가 안되거나 목의 통증으로 내원하고 있지만 현재까지 베체트병 재발의 소견은 보이지 않고 있다.

베체트병은 점막의 재발성 궤양이 특징적이며 구강, 생식기, 안구, 포도막, 시신경, 중추신경계, 혈관, 위장관계에 궤양성 염증을 유발하여 증상이 나타나게 되며 관절증상은 발목과 무릎에 관절변형을 일으키지 않는 관절염의 양상을 보인다.

한의학적으로는 이미 환자에게 steroids, MTX, cyclosporine, azathioprine,

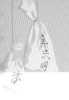
colchicine, INF-α, anti TNF제제 등이 사용되었어도 CBC, WBC DC 등에서 이상이 나타나지 않는다면 모두 열증(熱症)에 해당된다. 이 때 고려할 수 있는 처방으로는 방풍통성산(防風通聖散), 황연해독탕(黃連解毒湯), 당귀육황탕(當歸六黃湯), 시호청간산(柴胡淸肝散), 온청음(溫淸飮), 형개연교탕(荊芥連翹湯), 통도산(通導散) 등의 청열거풍해독(淸熱祛風解毒)의 처방을 선택할 수 있는데 기타의 운용은 다음과 같다.

　대부분의 베체트증후군은 한의학적으로 열증(熱症)에 해당된다. 초기에는 실험실 검사에서 ESR이 상승되어 있으나 한의원을 방문하게 될 시점에서는 ESR이 그렇게 높지 않은 경우도 있지만 그래도 대부분은 정상범위보다 높다. 또한 정상범위에 있더라도 위에서 설명한 조혈억제나 신경손상이 있는 경우를 제외하고는 모두 열증(熱症)에 준해서 치료한다. 치료의 과정은 처음 선택한 처방에 주증상이 존재하는 부위에 따라 눈에는 목단피(牧丹皮), 황금(黃芩), 구강증상에는 포황(蒲黃), 관절증상에는 활락단(活絡丹), 음부증상에는 용담초(龍膽草), 혈관증상에는 목단피(牧丹皮), 단삼(丹蔘), 위장증상에는 창출(蒼朮), 지유(地楡), 괴화(槐花), 피부증상에는 측백엽(側柏葉), 목단피(牧丹皮), 황금(黃芩)을 가미하거나 중용(重用) 또는 군약(君藥)으로 변경하여 사용한다. 그 후 청열해독(淸熱解毒)약물을 환자의 증상과 혹시나 비정상범위에 있는 수치(ESR, CRP, anti cardiolipin ab, ck, Ig series, ANA, DNA 등)를 확인하면서 증량 또는 감량하여 치료한다. 치료기간은 환자의 침범부위에 따라 다르며 사용하고 있는 면역억제제, 스테로이드의 강도에 따라 다르다. 때로는 종양과 관련이 있을 수 있으므로 치료 전에 확실한 사전 검토가 필요하다.

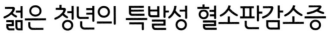

젊은 청년의 특발성 혈소판감소증
(ITP; idiopathic thrombocytopenia)

남자, 26세

진료일: 2011년 8월 5일

환자는 본원에서 이 질환의 치료를 받기 위하여 어제 필리핀에서 귀국하였으며 전신의 관절통, 림프부종으로 휠체어를 타고 힘들게 내원했다. 본원에 들어올 때도 부축을 받으며 발을 끌고 들어왔다. 필자도 환자를 보는 순간 매우 참담한 심정이 되었으며 이후 환자에게 전해 들은 상황은 더욱 힘든 처지였다.

환자는 필리핀에 거주하는 한인 학생으로 금년(2011년) 1월 현지에서 여행을 한 후 고열로 현지 대형병원에 입원하였으며 당시 같은 학교의 6, 7명이 동일한 증상으로 입원을 했으나 다른 친구들은 며칠 후 퇴원했다. 그러나 환자는 고열은 소실되었지만 혈소판이 극도로 저하되어 퇴원하지 못하고 지속적으로 검사를 하게 되었다. 현지의 병원에서 말라리아, 골수 등을 검사하였으나 정상으로 나와 특발성 혈소판감소증(ITP)으로 진단되었으며 미국에서 유학을 한 유명한 의사에게 치료를 받기 시작했다.

초기에 일반용량의 스테로이드치료에도 반응이 없자 고용량 스테로이드치료법(1일 180mg)을 사용하기 시작하였다. 하지만 스테로이드를 고용량으로 사용했음에도 혈소판수치는 상승하지 않았고 5월말부터는 각종 부작용이 시작되었다.

증상분석

환자는 혈소판 4만9천(49K), ALT (GPT) 250, 스테로이드(prednisolone) 60mg으로 상당한 량의 스테로이드를 복용하고 있었으며 위에 있는 간수치 상승의 부작용 이외에 양쪽 다리의 림프부종(lymphedema, 오른쪽의 발목부분에서는 임파액이 지속적으로 흘러나오고 있었다.), 목덜미가 부어오르는 물소등(bull's hump), 전신의 부종, 전신의 관절통, 체중 증가 등의 극심한 부작용이 진행되고 있었다.

환자의 상태는 혈소판감소증 외에도 극심한 스테로이드부작용이 있어 언제 어느 시기에 내장 장기(간, 신, 심장, 뇌혈관 등)의 이상이 나타날 지 알 수 없는 상황이었으며 빠른 시일 내에 모든 상황을 정리하여 스테로이드를 감량하지 못하면 위급한 상황이 전개될 가능성을 배제할 수 없었다.

이에 모종의 감염으로 인한 외감(外感)의 여열미진(餘熱未盡)과 간신허(肝腎虛)가 동반되어 있는 것으로 판단하고 지골피음가미방(地骨皮飮加味

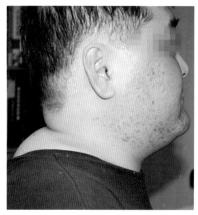

그림 1 스테로이드 부작용
물소등, 얼굴의 모낭염 전신부종, moon face

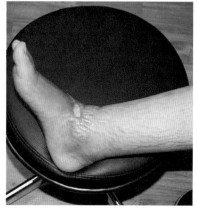

그림 2 스테로이드 부작용
림프부종

方[1])을 1주일 분씩 처방하고 매번 처방 전에 혈액검사로 간기능과 혈소판수치를 확인하면서 처방을 수정하기로 하고 대학병원의 약물은 종양혈액내과 주치의사의 결정에 따르도록 권고했다.

🏵 치료경과

- 2011년 8월 16일: 8월 11일 대학병원 검사 AST/ALT=132/150, PLT=89,000로 간효소수치와 혈소판이 동일하게 호전되었다. 처방의 방향이 정확하므로 보기(補氣)를 통한 보혈조혈(補血造血)을 촉진하기 위해 8월 5일 처방에 황기(黃耆) 6g을 추가했다.

- 2011년 8월 23일: 8월 18일부터 대학병원에서 스테로이드(소론도정, prednisolone)를 30mg/d로 감량했으며 어제 검사결과는 AST/ALT=130/150, PLT=126,000로 간효소수치는 이전과 동일했으며 혈소판수치가 상당히 상승했다.

- 2011년 9월 5일: 9월 1일 검사결과 AST/ALT=102/120, PLT=49,000의 상황이었으며 이 현상은 스테로이드의 갑작스러운 감량(이전 60mg/d에서 갑자기 30mg, 즉 반으로 감량됨)에 따른 변화로 판단되었다. 하지만 대학병원 주치의사는 환자와 가족들에게 약 2주 동안 30mg/d의 용량을 유지하고 혈소판 수치가 계속 하강할 경우에는 비장절제를 시행할 수도 있다고 말했다. 8월 16일의 처방에서 황기(黃耆)를 18g으로 증량하고 천웅(天雄)을 6g으로 증량했다.

- 2011년 9월 15일: 9월 9일 검사결과 AST/ALT=102/120, PLT=48,000의 상황으로 간효소수치가 하강했으나 혈소판이 아직 상승하지 않았다. 이에 9월 5일 처방에서 인삼(人蔘)을 2g으로 증량하고 육계(肉桂)를 6g

---

1 當歸, 川芎, 生地黃, 赤芍, 炙甘草, 蒼朮 各 3g, 地骨皮, 牧丹皮 各 6g, 黃芩 12g, 茯苓, 澤瀉 各 4.5g, 天雄 4.5g, 人蔘 1g

추가했다.

- 2011년 9월 22일: 9월 19일의 혈액검사에서 AST/ALT=104/118, PLT=85,000로 지난 번 검사보다 혈소판이 상당히 상승하여 치료의 방향이 제대로 진행되고 있다고 판단되었으며 스테로이드 복용량 또한 25mg/d로 감량되었다. 간효소수치가 아직은 높았으나 스테로이드 감량에 따라 천천히 개선될 것으로 보였다. 오른쪽 다리의 림프액 부종으로 인한 림프액삼출은 이미 정지되었지만 아직 상처부(開口部)는 완전하게 유합되지 않았다. 9월 15일 처방에서 육계(肉桂)를 9g으로 증량했다.

- 2011년 10월 6일: 9월 30일 검사결과는 AST/ALT=96/104, PLT=90,000로 간효소수치와 혈소판이 모두 개선되었으며 스테로이드 또한 15mg/d로 감량되었다. 처방을 변경하지 않았다.

- 2011년 10월 20일: 10월 14일 검사결과는 AST/ALT=78/81, PLT=147,000로 간효수소치도 안정되고 있고 혈소판이 크게 상승하고 있었다. 스테로이드 또한 10mg/d로 감량되었다. 스테로이드 장기복용으로 인한 요통, 무릎의 통증이 있어 두충(杜沖), 우슬(牛膝)을 4.5g씩 추가했다.

- 2011년 11월 3일: 10월 28일 검사에서 AST/ALT=91/108, PLT=278,000, Hb=13.9로 간효소수치는 이전과 비슷한 정도였으나 혈소판수치가 매우 빠르게 상승했다. 간효소수치의 안정화를 위해 약물 복약 이외에 물을 1일 4L이상 섭취하도록 권고했다. 스테로이드의 용량이 5mg/d로 감량되었다.

- 2011년 11월 17일: 11월 10일 검사결과는 AST/ALT=96/110, PLT=236,000으로 스테로이드 감량에도 혈소판이 정상범위를 유지하고 있었다. 스테로이드 처방이 중단되었다.

- 2011년 12월 1일: 11월 25일 검사결과는 AST/ALT=46/67, PLT=238,000

으로 매우 양호한 경과를 보이고 있었다. 우선 급박한 상황을 탈출하게 되자 환자는 학업을 위해 12월 15일 다시 필리핀으로 돌아가는 비행편을 이미 예약했다. 이에 비록 현재 모든 상황이 좋기는 하지만 한약을 중단할 경우 혈소판이 하강할 것이 충분히 예상되니 조금 더 치료하여 한 번의 겨울을 지나거나 2, 3회의 감기를 심하게 앓아도 혈소판이 10만 이하로 하강하지 않으면 그 때 치료를 종료하도록 권했으나 환자는 빨리 졸업하고 싶은 마음이 더 컸다.

● 2012년 2월 9일: 필리핀 현지에서 검사한 결과는 AST/ALT=35/40, PLT=180,000으로 한약 중단 후에 약간 하강하였으며 이에 동일한 처방의 약물을 필리핀으로 보내주면서 1일 3회의 복용횟수를 1일 1, 2회로 변경했다.

🎁 후기 및 고찰

그 후 약물치료는 하지 않았으며 2015년까지의 경과는 2013년 3월 19일 PLT=13,000, 2014년 5월 15일 PLT=124,000, 2015년 6월 4일 PLT=134,000 등으로 치료를 중단하고도 수년 동안 10만 이상을 유지하고 있다.

특발성 혈소판감소증은 혈액, 골수검사에서 어떠한 이상도 없으나 혈소판이 저하된 것으로 여러 연구가 있지만 비장의 구혈기능항진, 말초혈액 중의 혈소판에 대한 항체 등에 관한 연구가 지배적이다. 혈소판의 생성은 간의 혈관내막에서 분비되는 TPO (thrombopoietin)에 의해 골수에 존재하는 거핵세포(megakaryocyte)가 분화되어 혈소판으로 완성되고 비장에서 파괴된다. 즉 치료의 초점을 어디에 맞추어야 되는지를 결정해야 하는데, 특발성 혈소판감소증은 처방선정의 기준이 되는 수치가 단지 혈소판 하나이므로 처음에 처방을 결정하기가 그렇게 간단하지는 않다.

한방적으로는 부뉵(膚衄)에 해당되며 혈소판수혈, 비장절제, 스테로이드,

면역억제제, 단일클론항체, TPO mimics, 다나졸, 항암화학요법 등의 서양의학적인 치료를 거치지 않고 내원한 경우의 치료는 외감(外感)의 여열미진(餘熱未盡)에서 치료를 시작하며 발열의 유무를 통해 외감풍열(外感風熱)과 혈열(血熱)을 구분하여 치료를 시작한다. 외감(外感)에는 계마각반탕가황금(桂麻各半湯加黃芩), 월비탕가황금(越婢湯加黃芩), 양단탕(陽旦湯) 등을 사용하고, 혈열(血熱)에는 지골피음(地骨皮飮), 온청음(溫淸飮) 등을 사용한다. 이런 방법으로 치료가 되면 완전히 치료가 된 것으로 판단할 수 있다. 그러나 한국의 의료 실정상, 한의원에 내원하는 혈소판감소증 환자는 서양의학적인 치료에 반응을 하지 않는 초고난이도의 환자가 대부분이다. 즉 그 환자에게 시도되었던 각종 치료에 대해 상세하게 알아야 치료방향을 결정할 수가 있다. 특발성 혈소판감소증에 대한 서양의학적인 치료방법은 내과적으로는 위에 설명된 약물이 주로 시행되며 때로는 vincristin으로 강하게 면역을 억제하는 시도를 하기도 한다. 이러한 모든 치료를 거치고 내원하였을 때 고려할 수 있는 변증유형으로는 대체적으로 성유탕(聖愈湯)의 간혈허(肝血虛), 향사육군자탕(香砂六君子湯)의 비양허(脾陽虛), 우귀(右歸), 신기(腎氣)의 신양허(腎陽虛) 등의 3가지 방향을 고려할 수 있지만 때로는 은진내함(隱疹內陷)의 경우도 있으므로 치료하면서 치료에 대한 반응을 신중하게 관찰해야 한다. 만약 신양허(腎陽虛)로 판단하여 우귀음(右歸飮)을 처방했는데 혈소판이 하강한다는 것은 오치(誤治)에 해당되므로 처방을 수정해야 한다.

상당한 난이도의 질환이며 아직 완전하게 파악된 것이 아니므로 대략적인 설명으로 대신한다. 실전에서는 간혈허겸신양허겸혈열(肝血虛兼腎陽虛兼血熱), 신양허겸혈열(腎陽虛兼血熱), 표풍열겸신양허(表風熱兼腎陽虛) 등등 여러 가지 유형이 존재할 수 있으니 일률적인 처방이 아니라 증례에 따라 창의적으로 운용해야 한다. 다음 기회에 여러 유형의 특발성 혈소판감소증 증례들을 보고하도록 하겠다.

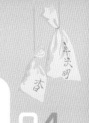

흉선, 갑상선 절제에도 반응하지 않은 중증근무력증

04

60세, 남자

진료일: 2012년 10월 15일

환자는 1999년 흉선종으로 흉선을 절제하였으며 2005년 갑상선에서 종양이 발견되어 좌측 갑상선을 절제했다. 그 후 잘 살고 있었으나 2010년 12월 전신의 무력증으로 대학병원에 입원했으며 당시 고용량의 스테로이드와 면역글로불린치료 후 개선되어 퇴원했다. 퇴원 후 소론도(prednisolone 5mg)를 12알에서 천천히 감량하여 4알로 유지하여 잘 지내고 있었다. 그런데 약 5개월 전 사업을 시작하면서 다리와 팔의 힘이 조금씩 약해지다가 현재의 상황이 되어 내원했다.

🐾 증상분석

환자는 극심한 피로 외에 계단을 내려갈 때 다리의 힘이 풀리면서 주저 앉을 것만 같고 손을 어깨 위로 들어올리기가 힘들었으며 물건을 들기도 힘들었다. 특히 오른손의 힘이 더 약했고 손가락을 모으기가 힘들었다. 눈을 뜨고(안검을 올리면) 1분 정도 경과하면 눈꺼풀이 저절로 밑으로 떨어졌다. 이런 증상은 아침에 심했다. 때로는 음식이 역류하여 기침이 나오기도 했다. 담당 신경과에서는 좀 더 지켜보고 증상이 심해지면 다시 입원할 것을 권고했다.

환자의 상황은 이미 흉선종, 갑상선이상 등으로 면역계의 이상을 추측할

수 있었으며 스테로이드 복용에도 최근 무리한 후 증상이 지속적으로 악화
되고 있었다. 기타 전립선 비대증으로 주간 빈뇨와 야간 3, 4회의 배뇨가 있
었다.

이를 기허겸양허(氣虛兼陽虛)로 판단하고 보중익기탕가미방(補中益氣湯
加味方)[1]을 처방했으며 경과를 보면서 처방을 수정하기로 했다. 침구치료는
생략했다.

치료경과

- 2012년 10월 23일: 아침에 눈이 잘 떠지지는 않으나 저녁에는 아주 조
  금 좋아지며, 아침에 눈의 통증이 있었다. 손을 위로 올리기는 아직도
  힘들고 4, 5분 정도 말을 하게 되면 혀가 말려들어가는 것 같았다. 10월
  15일 처방에서 황기(黃芪)를 24g으로 증량했다.

- 2012년 11월 26일: 아직도 아침에는 힘이 좀 없으며 양쪽 어깨의 힘이
  없고(사우나 후에 축 늘어지는 것 같은 느낌), 아침에 느껴지는 눈의 통
  증은 개선되었다. 음식이 역류하는 증상은 없어졌으나 목에 무언가 걸
  린 것 같은 느낌은 아직 있었다. 10월 15일의 처방에서 황기(黃芪)를
  30g, 건강(乾薑), 천웅(天雄), 육계(肉桂)를 각(各) 10g으로 증량했다.

- 2012년 12월 26일: 아침에 일어나기 힘든 증상이 많이 개선되었고 눈이
  감기는 증상(안검하수)도 일상생활에 지장이 없을 정도가 되었으나 팔
  을 위로 올리는 것은 아직 힘들었다. 또한 4, 5분 정도 말을 하면 혀가
  꼬이는 증상도 여전했다. 10월 15일의 처방에서 황기(黃芪) 40g, 건강
  (乾薑), 천웅(天雄), 육계(肉桂)를 각 12g으로 증량했다.

- 2013년 1월 24일: 손을 높이 들고 있을 수 있게 되었으며 가벼운 물건을

---

1 黃芪 15g, 人蔘 2g, 陳皮 3g, 當歸 3g, 柴胡 3g, 升麻 3g, 蒼朮 3g, 乾薑 6g, 天雄(黑附子)
  6g, 黃芩 6g, 甘草 3g

들어 올릴 수 있게 되었다. 이전에는 조금만 걸어도 다리가 후들거렸으나 현재 6km정도를 걸을 수 있게 되었다. 눈은 전혀 문제가 없게 되었다. 2012년 12월 26일 처방에서 황기(黃芪)를 50g, 인삼(人蔘)을 4g으로 증량했다.

● 2013년 2월 19일: 조금씩 예전의 기운을 찾아가고 있으며 아침에 일어나는 것도 개선되었다. 1월24일 처방에서 황기(黃芪)를 54g으로 증량했다.

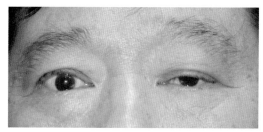

2012년 10월 23일, 좌측 안검하수

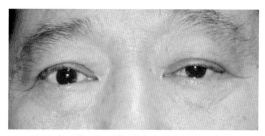

2012년 11월 5일, 좌측 안검의 약간 거상되었다.

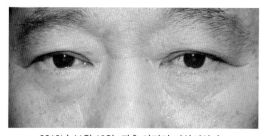

2012년 11월 13일, 좌측 안검이 거상되었다.

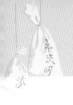
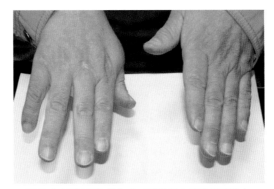

2012년 11월 13일, 우측 손가락를 모으기가 힘들었다.

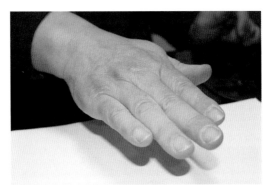

2013년 6월 13일, 우측 수지의 근력이 회복되어 손가락을 붙일 수 있게 되었다.

- 2013년 3월 20일: 전반적인 증상들이 모두 개선되어 일상생활에는 문제
  가 없으나 계단을 내려갈 때 약간 힘이 없는 느낌이 있을 때가 있었다.

후기 및 고찰

이후 환자는 2013년 6월까지 지속적으로 복용하여 부산까지 자동차를 운
전해서 갈 수 있을 정도가 되어 치료가 종료되었다. 하지만 이 질환은 재발
이 매우 잘되기 때문에 약 2, 3년 더 복용하도록 권고했으나 환자는 이 정도
로도 만족한다고 하여 별 수가 없었다. 치료 종료 당시 소론도 3T(15mg/d)

까지 감량되었다. 원칙적으로는 한방, 양방 병행치료를 통해 증상이 개선되면 우선 천천히 서양의학적인 약물을 감량하고 그 후 한방치료만으로 1, 2회의 여름과 겨울이 지나고, 3, 4회의 감기 후에도 증상이 악화되지 않으면 그때부터 치료를 천천히 종료하는 방법이 그래도 안전하다.

중증근무력증은 신경-근 접합부의 이상질환으로 대다수의 환자에서 흉선의 이상(흉선의 퇴화, 흉선의 증식, 흉선종 등)이 발견된다. 기본적인 기전으로는 항체(antibody)가 후접합부(post synaptic)의 아세틸콜린수용체(AChR)와 결합하게 되고 자가면역기전에 의해 아세틸콜린수용체(AChR)는 파괴된다. 서양의학적인 치료로는 아세틸콜린(Ach)을 분해하는 효소인 콜린에스터라제(cholinesterase)의 기능을 억제하는 edrophonium, neostigmine, pyridostigmin 등이 있다. 두 번째로는 스테로이드를 통한 면역억제요법이 있다. 세 번째로는 azathioprine, cyclophosphamide, cyclosporine등의 비스테로이드 면역억제제들이다. 네 번째로는 흉선종 또는 수술적 처치가 필요한 전신형 중증근무력증에서 흉선절제술(thymectomy)이 시행된다. 다섯 번째로 흉선절제술 전에 시험적으로 시행하는 혈장투석(plasmaphresis)이 있다. 여섯 번째로 아세틸콜린차단의 기전으로 추측되는 면역글로불린(immunoglobulin)요법이 있다.

이런 치료법들은 상당히 유효성이 있으나 장기간 각종 치료 후에도 반응하지 않는 경우는 다음의 몇 가지 기전으로 요약될 수 있다. 즉 면역반응에 의한 아세틸콜린수용체의 절대수 감소 및 민감도 저하, 장기간 약물사용에 따른 아세틸콜린분비의 절대량 감소 등에 의해 치료에 대한 내성이 발생하게 된다.

중증근무력증은 증상의 경중도 다양하고 원인도 다양하므로 하나의 처방으로는 절대로 효과적이지 않으며 치료경과에 따라 지속적으로 처방을 수정해야 한다.

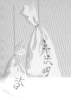

한의학적으로는 위증(痿證)에 해당되며 발병원인에 따라 외감(外感)에는 마황탕(麻黃湯), 양단탕(陽旦湯), 갈근탕가황금(葛根湯加黃芩), 위음부족(胃陰不足)에는 옥녀전(玉女煎), 위열(胃熱)에는 청위산(淸胃散)을 사용한다. 흉선의 증식은 담음(痰飮)이며 온담탕(溫膽湯), 도담탕(導痰湯) 등을 사용하고 흉선위축에는 반하천마백출산(半夏天麻白朮散), 귀기건중탕(歸耆建中湯) 등을 사용하고 흉선종에는 선방활명음(仙方活命飮) 등을 사용한다. 중기하함(中氣下陷)에는 보중익기탕(補中益氣湯), 기허겸양허(氣虛兼陽虛)에는 사역탕(四逆湯)을 가미할 수 있다. 위의 내용은 기본적인 것으로 임상에서는 이런 모든 것들이 적절하게 활용되어야 하며 때로는 특정 약물을, 경전(經典)에서는 찾아볼 수 없는 정도로 증량해야 하는 경우도 있다.

치료상 유의할 점은 환자가 한방치료를 시작하는 시점에 이미 서양의학적인 치료를 하고 있었다면 우선은 기존의 약물을 중단하지 않고 한방치료를 병행하는 방식으로 치료를 진행하는 것이 비교적 안전하다. 그 이유는 서양의학적인 치료방법이 시간이 지날수록 효과가 저하되는 것은 사실이지만 만약 갑자기 약물을 중단하게 되면 기존의 치료로 당시까지 유지되어 오던 균형이 일시에 무너지면서 증상은 급격히 악화될 수도 있기 때문이다. 증상이 개선되면 신경과에서 자연적으로 약물을 감량하게 된다.

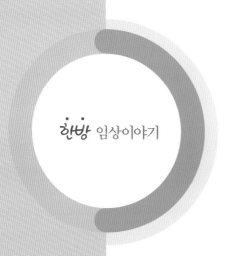

한방 임상이야기

CHAPTER 0**4**

종/양/질/환

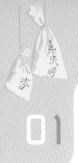

10여 년 전 항암치료 후
지속되는 피부알러지(은진)

57세, 여자

진료일: 2014년 11월 27일

환자는 유쾌한 성격의 부인으로 문제는 2001년 유방암이 발견되어 항암화학요법 후 시작된 증상으로, 당시 화학요법을 시작하면서 목욕만 하면 전신이 가렵기 시작했다. 대학병원 피부과에서 알러지와 관련된 약물(미상)을 복약했으나 개선되지 않아 스테로이드를 복용했지만 자꾸 몸이 부어서 피부과 약물치료를 중단하고 그 후부터 가려우면 그냥 긁고 보습제를 바르고 증상이 너무 심하면 피부과 약을 며칠 복용하곤 하면서 지냈다. 그러나 옆에서 지켜보던 지인이 안쓰러웠던지 멀리 사는 환자를 모시고 본원에 내원했다.

🎁 증상분석

진료 당시 긴 옷을 입는 계절이었기 때문에 외관상으로는 볼 수 없었으나 옷을 걷어 올리고 보니 여기저기 긁어서 생긴 반진과 상처들이 많이 보였다. 전신의 피부에 소양감이 발생했지만 특히 다리, 옆구리, 허리에서 병변이 확연하게 보이고 있었다. 피부전체의 색조는 정상적이었으나 피부의 온도는 약간 상승되어 있는 것으로 판단되었다(손등으로 비교했을 때 미약한 온도 차이를 알 수 있었다). 또한 피부과의 약물치료는 지속적으로 하지 않고 있었고 유방암 치료 종료 후 사용되는 호르몬억제제는 이미 수년 전 중단했으

166

므로 원인파악에 혼동을 줄 수 있는 약물적 요인은 배제할 수 있었다. 이에
영위불화(營衛不和)의 계마각반탕가미방(桂麻各半湯加味方[1])을 처방하고
대추(大椎), 상양(商陽)을 방혈(放血)하고 풍지(風池), 척택(尺澤), 삼음교(三
陰交)를 자침(刺針)했다.

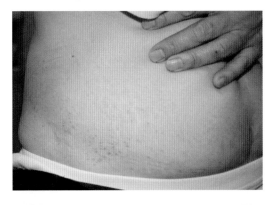

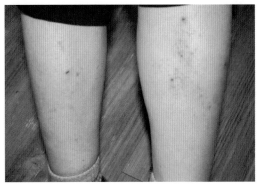

---

1   肉桂 4.5g, 麻黃 3g, 赤芍 6g, 杏仁 4.5g, 黃芩 12g, 石膏 24g, 白鮮皮 15g, 生薑 3g, 甘草 3g, 大棗
      3枚

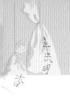

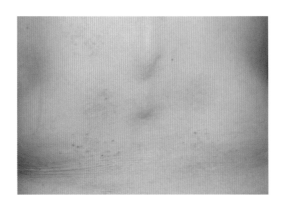

📖 치료경과

- 2015년 1월 7일: 다리 쪽의 피부증상이 개선되었으나 등쪽의 피부는 아직 덜 나아졌다고 했다. 기타 이전부터 몸이 힘들면 역류성 위염이 잘 생긴다고 했다. 11월 27일 처방에 반하(半夏) 6g, 복령(茯苓) 6g을 가미했다.

📖 후기 및 고찰

2015년 5월 26일: 오랜 만에 환자로부터 연락이 왔는데 피부의 증상들이 이전과는 완전히 다르게 상당히 좋아져 목욕 후에도 간지러운 것을 잘 느끼지 못할 정도가 되었는데 약을 더 복약하는 것이 좋은지 문의해왔다.

항암화학약물에 의한 피부손상은 주로 피부염, 피부색소침착, 피부건조, 홍반 등으로 나타날 수 있다. 피부염을 일으킬 수 있는 약물로는 methotrexate (MTX), 5-fluorouracil (5-FU), doxorubicin (Adriamycin), dactinomycin D, daunorubicin, bleomycin, L-asparaginase, cyclophosphamide 등이 대표적이며 일반적으로 항히스타민제로 치료하고 증상이 극심할 경우에는 화학요법을 중지한다. 색소침착을 유발할 수 있는 약물로는 busulfan,

cyclophosphamide, 5-FU, doxorubicin, bleomycin 등이 있으며 피부색소침착
은 뼈와 가깝게 닿아 있는, 피부가 융기된 부분에 쉽게 발생한다.[2]

　약물에 의한 피부병변은 모든 약물이 동일한 증상을 유발하지는 않으며
개체의 면역과민여부와 관련이 깊다. 약물성 면역반응의 기전은 약물과 결
합된 항체가 면역복합체를 형성하여 혈액 중을 순환하면서 혈관벽, 신장 사
구체의 기저막, 관절활막, 피부 등에 침착되고 보체를 활성화시켜 호중구, 단
핵구를 끌어들여 국소 탐식성 면역복합체를 형성하게 된다. 또한 사망한 백
혈구에서 방출된 물질들이 체내에서 분해되면서 혈관염 또는 말초조직의 괴
사 등을 유발하게 되는 것이 약물에 의한 알레르기 반응의 기전이다. 한의학
적으로는 은진(癮疹), 담마진(蕁麻疹)에 해당되며 초기에는 표풍열(表風熱),
심할 경우에는 혈열(血熱)에 해당되며 후기(또는 서양의학의 각종 강력한 소
염약물을 장기간 사용한 경우)에는 혈고(血枯)로 진행된다. 하지만 많은 시
간이 흘러도 표풍열(表風熱)의 열증(熱症)인 경우도 있을 수 있다. 표풍열
(表風熱)에는 대청룡탕(大靑龍湯), 월비탕(越婢湯), 계마각반탕(桂麻各半
湯), 양단탕(陽旦湯) 등을 사용하고 혈열(血熱)에는 지골피음(地骨皮飮), 시
호청간탕(柴胡淸肝湯) 등을 사용하고 혈고(血枯)에는 당귀음자(當歸飮子),
혈고방(血枯方, 當歸, 何首烏, 兎絲子, 白蒺藜, 蒼朮) 등을 사용한다. 혈고(血
枯)에 신양허(腎陽虛)를 겸한 경우에는 사역탕(四逆湯)을 합방(合方)한다.

2　王錦鴻, 醫原性疾病中醫治療, pp144-145, 知音出版社(人民衛生出版社), 中國, 2006年

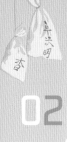

갑상선 종양 수술 후의
피로, 전신통증, 무력

02

48세, 여자

진료일: 2013년 8월 16일

환자는 조용한 성격의 교사로 2011년 갑상선종양이 발견되어 대학병원에서 갑상선을 모두 절제하고 요오드치료를 받았으며 그 후 씬지록신을 복용 중이었다. 문제는 그 후 시작된 전신의 통증으로 정형외과, 통증클리닉 및 한의원에서 치료를 받았으며 대학병원에서 갑상선호르몬 및 흉선검사를 했지만 정상으로 나올 뿐 증상이 호전되지 않고 지속적으로 여기저기에서 증상이 나타나 학교를 휴직하고는 본원에 내원하게 되었다.

📖 증상분석

환자의 증상은 갑상선 수술을 한 후 나타나기 시작했으며 몸전체가 뻣뻣하고 등뼈 전체에는 혼자서만 느낄 수 있는 설명하기 힘든 통증이 항상 있었으며 요통, 좌측 슬관절통, 누워서 책을 보거나 TV를 볼 때 나타나는 왼쪽 다리의 통증, 전신 근육의 쇠약감, 만성적인 피로, 눈이 뻑뻑하고 신경이 무척이나 예민해졌다고 했다. 온몸의 통증과 힘이 없어서 걸음걸이와 동작이 불편하고 느렸다. MRI에서는 경추와 요추의 퇴행성변화 외에 특수한 소견이 없었다. 이에 기허(氣虛)의 위증(痿證)으로 진단하고 보중익기탕가미방(補

中益氣湯加味方[1])을 처방했으며 풍지(風池), 합곡(合谷), 족삼리(足三里), 요양관(腰陽關), 위중(委中) 등에 온침(溫鍼)을 시행했다.

🐌 치료경과

- 2013년 9월 25일: 등뼈 전체의 통증과 피로가 개선되었으나 아직도 빨리 걸을 수는 없었다. 처방의 방향이 틀리지 않았음을 확인하고 8월 16일 처방에서 건강(乾薑), 천웅(天雄), 육계(肉桂)를 각 6g으로 증량했다.

- 2013년 10월 10일: 등의 통증과 요통, 피로, 근력이 개선되었다. 9월 25일 처방에서 건강(乾薑), 천웅(天雄), 육계(肉桂)를 각 9g으로 증량하고 상제(相制)하기 위한 황금(黃芩)도 9g으로 증량했으며 인삼(人蔘)을 6g 추가했다.

- 2013년 11월 19일: 체력이 상당히 개선되어 2년 만에 20m정도 가벼운 런닝을 할 수 있을 정도가 되었다. 10월 10일의 처방을 변경하지 않았다.

- 2014년 1월 3일: 모든 증상이 개선되어 누워서 TV를 봐도 다리가 당기는 것이 없고 장시간 앉아서 책을 볼 수가 있게 되었으며 일상생활에 큰 지장이 없게 되어 다시 학교에 복직하게 되었다.

🐌 후기 및 고찰

이후 환자는 학교에서 즐겁게 아이들을 가르치고 있다.

이 환자의 경우 대학병원의 검사를 통해 갑상선기능과 흉선기능에 이상이 없다는 진단을 받았지만 아직 검사로 발현되기 전의 갑상선기능저하증인지 아니면 경도의 근무력증인지는 분명하지 않다. 한의학적으로는 기허겸양허(氣虛兼陽虛)의 위증(痿證)에 해당된다.

---

1   黃芪 18g, 丹蔘, 蒼朮, 陳皮, 甘草, 升麻, 柴胡 各4.5, 當歸, 乾薑, 天雄, 肉桂 各3g, 靑蒿, 黃芩 各 6g, 大棗 2 枚

보중익기탕(補中益氣湯), 십전대보탕(十全大補湯), 삼령백출산(蔘苓白朮
散), 인삼양영탕(人蔘養榮湯) 등의 처방을 모두 사용할 수 있으며 인삼(人
蔘)과 단삼(丹蔘)을 함께 사용한다. 처방 중에 청호(靑蒿)가 들어간 이유는
혹시나 잠재되어 있을지도 모르는 여열미진(餘熱未盡), 즉 면역반응에 대한
고려로 추가되었다. 이 환자의 경우처럼 완전하게 감이 오지 않을 경우에는
치료를 시작할 때에 처음부터 약물을 강하게 사용하지 않고 기본적인 개념
만을 대입하여 치료에 대한 반응을 본 후 주요개념을 강화하여 용량을 조절
하는 것이 보다 안전하다. 또한 보양약물(補陽藥物)의 대량 사용시에는 열성
(熱性)을 제어하기 위해 삼황(三黃) 중에서 해당되는 일미(一味)를 선택하고
보양약물(補陽藥物)의 총량이 늘어가면 그에 따라 보양(補陽, 回陽)의 현상
(口乾舌燥, 口瘡 등)을 참작하여 한약(寒藥)을 증량한다. 간혹 복약 중에 심
하비통(心下痞滿痛) 등의 이상이 보이면 건강(乾薑)을 감량하거나 한약(寒
藥)을 증량한다.

자궁경부암 방사선 치료 후의 방사선 직장염(Radiation proctitis)

46세, 여자

진료일: 2013년 7월 23일

환자는 한국인 남편과 살고 있는 중국인으로 2012년 6월 자궁 경부암이 발병하여 항암화학요법을 6회 시행한 후 잘 지내고 있 었다. 그러나 2013년 6월 정기검진에서 자궁경부암이 자궁육종 (sarcomatosis)으로 전화되어 자궁의 전절제, 대장의 부분절제수 술을 받았다. 현재 방사선치료 중이었으며 방사선치료 후 1일 10 회 이상의 극심한 설사가 지속되어 해당 대학병원에서 약물(미 상)치료 후 조금 개선되었으나 최근 대변의 횟수는 1일 8~10회 정 도되지만 대변이 오히려 잘 나오지 않는 느낌이 있으면서 대변이 매우 얇아지고 상체로 열과 식은땀이 나며 식욕이 저하되어 지인 의 소개로 본원에 내원하였다.

🦌 증상분석

환자의 배변이상은 방사선치료에 의한 방사선 직장염으로 추정되었으며 급성적인 장점막의 대량 탈락기는 지나가고 장점막의 부종, 비후기로 접어 들어 대변이 얇아진 것으로 볼 수 있었으나 아직 배변의 횟수가 정상화되지 않았으므로 염증도 동반되어 있는 것으로 판단하고 황연해독탕가미방(黃連

解毒湯加味方¹⁾을 처방하고 침구치료는 생략했다.

🔖 치료경과 및 후기

환자는 복약 2주 후부터 정상 변을 보기 시작하여 모든 증상이 소실되어 추후 종양이 문제를 일으킬 때 다시 내원하기로 했다.

방사선직장염은 방사선에 의한 직장점막의 손상으로, 상당한 난이도의 질환이다.

장점막을 보존하기 위하여 서양의학에서도 여러 치료기술들이 동원되고 있지만 치료성적은 만족할 만한 수준은 아니다. 필자의 경험으로 봐도 초기부터 한방, 양방치료를 병행할 경우에는 좋은 결과를 얻을 수 있지만 이미 장점막 및 장근육층이 위축되었거나 장의 부분적 유착이 진행된 상태에서는 이 증례처럼 신속하게 개선되지 않을 수 있다.

한방치료는 초기는 열증(熱證)에 해당되며 처방명에 구애받지 말고 청열해독(淸熱解毒), 분리수도(分利水道)의 처방을 사용하며 예를 들어 五等散(原方) 또는 사령산(四苓散)에 황금(黃芩), 포공영(蒲公英)을 가중하고 지혈(止血)의 지유(地楡), 괴화(槐花), 인경(引經)의 방풍(防風), 백지(白芷)를 가미하고 대장수(大腸兪) 및 대장정혈(大腸井穴)을 사혈(瀉血)하고 풍지(風池), 태충(太衝), 중봉(中封), 합곡(合谷)에 침구치료를 한다. 만성화되어 장의 유착이 심할 경우에는 도인승기탕류(桃仁承氣湯類)를 사용하여 강하게 사하(瀉下)를 시도하며 그래도 안될 경우에는 소량의 사역탕(四逆湯)을 추가하여 온사법(溫瀉法)을 시행하여 급성기의 장유착을 제거해야 한다. 그 후에 청열해독분리수도(淸熱解毒分利水道)의 치료법을 사용하고 동시에 활혈화어(活血化瘀)약물을 추가하여 장점막의 염증 후 비후 및 협착을 안정시킨

---

1   黃芩 18g, 黃連, 黃柏 各 6g, 蒼朮, 茯苓, 澤瀉 各 9g, 地楡, 槐花, 防風, 甘草 各 6g

다. 때로는 장점막이 얇아지게 되는 경우도 있는데 이 때에는 향사육군자탕(香砂六君子湯), 인삼양영탕(人蔘養營湯), 보중익기탕(補中益氣湯) 등을 사용할 수도 있다.

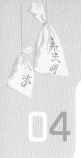

04 소녀의 점액류(mucocele)

13세, 여자

진료일: 2015년 11월 23일

환자는 명랑한 성격의 여학생으로 2015년 3월 혓바닥 밑에 이상한 돌기 같은 것이 자라나서 점점 커져서 집 근처의 소아과에서 진료를 받았다.

진료결과 침샘이 막히는 하마종이라고 하여 4월에 낭종을 레이저로 절제하는 수술을 1회 받았으나 재발하여 6월 25일 동일한 수술을 했지만 다시 재발했다. 가끔은 더 커졌다가 돌출된 원래의 상태로 돌아오기를 반복하고 있었는데 최근 다시 점점 커지는 것 같아 고민하던 중에 본원에 내원하게 되었다.

증상분석

환자의 종괴는 혓바닥의 아랫면에 위치하고 있었으며(그림 1) 특별한 증상은 없었으나 일반적인 하마종과는 달리 장액성의 투명한 액체가 차 있는 양상이 아니어서 진정한 하마종이 아닌 구강에 자주 발생하는, 점액분비샘의 폐쇄로 인한 점액류(mucocele)로 판단되었다. 설담미홍무태질윤(舌淡微紅無苔質潤)하고 맥현(脈弦)하였다. 기타 평소에 재채기를 자주 하고 가끔 코가 막히는 알러지성 비염이 있었다.

이에 담열(痰熱)의 온담탕가미방(溫膽湯加味方[1])을 처방하고 침구치료는 생략했다.

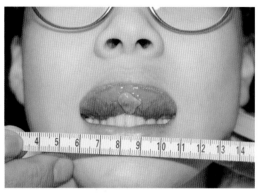

그림 1

● 2015년 12월 12일: 혀 밑의 점액류가 축소되었다. 11월 23일의 처방을 변경하지 않았다.

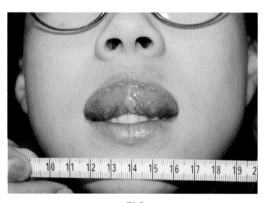

그림 2

1　半夏, 竹茹 各 3g, 茯苓, 枳實, 陳皮, 黃芩 各 12g, 麻黃 2g, 細辛 3g, 甘草 4.5g, 大棗 3枚/2貼, 1日

- 2016년 1월 2일: 점액류가 더욱 위축되었다. 2015년 12월 23일의 처방을 유지했다.

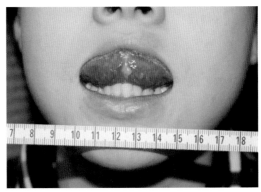

그림 3

- 2016년 1월 23일: 점액류가 소실되었으며 재발을 예방하기 위해 약물의 복용횟수를 1일 2회로 변경했다.

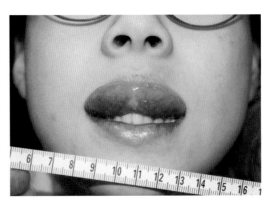

그림 4

📖 후기 및 고찰

구강 전체에 분포하고 있는 침샘 및 미세점액분비선의 도관(duct)이 파열 또는 저색되어 발생하는 낭종을 점액낭종(mucocele)이라고 하며 이 중에서 침샘(설하선)의 도관(duct) 문제로 인한 낭종을 하마종(ranula)이라고 한다. 이 두 가지 낭종의 증상은 일견 매우 유사하지만 낭종의 성상 및 위치에 차이가 있다. 점액낭종(mucocele)은 하구순(下口脣)의 내측점막을 비롯하여 구강점막의 어느 부위에나 발생가능하며 하마종(ranmula)은 구강저부(simple type) 또는 경부로 이어지는 공간(plunging type)에 발생한다.

두 질환은 단순절개의 방법으로는 치료가 잘 안되며 재발률이 매우 높다. 하마종(ranula)의 경우에는 침샘을 전적출하는 수술법이 근치할 수 있는 가장 좋은 방법이라고 하지만 침샘을 보존할 수 있는 치료법이 있으면 더 좋다.

한방이론적으로는 두 질환 모두 심열(心熱), 위열(胃熱)에 해당되지만 임상적으로는 약간의 차이가 있다. 점액류(mucocele)은 담열(痰熱)에 해당되며 청위산(淸胃散), 온담탕(溫膽湯), 공연단(控涎丹), 양화탕(陽和湯) 등을 사용할 수 있으며 처방의 내용약물 중에서 황금(黃芩), 백개자(白芥子) 등을 강하게 사용하면 때로는 효과적이다.[2]

---

2 대한한의학회지에 투고된 증례이다.

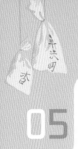

05 소년의 하마종

10세, 남자

진료일: 2013년 5월 11일

환자는 약 2개월 전 혀의 오른쪽 밑에 작은 혹이 생겨서 이비인후과에서 낭종 안의 물을 2회 빼냈으나 며칠 지나지 않아 다시 혹이 커지기를 반복했다. 이에 해당 이비인후과에서는 수술이 필요하니 대학병원의 진료를 받기를 권했다. 대학병원에서도 수술을 권유하였으나 환자는 어려서 우측 서혜부탈장으로 수술을 한 경험이 있어, 부모는 우선 비수술적인 치료법을 시도해 보려고 본원에 내원했다.

🐕 증상분석

환자의 증상은 약 2cm정도의 되는 낭종이 우측 설하부에 있었으며 혀를 왼쪽으로 돌리니 정면에서 보이는 혹 외에 후방에 감춰진 혹이 하나 더 있는 것처럼 보였으나 기존의 혹이 연장된 것일 수도 있었다. 이미 대학병원에서는 재발을 방지하기 위해 혀 밑의 오른쪽 침샘을 모두 적출하기를 권한 상태였다. 환자의 자각증상은 없었으나 가끔 혹에서 물이 새는 것 같다고 했다. 외관상으로는 낭종의 바깥에 혈관이 확장되어 있었으므로 이는 한의학의 어열(瘀熱)에 해당되었으나 대부분의 하마종은 감기 등으로 인해 도관(duct)이

막혀서 발생하기 때문에 우선 온담탕가미방(溫膽湯加味方[1])을 사용하고 추
후 경과를 보고 처방을 변경하기로 했다.

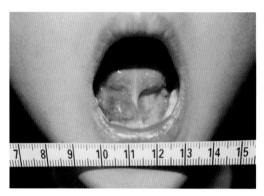

그림 1

🏥 치료경과

- 2013년 6월 19일: 증상이 변하지 않았다. 5월 11일 처방을 변경하지 않았다.

- 2013년 7월 20일: 증상이 개선되지 않았으며 대학병원에서 수술을 하지
  않고 일단 낭종을 절개하여 낭종액을 배액했으나 1주일 후에 다시 원래
  의 크기로 돌아왔다. 처방을 선방활명음가미방(仙方活命飮加味方[2])으
  로 변경했다.

- 2013년 8월 31일: 낭종에 미약한 변화가 있었지만 이미 3개월 이상을
  복약했으나 증상이 개선되지 않아 부모의 실망이 컸다. 이에 도홍사물
  탕가미방(桃紅四物湯加味方[3])으로 처방을 변경했다.

---

1   半夏 3g, 陳皮 15g, 竹茹 3g, 枳實 15g, 茯苓 6g, 黃芩 3g, 蘿蔔子 15g, 甘草 3g, 大棗 2枚: 1.5日 1貼

2   陳皮, 天花粉, 蒲公英, 乳香, 沒藥, 防風, 當歸, 牛蒡子, 赤芍藥, 白芷, 生甘草 各 3g, 蒼朮 4g, 石
    膏 12g, 皂角刺, 15g, 黃芩 15g: 1.5日 1貼

3   當歸, 川芎, 赤芍藥, 生地黃, 蒼朮, 炙甘草, 桃仁 各 4g, 紅花 2g, 茯苓, 澤瀉 各 9g, 丹皮 12g, 黃
    芩 15g: 1.5日 1貼

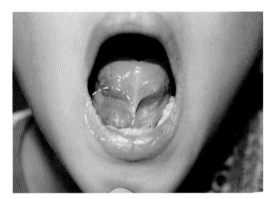

그림 2

● 2013년 10월 5일: 1개월 만에 내원한 환자의 증상은 크게 변하지 않았으나 이전보다 낭종이 위축되었음을 알 수 있었다. 8월 31일의 처방을 변경하지 않았다.

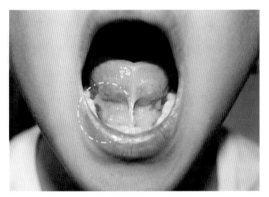

그림 3

● 2013년 11월 26일: 환자의 하마종은 모두 소실되었다.

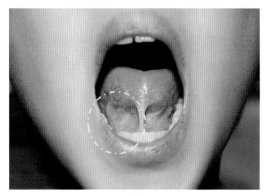

그림 4

🐌 후기 및 고찰

나이 어린 환자가 초기 3개월간 복약을 열심히 했으나 증상이 개선되지 않아 의사된 입장에서 참으로 곤혹스러운 지경이었다. 그 후 1개월 여 동안 복약을 거의 하지 않고 다시 내원했을 때 처방을 완전히 변경하였으며 매우 만족스러운 결과를 얻을 수 있었다. 수술을 통해 제거하면 마음도 편하고 좋을 수 있지만 수술 외의 방법으로 치료하게 되면 침샘을 보존할 수 있다. 비록 설하선의 침분비량은 이하선보다는 적지만 제거하는 것 보다는 보존하는 것이 더 좋다.

하마종은 도관 전색의 담음형(痰飮型)만이 존재하는 것이 아니라 어열형(瘀熱型)도 존재한다. 그러므로 하나의 처방에 구애되지 말고 확실하게 변증해야 한다. 만약 필자가 이전의 동일한 증례를 기억하지 않고 초기부터 진료한 그대로 어열(瘀熱)로 보고 치료했다면 치료기간은 더욱 짧았을 것이다. 경험과 통찰력이 많이 부족하여 환자, 보호자를 고생시켰다. 이 상황이 바로 중국인들이 말하는 '나이 든 주방장이 옛날 생각만 하고 이전의 요리만 내놓다가 식당이 망한다'는 그 이야기인데 벌써부터 이러니 큰 걱정이다. 모두 주의하기 바라며 항상 새로운 관점에서 보려고 노력해야 한다.[4]

---

4   이 증례는 대한한의학회지에 투고되었다.

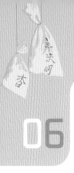

위선종(gastric adenoma)

47세, 남자

진료일: 2013년 11월 18일

환자는 매우 건강한 사무원으로 약 6개월 전 정기검진시 위내시경검사를 했는데 당시 점막 밑에 혹(선종)으로 의심되는 부분이 있었지만 아직 점막 위로 올라오지 않아 6개월 후에 다시 검진을 하기로 했다. 그 후 11월 초에 동일한 내과에서 위내시경검사를 하니 이전의 점막 밑에 보일 듯 말듯했던 선종이 위로 올라왔으며 이에 조직검사를 했지만 다행스럽게도 단순한 위선종(gastric adenoma)로 진단되었으며 다시 6개월 후의 검사에서 확대되면 절제를 하기로 했다. 이에 가만히 있으려니 불안하고 수술을 하려고 했더니 아직은 수술을 할 때가 아니라고 하여 다른 치료방법을 찾던 중 가족의 소개로 멀리서 내원하게 되었다.

🐌 증상분석

환자는 위내시경상 발견된 위선종 및 이전부터 있었던 식도의 종괴(몇 년 전부터 있었으며 크기가 변하지 않고 있음) 이외에 소화기증상이 전혀 없었으며 음주도 거의 하지 않았고 흡연은 없었고 기타 어떠한 질환도 없었다.

이에 위선종의 영상진단(영상자료는 가져오지 않았음)의 검진결과를 기준으로 위열(胃熱)로 판단하여 청위산가미방(淸胃散加味方)[1])을 처방했다.

🎁 치료경과

- 2014년 1월 17일: 환자는 복약 후 어떠한 문제도 없었으며 이번 복약 후 다시 위내시경 검사를 하기로 했다. 11월 18일의 처방을 변경하지 않았다.

🎁 후기 및 고찰

환자는 복약 후 연락이 없었다.

2014년 11월 4일: 오랜만에 환자에게서 전화로 연락이 왔는데 최근 내시경 검사에서 선종이 보이지 않아서 의사도 이상하게 생각했다고 했다. 이에 환자가 의사에게 '위선종이 자연적으로 소실되는 경우도 있냐'고 물어보니 그럴 일은 거의 없으며 이전의 영상을 보여주면서 "이렇게 이미 자리를 잡은 선종이 없어지겠습니까?"라고 오히려 반문했다고 했다. 또 혹시나 한약으로 없어질 수도 있냐고 물어보니 "절대로 그럴 수는 없을 것입니다"라고 하면서 황급히 진료를 마쳤다고 했다. 그러면서 환자는 필자에게도 "의사가 한약으로 못 고친다는데 진짜 이것이 한약으로 없어진 것이 맞습니까?"라고 오히려 다그쳐 물었다. 필자는 환자에게 "그럼 왜 없어졌을까요?"라고 물었다.

위선종은 위용종으로 봐도 무방하며 일반적으로 모두 열증(熱症)이다. 대부분은 수술적인 치료를 하게 되며 종괴를 한층 한층 조심스럽게 절제한다. 이 수술은 대장선종과 동일하며 수술 후에도 재발하기 쉽다. 한방적인 관점에서는 위열(胃熱), 장열(腸熱)에 해당되며 황금(黃芩), 황연(黃連), 황백(黃

---

1   黃連 12g, 升麻, 當歸, 生地黃, 牧丹皮 各3g, 半夏, 茯苓 각4.5g, 黃芩 12g, 乳香, 沒藥, 桃仁 各 4.5g, 紅花 2g, 甘草 3g//萬靈丹 15個*1日3回

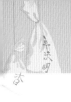

柏), 포공영(蒲公英), 금은화(金銀花) 등등이 함유된 고한퇴열(苦寒退熱)의
처방과 단피(丹皮), 유향(乳香), 몰약(沒藥), 도인(桃仁), 홍화(紅花) 등의 활
혈화어(活血化瘀)약물들을 가미하고 만영단(萬靈丹)을 추가한다. 기타 증상
에 따라 반하(半夏), 나복자(蘿蔔子) 등을 추가한다.

유방암 재발방지를 위해 타목시펜
복용 후 발생한 극심한 갱년기증상

47세, 여자

진료일: 2013년 9월 7일

환자는 2년 전 우측 유방에서 종양이 발견되어 수술, 항암화학요법, 방사선치료를 별 무리 없이 끝냈다. 그런데 암의 재발을 예방하기 위해 타목시펜(Tamoxifen, Nolvadex)을 복약하기 시작한 후부터 극심한 갱년기증상이 나타나기 시작했다. 갱년기증상이 너무 극심하여 해당 병원의 부인과에서 천연여성호르몬제(미상)를 처방받아 복약했지만 효과가 없어 중단했으며 그 증상이 점점 더 심해져서 일상생활이 힘들 정도가 되어 지인의 소개로 내원하게 되었다.

증상분석

환자의 갱년기증상은 밤과 낮을 가리지 않고 몸에 열이 올라오고 있었으며, 열이 극도로 올라서 버티기 힘들 정도가 되면 몸 전체에서 옷이 흠뻑 젖을 정도로 땀이 나고(특히 상체와 얼굴, 머리에서 많이 났다.) 땀이 난 후에는 반대로 심한 오한이 나타났다. 이런 증상이 장기간 지속되면서 짜증이 심해지고 매사에 참을성이 없어지며 전신의 힘이 다 빠지고 있다고 했다. 또한 배변이 원활하지 않아 2, 3일 1회 조금씩 배변을 하고 있었다. 기타 양쪽의 손가락관절(근위지관절, PIP)과 양쪽 고관절에 가끔 통증이 나타났으며 당뇨병으로 metformin을 복용하고 있었다.

이에 음허열(陰虛熱)이 분명하였으나 증상이 극심하고 타목시펜의 특성상 자궁내막의 비후 및 출혈을 유발할 수 있는 점을 고려하여 혈열(血熱)의 지골피음가미방(地骨皮飮加味方)[1]을 처방하고 일단 증상이 안정되면 처방을 변경하기로 했다.

치료경과

- 2013년 10월 11일: 9월에 내원하기 전에는 체력이 완전히 바닥난 것 같았으나 복약 후에 힘이 조금 생긴 것 같았으며(힘이 없어도 조금 쉬면 살만할 정도로 개선되었다), 갱년기 열의 강도가 조금은 약해졌다. 이에 동일한 처방에 황금(黃芩)을 24g으로 증량했다.

- 2013년 11월 6일: 최근 4일 간 비교적 많은 양의 자궁출혈이 있었으며 금주 월요일 중단되어 한약으로 인한 출혈에 대한 의혹으로 문의하였다. 필자는 타목시펜의 부작용임을 설명했지만 환자는 믿지 않았다.

- 2014년 5월24일: 10월 말 이후 환자는 한약을 복용하지 않았으며 2014년 1월 다시 월경출혈이 있었으나 1일 만에 멈추고 그 후 출혈이 나오지 않았다. 갱년기 증상은 지난 번의 치료 후 견딜만 할 정도가 되었으나 최근 2개월 전 다시 열감과 땀이 심해지고(열이 올라오지 않고도 땀이 뚝뚝 떨어지는 때가 있었다.) 땀이 나면서 가끔 기립시, 보행시 어지럼증이 나타나기 시작했다. 그 밖에 최근 우측 상안검의 눈꺼풀떨림이 발생했는데 유방암 발생 전에 극심한 피로와 함께 눈꺼풀떨림이 심했던 경험이 있어서 혹시 유방암이 재발하는 것이 아닌지 매우 두려워하고 있었다. 이에 2013년 10월의 처방에 천마(天麻) 9g, 우방자(牛蒡子) 15g을 가미했다.

- 2014년 6월 19일: 땀과 열이 일상생활에 지장이 없을 정도로 크게 개선

1 　當歸, 川芎, 赤芍藥, 生地黃 各4.5g, 蒼朮 6g, 地骨皮, 牧丹皮 各7.5g 黃芩18g, 桑白皮15g, 側柏葉15g

되었으며 어지럼증은 소실되었다. 이 밖에 최근 1년 동안 기억력이 많이 떨어진 것 같다고 했다. 이에 처방을 변경하지 않고 다음에 다시 갱년기 증상이 심해지면 내원하도록 했다.

🏵 후기 및 고찰

타목시펜(tamoxifen, 상품명 nolvadex)은 estrogen 수용체를 억제하는 효능으로 estrogen 수용체 양성의 폐경 전 유방암에 재발방지를 위해 주로 사용되며(aromatase inhibitors가 자주 사용되기는 하지만) 폐경 후 유방암에도 사용되는 약물이다. 타목시펜은 유방에 분포된 estrogen 수용체는 억제하지만 자궁내막의 estrogen 수용체는 더욱 활성화시킨다.

타목시펜(tamoxifen)의 estrogen 수용체 억제효능으로 수용체 양성 종양의 발생가능성을 저하시킬 수는 있지만 그에 따른 갱년기증상, 불면, 질건조 등의 증상이 흔하게 나타나며 이 밖에 자궁내막(자궁내막증식, 자궁내막암 등), 심혈관 및 대사(혈전색전증, 중성지방상승, 지방간 등), 중추신경계(인지저하, 성욕저하 등) 등의 부작용이 있으나 골다공증억제와 같은 바람직한 부작용도 있다.

타목시펜(tamoxifen)으로 인한 부작용에 대한 한방치료에서는 일단 호르몬 유사 작용을 할 수 있거나 호르몬생산을 촉진할 수 있는 약물(香附子, 鹿茸, 巴戟天, 淫羊藿, 蛤蚧, 兎絲子, 蛇床子, 紫河車, 海馬, 覆盆子, 葛根, 白何首烏 등)이 포함된 처방은 기본적으로는 제외되하는 것이 안전하며 혈열(血熱) 또는 음허열(陰虛熱) 등의 변증(辨證)으로 접근해야 한다. 처방으로는 지골피음(地骨皮飮) 및 사물탕(四物湯)에 삼황(三黃)을 증량하여 가미하고 수반된 증상에 따라 기타 약물을 추가한다. 침구치료는 풍지(風池), 내관(內關), 삼음교(三陰交), 혈해(血海) 등이 가장 효과적이다. 초기 처방에서 소기의 결과를 얻지 못했을 경우에는 건령탕(健瓴湯)의 의미를 추가한다.

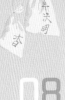

유방암치료 중의 극심한 피로
(腫瘍心身症)

42세, 여자

진료일: 2013년 5월 21일

환자는 2012년 우측의 유방암이 발견되어 항암화학요법을 4회 시행했으며 현재는 방사선치료를 받고 있었다. 그런데 문제는 2, 3회 화학요법 후 발생한 극심한 피로로 계속 잠을 자도 피곤하여 신경과의 약물을 복약하였으나 전혀 개선되지 않고 너무 힘들어서 본원에 내원하게 되었다.

🖐 증상분석

환자의 증상은 기립시의 미약한 현훈, 아침에 일어날 수도 없으며 활동시 느껴지는 강한 피로, 현재 방사선 치료 중이며 방사선 치료를 1분 정도하게 되면 극심한 상복부의 막히는 것 같은 느낌, 목안에서 올라오는 오래된 된장 같은 냄새, 입마름, 입맛을 모름(짠 맛과 매운 맛만을 느낄 수 있으며 단 음식을 먹어도 짠 맛과 매운 맛만 느껴짐) 등이 주요 증상이었으며 기타 항암화학요법 후에 발생한 손발끝의 저림, 갱년기증상 등이 있었으며 대소변은 문제가 없고 잠도 그런대로 잘 잔다고 했다. 설담백(舌淡白), 맥긴세삽(脈緊細澁)하였다.

이 증상들은 장조증(臟躁證)의 전형적인 증상에 해당되므로 필자가 장조증(臟躁證)에 상용하는 처방인 감맥대조탕가미방(甘麥大棗湯加味方[1])을 처방하고 침구치료는 생략했다.

🎁 치료경과

- 2013년 6월 29일: 입마름이 개선되어 치료 전과 비교하면 20%정도만 남아 있다고 했으며 상복부의 불쾌감, 스스로 느끼는 입냄새, 극심한 피로감도 상당부분 개선되어 일상생활을 조금씩 할 수 있게 되었다. 한방 치료 전에는 왼손의 저림이 심하였으나 복약 후 개선되어 손톱 밑에서만 저린 느낌이 있게 되었다.

- 2013년 7월 20일: 극심한 피로가 대부분 개선되었으나 약을 먹지 않은 날에는 이전 증상의 1% 정도의 피로감이 나타나려고 하는 느낌이 있다고 했다. 입마름은 개선되었으나 아직은 혀끝에서는 침이 나오는 것 같은데 안쪽에서는 덜 나오는 거 같다고 했다. 이전에는 가끔 코에서 단내, 연탄가스 냄새가 났는데 이 증상도 상당히 개선되어 아주 가끔 약한 정도의 냄새만 살짝 느낄 정도가 되었다고 했다.

🎁 후기 및 고찰

그 후 환자는 2013년 11월 날씨가 추워지면서 나타난 미약한 정도의 몸 차가움으로 내원하였으며 현재까지 극심한 피로가 엄습하지 않고 잘 지내고 있다.

이 증례에서는 화학요법에 의한 구강점막의 손상, 말초신경손상 등을 의심할 증상들이 있었으나 그 증상이 심하지 않아 시간이 지나면서 자연적으로 개선될 것으로 판단하여 치료의 대상에서 제외했다.

1 　炙甘草 9g, 大棗 10枚, 浮小麥 12g, 半夏 6g, 茯苓 6g, 蘿葍子 6g

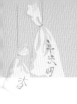

누구든 종양이 발병하게 되면 극심한 공포와 불안에 직면하게 된다. 또한 종양치료는 인체에는 매우 낯선 방법이며 종양을 파괴하기 위한 각종 약물, 수술, 방사선치료는 몸에 매우 큰 부담이 아닐 수 없다. 일일이 설명하기 어렵지만 크고 작은 부작용과 후유증을 피할 수 없다.

발병 전까지 종양과 함께 항상성을 유지해오던 인체는 치료시작과 동시에 모든 균형이 어긋나게 된다. 이런 상황에서는 체력소모가 많아지고 불안한 상황에 처하게 되는 것은 당연한 일이다. 이런 극심한 불안의 상황을 종양심신증(腫瘍心身症)이라고도 부를 수 있으며 한의학적으로는 장조증(臟躁證)에 해당된다.

반하천마백출산(半夏天麻白朮散), 계지가용골모려탕(桂枝加龍骨牡蠣湯), 보중익기탕(補中益氣湯), 감맥대조탕(甘麥大棗湯), 반하후박탕(半夏厚朴湯), 온담탕(溫膽湯), 시호가용골모려탕(柴胡加龍骨牡蠣湯) 등을 사용할 수 있으며 기타 증상에 따라 여러가지 단미약(單味藥)을 추가할 수 있다.

예를 들어 항암화학요법 후의 말초신경손상에는 황기(黃芪), 인삼(人蔘)을 가미하고, 부종에는 사령(四苓)과 함께 은행엽(銀杏葉)을 가미하고, 간염에는 황금(黃芩), 오미자(五味子), 포공영(蒲公英)을 가미하고, 일포소발조열(日晡所發潮熱)의 변비에는 승기탕(承氣湯)을 합하고, 일포발열(日晡發熱)에는 지백지황탕(知柏地黃湯), 환소단(還少丹), 맥문동탕(麥門冬湯)의 의미를 추가하고, 혈당상승에는 생석고(生石膏), 상백피(桑白皮), 대황(大黃), 육계(肉桂) 등을 가미하고, 요통에는 두충(杜仲), 두통에는 오수유(吳茱萸) 등을 가미할 수 있다.

기타 항암화학요법, 방사선치료요법의 부작용 및 후유증에 대해서는 이후에 상세히 서술하겠다.

이 증례의 유방암은 삼중음성유방암(triple negative breast cancer)[2]으로, 재발방지를 위해 일반적으로 사용되고 있는 타목시펜, aromatase inhibitor 등이 적용되지 않는 유형으로 한의학적으로 혈열(血熱)에 해당된다. 이 유형의 유방암은 재발률이 극히 높고 재발시 악성도가 높으므로 철저한 예방이 필요하다. 이 때에는 지골피음(地骨皮飮) 또는 사물탕(四物湯)의 여러 처방 중 목단피(牧丹皮), 지골피(地骨皮) 등을 가미한 처방에 청열해독(淸熱解毒)의 황금(黃芩) 또는 황연(黃連)을 대량 사용하고 만영단(萬靈丹)을 추가하여 장기간 치료하면서 경과를 지켜봐야 한다. 기타 서양의학적인 치료 및 예방법은 아직은 없는 실정이다.

---

2 삼중음성유방암(triple negative breast cancer; TNBC)은 에스트로겐 수용체, 프로제스테론 수용체, HER2 수용체 라는 세 가지 수용체가 발현되지 않는 유방암의 종류로 전체 유방암 환자의 10~20%를 차지하는데 유방암의 아형(subtype) 중 가장 예후가 불량한 것으로 알려져 있다.

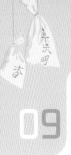

청신경초종(Acoustic Neuroma) 방사선(노발리스, Novalis) 치료 후 발생한 안면경련, 현훈, 이명

09

48세, 여자

진료일: 2015년 6월 11일

환자는 금년 초 약한 정도의 어지러움 및 보행시 균형이 잘 안 잡히는 것 같은 증상이 있어 대학병원에서 검사를 하니 약 2cm정도의 종양(우측 청신경초종)이 발견되어 해당 대학병원에서 2월 9일 까지 4회의 노발리스 방사선치료를 받았다. 치료 직후에는 문제가 없었으나 치료 약 1개월 후부터 오른쪽 안면이 약간 떨리기 시작하고 어지럼증이 더 심해져 해당병원에서 소론도(Solondo, prednisolone 5mg) 2알과 어지럼증에 대한 약물(미상)을 처방받아 복용했으나 증상은 개선되지 않고 얼굴과 몸이 부어 오르기 시작하여 복약 3주만에 약물을 중단했다. 그 다음부터는 포기하고 신경을 덜 쓰면서 지내다 보니 어느 순간 얼굴떨림이 느껴지지 않게 되었으며 비록 어찔어찔하게 어지러운 것은 있었지만 그냥 참고 지냈다. 그러나 약 1주일 전 머리가 멍하고 무거워지는 느낌이 나타나더니 갑자기 오른쪽 얼굴의 떨림이 강하게 나타났으며 이번에는 얼굴 전체가 확 당겨지고 강한 어지럼증이 나타났다. 이미 20년 전, 10년 전 2회의 우측 안면신경마비로 상당히 고생한 적이 있어 고민하던 차에 본원에 내원하게 되었다.

증상분석

환자는 일상생활 중 수시로 발생하고 지속시간이 수십 초 정도인 어지럼증, 하루 1, 2회 나타나는 오른쪽 얼굴의 강한 수축성 경련을 호소했으며 진료 당시 이미 오른쪽 입가와 오른쪽 콧망울 옆의 근육은 말하는 도중에도 간헐적으로 약하게 경련하고 있었다. 그 밖에 확실한 연합운동이상은 보이지 않았으나 말하는 도중 눈에 약간의 힘이 들어가는 것으로 보아 연합운동에도 문제가 시작되고 있는 것으로 판단되었다. 하지만 이 연합운동이상이 이전에 발생했던 안면신경이상의 후유증인지의 여부는 알 수가 없었다. 또한 우측 귀에서 삐이하는 저음의 이명이 있었으며 청력이 약간 저하된 것 같다고 했다. 기타 이전에 자궁의 이상으로 유산을 많이 했으며 현재 자녀는 없었고, 뇌하수체선종, 유방의 선종, 좌측 망막박리 시술 등의 병력이 있었다. 맥부긴세삽(脈浮緊細澁)했으며 수면 1일 8시간(10시부터 다음날 6시), 기타 복용 중인 약물은 없었다. 이에 노발리스의 방사선부종으로 인한 신경자극과 방사선 치료 자체로 인한 신경손상의 두 가지 가능성을 고려하여 우선은 청열해독화어이수(淸熱解毒化瘀利水)의 도홍사물탕가미방(桃紅四物湯加味方[1])을 처방하고 환측(患側)의 풍지(風池), 합곡(合谷)에 침구치료를 하고, 청궁투사죽공(聽宮透絲竹空), 청궁투하관(聽宮透下關), 지창투협거(地倉透頰車), 영향투정명(迎香透睛明) 등을 시행하고 투자기시혈(透刺起始穴)에 간접구(間接灸)를 시행했다.

치료경과

- 2015년 6월 22일: 우측안면경련의 양상이 이전의 강하게 확 당기는 것은 없어졌으나 우측 하안검 및 우측 입가에 미약한 경련이 남아 있었

---

1 乳香, 沒藥, 當歸, 川芎, 生地, 赤芍, 蒼朮 各 4.5g, 桃仁 3g, 紅花 2g, 黃芩 12g, 茯苓, 澤瀉 各 9g, 黃耆 15g, 人蔘 4.5g, 丹蔘 4.5g, 生甘草 3g

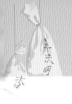

다. 머리가 멍한 증상은 상당히 개선되었으나 어지럼증은 지속되고 있었다. 이 밖에 오래 전부터 1년에 2개월 정도 기침을 달고 하는 증상이 있었으며 목 안쪽이 간지럽고 가래가 잘 떨어지지 않는다고 했다. 6월 11일 처방에 황기(黃耆)를 18g으로 증량하고 천마(天麻)를 6g, 사삼(沙蔘), 맥문동(麥門冬)을 4.5g씩 추가했다.

- 2015년 7월 8일: 최근 3일 동안 연속적으로 오전 9시~9시 30분 사이에 우측 안면에서 약 1분 정도 지속되는 경련이 나타났으며 아침에 오른쪽 손과 발에 이상한 느낌이 느껴진다고 했다. 목 안쪽의 간지러움과 달라붙어 있는 것 같은 가래가 개선되었다. 6월 22일 처방에서 황기(黃耆)를 21g으로 증량했다.

- 2015년 8월 5일: 움직일 때 나타나는 수초 동안의 현훈은 여전했고 오른쪽의 소리가 조금 더 크게 울리면서 들리는 증상이 있었다. 최근 우측 안면의 경련이 2, 3일 동안 전혀 발생하지 않았다. 목이 약간 간지러웠으나 기침은 소실되었다. 7월 8일 처방에서 황기(黃耆)를 24g, 천마(天麻)를 9g으로 증량했다.

- 2015년 8월 24일: 양치할 때 칫솔이 입안의 어느 부분을 건드리게 되면 우측의 안면이 움직이는 것은 있으나 크게 경련하면서 당겨지는 증상은 감소되었다. 현훈과 우측 귀의 이명은 여전했다. 8월 5일 처방에서 천마(天麻)를 15g으로 증량했다.

- 2015년 10월 10일: 우측 안면의 경련이 감소하고 몸을 움직일 때 현훈이 발생하려는 느낌이 소실되었으며, 낮에 밖에서 활동을 해도 현훈이 나타나지 않았고 조금 무리해서 운동을 했는데도 피로가 이전처럼 심하지는 않았다. 청신경의 탈수초증상을 개선시키기 위해 8월 24일 처방에 천웅(天雄)과 육계(肉桂)를 6g씩 가미(加味)하고 인삼(人蔘)을 6g으로 증량했다.

- 2015년 11월 3일: 우측 이명(바람소리처럼 슝슝)과 소리의 증폭은(지하실 같은 곳에서 음성이 울려서 들리면 스스로 말하는 소리도 스피커처럼 들림) 여전했다. 현훈은 매일 조금씩 다르지만 이전에는 몸을 약간만 회전해도 휭하는 어지럼증이 있었으나 최근에는 밖에 나가면 약간의 정상이 아닌 느낌만 있었다. 11월 3일 처방에서 천웅(天雄)을 9g으로 증량했다.
- 2015년 11월 27일: 현재 안면의 경련은 신경쓰이지 않을 정도가 되었으나 이명과 청력저하는 여전했다. 11월 3일의 처방을 변경하지 않았다.
- 2015년 12월 16일: 최근 동창회에서 밤을 새고 과음을 했으나 큰 이상이 없을 정도로 체력과 안면경련, 현훈은 해결되었으나 약한 정도의 이명과 청력저하는 개선되지 않았다.

🎁 후기 및 고찰

이후 환자의 안면경련과 현훈은 소실되었으나 손상된 청력은 개선되지 않고 유지되고 있다.

청신경초종은 신경세포막에서 유래된 양성종양이며 성장속도가 매우 느리며 신경증상을 유발했다가 천천히 완화되고 그 악화와 개선을 반복하다 보면 종양이 상당한 크기로 성장할 수도 있으므로 임상적으로 어지럼증, 청력저하, 안면경련 또는 마비를 주증상으로 하는 환자에 있어서 항상 고려해야 하는 질환이다.

이 환자의 경우에는 이미 10대와 20대에 우측의 안면마비가 발생했었으며 일반적인 안면마비와는 다르게 약 1년 동안의 치료를 통해 간신히 개선되었던 점을 고려하면 이미 종양이 존재했었을 가능성이 높다.

처음 내원했을 당시 노발리스(Novalis)치료 후 현훈, 안면경련, 청력저하 등의 증상이 심해진 것은 방사선부종의 가능성이 가장 높으며 그 후 종양과는 관계없이 증상이 점진적으로 악화되었던 이유는 방사선치료로 인한 신경 손상을 고려할 수 있다. 그러므로 치료계획을 세울 때 우선은 방사선부종과 신경압박을 감압하는 방법에 주안점을 두고 그 후 천천히 보기보양(補氣補陽)의 약물을 추가하여 탈수초화된 신경기능을 개선시킬 수 있도록 했다. 결과적으로 주증상인 안면경련과 현훈은 일상생활에 지장이 없을 정도로 개선되었으나 청신경의 기능은 회복시킬 수 없었다.

청신경초종의 한방치료는 청열해독(淸熱解毒), 활혈이수(活血利水)의 일반적인 뇌종양치료법을 사용한다. 즉 도홍사물탕(桃紅四物湯), 형개연교탕(荊芥連翹湯), 온청음(溫淸飮) 등의 처방에 삼황(三黃)을 가중(加重)하고 창출(蒼朮), 복령(茯苓), 택사(澤瀉), 만영단(萬靈丹)의 치료법을 사용하여 종양의 성장을 억제하거나 심지어는 위축시킬 수 있다. 단순히 하나의 처방으로 모든 종양을 대처할 수는 없으며 예를 들어 만약 횡문근 등의 비교적 단단한 조직유래 종양에는 속단(續斷), 골쇄보(骨碎補), 우슬(牛膝), 단피(丹皮) 등을 가미한다. 기타 처방에 대해서는 추후 기재하도록 하겠다. 위에 설명된 삼황(三黃)의 가중방법(加重方法)은 삼초정위(三焦定位)를 통해 삼황(三黃) 중의 하나를 가중할 수도 있고 삼황(三黃) 모두를 가중(加重)할 수도 있는데 우선은 하나를 가중하고 효과가 현저하지 않으면 기타 약물들을 가중하게 된다. 하지만 종양치료에 있어서 양열증(陽熱症)만이 있는 것은 아니다. 이상에 설명한 방법대로 치료를 진행하여 예를 들어 CEA가 천천히 하강하다가 하강하지 않고 다시 상승하는 경우에는 소량의 건강(乾薑), 부자(附子), 육계(肉桂)를 가미하여 결과를 보고 만약 가미한 후에 CEA가 하강한다면 이는 한열착잡(寒熱錯雜)에 해당된다고 할 수 있다. 그 후에 천천히, 조금씩 건강(乾薑), 부자(附子), 육계(肉桂)를 가중하면서 CEA를 확인한다. 하지만 종양은 양열증(陽熱症)이 더 많다. 종양에 대한 치료의 결과가 어떻게 되어야 진정한 치료인가라는 질문에 여러가지 의견들이 있을 수 있으나 각종 서양의학적인 치료에도 무서운 기세로 성장하는 종양을 완전히 제압하여 소멸시키는 것이 가장 이상적인 치료목표이기는 하지만 이미 서양의학적인 치료를 거치고도 제어되지 않는 종양이 진정한 악성종양이며, 이에 대한 가장 현실적인 치료목표는 대병연년(帶病延年)의 종양과 인체가 공존하는 것이 합리적이라고 할 수 있다. 하지만 이것도 그렇게 쉽지 않다. 이 환자의 경우에 만약 청신경초종이라는 진단을 받은 후에 어떠한 서양의학적인 치료도 받지 않고 직접 한방치료를 진행한다면 종양의 소실이 목표가 아니라 종양 주변의 염증흡수, 종양억제를 통한 종양의 석회화 및 증상개선을 치료의 목표로 삼는 것이 좋다. 그 정도만 해도 치료효과는 이상적이라고 할 수 있다. 종양의 치료 중 나타날 수 있는 종양의 변화로는 종양의 용해, 석회화, 위축으로 크게 나눌 수 있으며 그 중 가장 좋은 결과물은 종양의 위축이지만 결핵처럼 석회화되는 것도 좋다. 문제는 치료 중 종양이 용해되는 것인데 이때는 어느 부위의 종양인지에 따라 치료방법이 틀려지며 급성적인 경우에는 서양의학적인 도움이 필요한 경우가 많다. 가장 대표적인 증례는 한방임상이야기 1권에 기재된 악성뇌종양의 후배이다. 당시 종양이 용해되면서 부종이 심하여 용해된 종양을 수술로 제거하고 2017년 현재까지 약 12년 동안 재발하지 않고 있다.

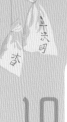

화학요법으로 발생한 손저림, 말초신경손상

10

49세, 여자

진료일: 2014년 8월 1일

환자는 아담하고 온화한 성품의 중년여성으로 2012년 좌측의 유방암으로 수술, 항암화학요법, 방사선치료를 하고 현재는 아리미덱스(anastrozole, aromatase-inhibitor; 그 전에는 타목시펜을 복용했으나 부작용으로 자궁내막이 비후되어 변경함)을 복용하고 있었으며 기타 치료는 없었다. 문제는 항암화학요법을 시행한 후부터 시작된 손발의 저림, 특히 손저림이 극심한 것이었는데 손 전체와 손가락 끝이 너무 저려서 1년 반 전부터 대학병원에서 약물(가바펜틴, 스타브론, 리보트릴, 파라마셋, 스티렌 등 1일 3회)을 복용하고 있었으나 이전의 극심한 정도만 약해졌을 뿐 가끔 약을 빼먹으면 이전과 동일한 증상이 나타났으며 한의원에서 침구치료도 했지만 증상이 호전되지 않아 본원에 내원하게 되었다.

🐝 증상분석

환자의 증상은 현재 대학병원의 각종 약물을 복약하고 있어 특이하게 나타나지는 않고 있었으나 항상 저리는 느낌이 있었으며 약효가 떨어질 시간이 되면 도저히 참을 수 없는 손발의 저림이 나타나 약을 중단할 수가 없었다. 이전에 하루에 3회 복용하던 것을 2회로 줄였더니 통증이 너무 심해 어쩔 수 없이 1일 3회 철저하게 복약하고 있었다. 기타 수면 및 이상증상은 없

200

었으며 맥세삽(脈細澁)했고 항암치료 후 감소한 체중이 잘 늘지 않는다고 했다. 이에 화학약물에 의한 말초신경손상의 한비(寒痺)로 판단하고 보양환오탕가미방(補陽還伍湯加味方¹)을 처방하고 현재까지 이미 약 1년반 가량 복약 중인 병원약은 절대로 중단하지 말고 증상이 호전되는 것을 보면서 천천히 감량하도록 당부했다.

🐾 치료경과

- 2014년 8월 14일: 8월 3일부터 스스로 병원약을 중단하여 5일 동안은 잘 버텼으나 참을 수 없는 통증이 나타나 1일 동안 복약 후 개선되어 다시 5일 동안 병원약을 먹지 않고 한약만으로 버티고 있었다. 3일 전 신경통증클리닉에서 관절염에 대한 약물을 추가해서 처방해 주었으나 모든 병원약을 스스로 중단했다. 이전에는 병원약을 1일 2회 복약할 경우에는 통증이 있었으나 현재는 약물을 중단했어도 저리고 아픈 통증이 없었다. 비록 병원약을 중단하고 한약만으로 통증이 제어되고 있지만 만약 통증과 저림이 심하게 나타나면 다시 병원약을 복용하도록 권고했다. 8월 1일의 처방을 변경하지 않았다.
- 2014년 8월 29일: 병원약을 복약하지 않고서도 저림과 통증이 나타나지 않고 있었다. 8월 1일 처방을 유지했다.
- 2014년 9월 17일: 이전의 손발저림과 통증이 나타나지 않아 한약복약 횟수를 1일 2회로 감량했다. 8월 1일 처방을 변경하지 않았다.
- 2014년 9월 26일: 손발저림과 통증이 모두 개선되었다.

---

1 黃芪 30g, 當歸, 川芎, 赤芍, 丹蔘, 銀杏葉 各 4.5g, 肉桂 6g, 黃芩 12g, 茯苓, 澤瀉, 麥芽 各 6g, 人蔘 3g, 大棗 6枚

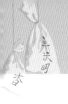

🔖 후기 및 고찰

이 환자의 경우 유방암의 항암화학요법으로 말초신경이 부분적으로 손상되었으며 이후 리보트릴(clonazepam), 뉴론틴(gabapentin), 스타브론(sodium tianeptine), 파라마셋(acetaminophen, tramadol HCl) 등의 신경병증치료약물에 일정한 반응을 보였지만 진정한 신경손상회복을 위한 치료가 아니므로 약물의 유효시간이 지나게 되면 당연히 원래의 증상이 출현하게 된다. 이 증례에서의 환자는 필자가 기존의 약물을 지속적으로 복용하여 증상이 완전히 개선되면 천천히 병원약을 중단하라고 강력하게 지시했지만 자신의 의지로 모두 중단하고 한방치료만 진행했다. 결론적으로는 문제가 없었지만 치료에 있어서 모험을 할 필요는 없으며 좀 더 보수적인 방법을 택하는 것이 증상의 강력한 리바운드를 예방할 수 있는 길이다.

화학약물들 중 신경손상을 유발할 수 있는 약물들은 M기에 작용하는 약물들이다. Vincristine, vinblastine, vindesine, colchicine, podophyllotoxin, cisplatin 등은 말초신경에 독성이 있어 말단감각이상, 청력저하, 건반사 저하 등을 유발할 수 있으며 자율신경계가 손상될 경우 장마비로 인한 극심한 변비가 발생할 수도 있다. 5-FU, MTX, doxorubicin, cyclophosphamide, asparaginase 등은 중추신경을 손상시켜 뇌막자극증상, 체위성 저혈압, 정신이상, 소뇌기능이상 등을 유발할 수 있다.[2]

종양에 있어서 치료부작용 및 치료후유증으로 발생한 말초신경이상의 한방치료는 상당한 주의가 필요하다. 말초신경의 손상을 회복시키는 일은 세포를 재생시키는 작업과 동일하며 이 과정 중 자칫 잘못하면 치료 후 휴지기에 있는 종양줄기세포(concer stem cell)에 영향을 줄 수도 있기 때문에 세심한 주의가 필요하다.

---

2   王錦鴻, 醫原性疾病中醫治療, pp141-144, 知音出版社(人民衛生出版社), 中國, 2006年

　이 증례에서 주요 처방으로 보양환오탕(補陽還伍湯)을 사용하되 황금(黃
芩)을 높게 쓰고 사역탕(四逆湯)의 성분 중에서도 단순히 육계(肉桂)만 사용
한 이유가 바로 그것이다. 이전에 일본의 학회지에서 우귀음(右歸飮)을 사용
해서 화학요법 후의 말초신경병증을 치료했다고 한 기사를 본 적이 있는데,
우귀음(右歸飮)으로 골수의 조혈 및 신경기능을 회복시킨 증례가 적지 않으
므로, 만약 우귀음(右歸飮)으로 이 증상을 개선시키려면 항암화학요법 중에
증상이 발생하면 그 때 사용하거나 또는 항암화학요법이 끝나고 1개월 이내
에 사용하면 큰 문제가 없으며 화학요법이 끝나고 수개월이 지난 후에 우귀
음(右歸飮)을 사용하려면 처방을 수정하여 부자(附子)를 빼고 토사자(兎絲
子)도 감량(減量) 또는 거(去)하고 황백(黃柏)을 대량으로 가미하면 그래도
보완이 될 수 있다.

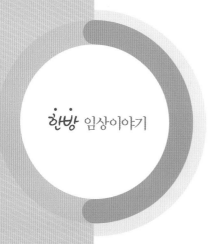

한방 임상이야기

CHAPTER 05

관/절/질/환

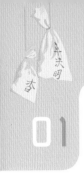

골프연습 후 발생한 방아쇠손가락

54세, 여자

진료일: 2015년 11월 16일

환자는 최근 골프를 시작하여 1개월 반 정도 연습을 하니 오른쪽 엄지손가락이 아프기 시작했지만, 처음 골프를 배우면 다른 사람들도 손가락이 아프고 익숙해지면 문제가 없다고 하여 그냥 지냈다. 그러나 시간이 지나면서 통증이 심해지고 손가락을 구부렸다가 펴면 '딱'하면서 극심한 통증이 발생하여 정형외과에서 엄지손가락에 관절주사를 맞았으나 증상이 개선되지 않아 지인의 소개로 본원에 내원하게 되었다.

🦴 증상분석

환자의 오른손 손가락의 아랫 부분에는 약간의 부종이 있었으며 이 부종이 스테로이드 주사 후 생긴 것인지 아니면 자연적인 것인지는 구분이 되지 않았지만 해당 부위에 압통이 있었으며 손가락의 굴곡신전시 딸깍하는 동작과 함께 상당한 통증이 나타났다. 특히 아침에 통증이 심했으며 활동 후에는 비록 딸깍하는 것은 있었지만 통증은 조금 약해졌다. 수년 전 갑상선 종양이 발견되어 갑상선을 절제했으며 현재 씬지록신(Synziroxin, Levothyroxine Sodium)을 복약하고 있었다.

이에 기허겸양허겸유열(氣虛兼陽虛兼有熱)로 판단하여 보중익기탕가미방(補中益氣湯加味方[1])을 처방하고 풍지(風池), 수삼리(手三里), 합곡(合谷)을 자침(刺針)하고 해당관절에 관절침(關節鍼[2]) 및 온침(溫鍼)을 시행했다.

🐾 치료경과

환자는 복약과 함께 3일 간격으로 침구치료를 시행했으며 매우 빠르게 증상이 개선되었다.

---

1   黃芪 15g, 丹蔘, 柴胡, 升麻, 陳皮, 蒼朮, 生甘草 各4g, 當歸 3g, 天雄, 肉桂, 茯苓, 澤瀉 各6, 續斷 12g, 黃芩 15g, 人蔘 2g

2   해당관절을 견인하여 공간을 만들어 鍼을 刺入하며 刺入의 심도는 관절의 크기에 따라 다르고 반대쪽면으로 침이 튀어나오지 않게 한다. 방아쇠손가락의 경우에는 치료로 인한 신경손상의 가능성을 최소화하기 위해 병변이 있는 손바닥쪽에서 진입을 시도하는 것이 아니라 손등쪽에서 관절을 열고 진입하여 경결된 병변까지 도달하게 한다. 효과를 상승시키기 위해 온침(溫鍼)을 시행한다.

후기 및 고찰

방아쇠손가락은 손가락 굽힘근 힘줄의 염증 및 결절에 의한 증상으로 모든 손가락에 발생할 수 있지만 넷째, 다섯째 손가락에서 호발하며 류마티스 관절염, 당뇨병과 관련이 있고 특발성인 경우도 있다. 특발성인 경우 중년여성에서 발생하며 수근관증후군과 de Quervain 건초염환자에서 발생빈도가 높으며 소아의 경우는 대개 엄지손가락에서 발생한다.[3]

한방치료는 초기 즉 어떠한 치료도 받지 않고 내원한 경우는 기허유열(氣虛有熱)에 해당되며 보중익기탕(補中益氣湯), 귀기건중탕(歸芪健中湯) 등에서 인삼(人蔘), 황기(黃芪), 황금(黃芩) 등을 증상의 경중을 참작하여 사용하면 되며 각종 치료(corticosteroid 건초 주사 등)에도 반응하지 않는 경우 및 만성화되어 경화된 경우의 치료법은 위의 처방에 사역탕(四逆湯)의 천웅(天雄), 건강(乾薑), 육계(肉桂)를 가미하게 된다. 대부분의 환자들은 침구치료만을 원하고 있지만 약물치료가 더 중요한 상황도 있다.

---

3 박지환, 이영진 역, AAOS핵심정형외과학, pp254-255, 범문에듀케이션, 한국, 2013

무릎의 관절염, 낭종

66세, 남자

진료일: 2013년 4월 30일

환자는 손자손녀와 함께 즐겁게 살고 있는 분으로 약 10여 년 전 산에서 뛰어 내려온 후부터 왼쪽 무릎에 약간의 이상이 있었는데 약 5년 전 비가 오는 날 음주 후 비에 젖은 공으로 족구를 한 후 갑 자기 왼쪽 무릎의 통증 및 부종이 발생하여 정형외과치료 후 개선 되었다. 그 후에도 피곤하거나 날씨가 좋지 못하면 약간씩 통증이 있었다. 이번에 증상이 발생한 것은 3주 전 갑자기 시작되어 정형 외과에서 관절액(약 20cc 이상)을 빼고 관절주사 및 소염제를 복 약했으나 증상이 지속되어 mri 검사를 했으며 정형외과병원 두 곳에서 전문의에게 진찰을 받았으나 모두 수술을 권고하여 한방 치료를 해보기 위해 본원에 내원했다.

🐾 증상분석

환자는 왼쪽무릎의 통증으로 보행하기가 어려워 무릎보호대를 하고 있었 으며 관절의 굴신이 어려웠다. 양구(陽丘)와 혈해(血海), 위중(委中) 등이 관 절염증으로 인하여 돌출되어 있었고 해당 관절을 촉진하니 표면적으로는 열감이 없었으나 환자는 보행을 조금하게 되면 무릎안쪽에서 욱신거리는 느낌이 심하게 나타났으며 안정 후에는 조금 개선되나 부종은 관절에서 물 을 배고도 하루가 지나면 다시 물이 차오른다고 했다. 기타 고혈압을 제외하고는 지병은 없었으며 음주를 매우 즐겼다. 이에 하초습열의 삼묘산가미방 (三妙散加味方[1])과 활락단(活絡丹)을 처방하고 2, 3일 간격으로 환측의 음양 릉천(陰陽陵泉), 삼음교(三陰交), 중봉(中封), 태충(太衝)에 침구치료[2]를 시 행했다.

치료 전 무릎 MRI: 슬개골의 윗부분, 무릎의 뒤쪽, 무릎관절 등에 염증으로 인한 삼출물이 보인다. mri소견은 퇴행성관절염, 활액막염, 베이커낭종 (baker's cyst: 4*1cm) 등이었다.

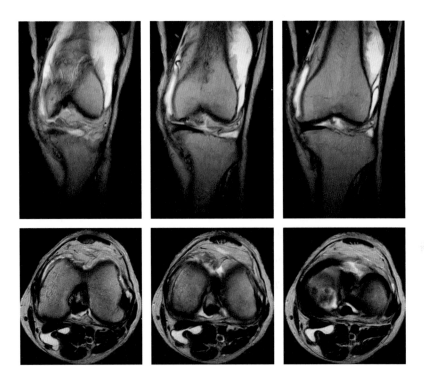

1   蒼朮, 黃柏, 牛膝 各 15g, 茯苓, 澤瀉 各 12g, 甘草 3g//活絡丹 每回 6個
2   음양릉천(陰陽陵泉) 부위를 사혈(瀉血)하게 되면 더욱 빠르게 개선되기도 하고 기타 관절염의 증상이 없이 무릎 접히는 부위에서 단순히 베이커낭종만 확인된다면 낭종의 사방에 낭종을 관통 하여 침구치료를 하고 중앙부위에 다시 하나를 자침(刺針)하고 온침(溫鍼)하면 더욱 빠르게 호 전된다. 이 때의 치료방법은 일반적인 관절염의 청열리습(清熱利濕)의 방법을 우선 사용하고 개 선되지 않으면 右歸, 腎氣 등의 腎陽虛로 치료방향을 선회한다.

210

치료경과

- 2013년 5월 21일: 관절의 부종과 통증이 지속되었다. 황백(黃柏)을 24g 으로 증량했다.

- 2013년 6월 5일: 왼쪽무릎의 부종이 흡수되기 시작했다. 황금(黃芩) 12g을 추가했다.

- 2013년 6월 20일: 왼쪽무릎의 염증과 부종이 대부분 흡수되었으나 아직 무릎이 잘 맞지 않는 것 같은 느낌이 강하다고 했다.

- 2013년 7월 5일: 무릎의 모든 부종과 염증이 흡수되었으나 20분 이상 보행시 느낌이 좋지 않다고 했다. 처방은 그대로 유지하고 복약횟수를 1일 2회로 감량했다.

- 2013년 7월 29일: 무릎의 통증은 거의 없으나 조금 불편함을 호소했다.

- 2013년 8월 22일: 오래 걸으면 약간의 통증이 나타났으나 일상생활에서 큰 문제는 없었다.

- 2013년 9월 28일: 이전의 모든 염증성 증상이 소실되어 치료를 종료했다.

후기 및 고찰

생존연령이 증가하면서 관절의 퇴행성질환은 점차적으로 증가하고 있다. 특히 무릎관절염은 중장년층의 삶에 지대한 영향을 미치는 질환으로 적극적인 치료가 필요하며 급성 증상 후의 치료도 중요하다. 무릎관절염에도 여러 유형이 존재하며 이 증례에 소개된 유형은 습열형(濕熱型)으로 이 유형의 치료는 다음과 같은 순서로 하게 된다. 청열리습(淸熱利濕)의 치료법을 강하게 사용하여 일련의 염증을 모두 정지 및 흡수시키고 그 후 보음청열(補陰淸熱)의 육미지황탕가감방류(六味地黃湯加減方類)의 처방을 사용하여 부종 및 염증이 지나간 후의 정허사쇠(正虛邪衰: 조금 많이 걷거나 뛰고 나면 약간 부어 오르는 것 같은 느낌이 있을 때)의 상황을 해결해야 한다. 그 후 모

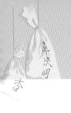

든 증상이 개선된 듯 하지만 날씨가 춥거나 조금 피곤하게 움직인 후 부종이 올라오지는 않으면서 시큰거릴 때 보신양(補腎陽)의 우귀음류(右歸飮類)로 처방을 변경해야 한다. 이런 방식으로 치료하게 되면 비록 많은 시간이 소요되기는 하지만 만전을 기할 수 있다. 하지만 대부분의 환자는 조금 개선되면 치료를 중단하는 경향이 있다.

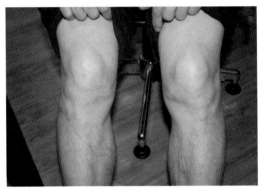

치료 종료 후 사진
비용문제로 치료 후 MRI검사는 권고하지 않았다.

발목 염좌 후 발생한 발목의 낭종

O3

46세, 여자

진료일: 2014년 11월 13일

환자는 매우 유쾌한 성격의 여사로 수일 전 회사 체육대회에서 달리기를 하던 중 왼쪽 발목을 다쳤다. 다친 당일 즉시 발목을 압박붕대로 묶었으며 당시 휴일이어서 일단 휴식을 취했다. 문제는 그 다음날 아침 붕대를 풀고 보니 다친 발의 바깥쪽 복숭아뼈 옆에 직경이 약 2cm 정도되는 혹이 올라와서 정형외과에서 검사를 하니 다행히 골절이나 인대의 손상은 없었다. 하지만 낭종에 대해 의사에게 물으니 수술을 해야 된다고 하여 본원에 내원하게 되었다.

🐾 증상분석

환자의 염좌로 인한 통증은 심하지 않았으나 왼쪽 바깥쪽 복숭아뼈 앞의 옆쪽으로 약 2cm되는 말랑한 낭종이 있었다. 발목관절은 안쪽으로 당기면 (내반) 통증이 있있으나 기타 운동범위에서 나타나는 통증은 없었다. 이에 염좌로 인한 관절액의 삼출로 판단하고 구허(丘墟), 족규음(足竅陰), 지음(至陰) 등을 방혈(放血)하고 구허투신맥(丘墟透申脈), 족삼리(足三里), 족임읍(足臨泣)에 침구치료를 하고 삼묘산가미방(三妙散加味方[1])을 처방했다.

---

1 蒼朮, 黃柏, 牛膝 各12g, 茯苓, 澤瀉 各9g, 甘草 4.5g//活絡丹5個, 1日 3回

213

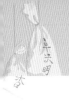

🅐 치료경과

- 2014년 12월 1일: 왼쪽 발목바깥쪽 낭종의 삼출액이 일정부분 흡수되어 낭종이 이전보다 말랑하게 되었다. 이에 약물치료를 잠시 종료하고 많이 걷지 않도록 권도했다.

- 2014년 12월 24일: 최근 집안의 일이 있어 장시간 동안 걷고 난 후 발목의 낭종이 다시 발생했다. 이에 발목관절을 접골(接骨²)하고 구허(丘墟), 족규음(足竅陰), 지음(至陰) 등을 방혈(放血)하고 구허투신맥(丘墟透神脈), 족삼리(足三里), 족임읍(足臨泣)에 침구치료를 시행하고 11월 13일의 처방에 황금(黃芩), 황연(黃連)을 9g씩 추가했다.

- 2015년 1월 15일: 어제 많이 걸었지만 왼쪽 복숭아뼈의 낭종이 커지지 않고 안정되어 있었다. 하지만 걷고 난 후에는 약간 욱신거리고 약한 정도의 열감이 있었다. 이에 황백(黃柏)을 15g으로 증량했다.

- 2015년 2월 13일: 왼쪽 발목의 낭종이 완전히 소실되었다. 이에 치료를 종료했다.

- 2015년 4월 22일: 최근 조깅을 많이 한 후 이전에 다쳤던 왼쪽 발목이 시큰거렸으나 낭종이 올라오거나 관절이 부어 오르지는 않았다. 하지만 걱정되어 다시 약물처방을 원하였다. 처방은 2015년 1월 15일의 처방으로 하고 약물 복용횟수를 1일 2회로 하여 장기간 복용하도록 했다.

---

2 환자를 옆으로 눕히고 바깥쪽 복사뼈가 위로 오게 한 후 밑에는 고정목을 대고 위에서 보조자가 발목의 내·외 복사뼈를 직선으로 발로 고정하고, 시술자는 환자의 발바닥을 빠르게 배쪽 굴곡시킨다. 시술 중 밑에 깔린 내측 복사뼈에 찰상이 생기지 않게 고정목 위에 수건을 덮는다. 시술 후 발뒤꿈치를 땅에 힘껏 굴러서 발목관절의 안쪽에서 자통감이 나타나지 않으면 교정이 잘 이뤄진 것이다. 시술 전 부종이 심하거나 인대의 손상 및 비골의 미세골절(미세골절의 경우 骨津에 의해 골격의 간격이 벌어지기까지는 약 2주 정도 소요되므로 사고 당시의 방사선검사에서는 골절이 보이지 않을 수도 있다.)이 의심되면 시술을 하지 않는다. 소아의 경우는 보조자 없이 환자의 발을 시술자의 무릎에 대고 동일한 기전으로 발목을 배굴시킨다.

고찰 및 후기

환자는 외상 후 낭종이 발생하여 정형외과에서 수술로 제거해야 한다는 진단을 받고 한방치료를 위해 본원에 내원했으나 필자는 한약복용에 대해 부담이 있을까 걱정하여 환자에게 수술을 권유했지만 환자는 절대로 수술을 하고 싶지 않다고 했다. 필자가 불필요하게 신경을 썼던 부분이다.

매우 좋은 경과를 보였지만 안타깝게도 이 환자의 사진은 촬영하지 못했다.

발목의 인대 손상은 매우 흔하게 발생하는 사건이며 일반인들은 그 심각성을 잘 모르는 경우가 많다. 하지만 완전손상이 아닌 대부분의 손상은 안정, 접골, 침구 및 약물치료, 일정기간의 고정 등을 통해서 일상생활에 복귀할 수 있게 된다. 치료의 목표는 이후에 발생할 수도 있는 골연골염, 퇴행성 발목관절 등을 예방할 수 있는 범위까지 신경을 써야 한다. 때로는 골절이 있는 경우도 있으나 이 또한 수술 후 한방치료를 겸하면 수술 후유증인 발목관절의 강직을 예방 및 최소화할 수 있다.

수술의 경우에는 일반적으로 보기보양(補氣補陽)이 위주가 되나 수술 직후부터 각종 보기보양(補氣補陽)의 약물을 투여하게 되면 때로는 골절면에서 분비되는 골진의 과도한 분비가 있을 수 있고 수술 부위의 과도한 충혈현상이 있을 수 있으므로 정해진 처방이 아니라 수술 후의 상황에 따라 처방을 결정해야 한다. 즉 예를 들면 보중익기탕류(補中益氣湯類)의 보기처방(補氣處方)에 활혈화어(活血化瘀)의 단삼(丹蔘), 삼칠(三七), 이수소종(利水消腫)의 창출(蒼朮), 복령(茯苓), 택사(澤瀉), 청열해독(淸熱解毒)의 황금(黃芩) 또는 황연(黃連) 또는 황백(黃柏), 인경(引經)의 우슬(牛膝)을 가미하는 것이 수술 후 회복의 가장 기본적인 방법이다. 만약 이런 방법으로도 수술 후의 회복이 느리면 사역탕(四逆湯)의 의미를 추가한다. 하지만 수술 후에도 염증이 지속될 경우에는 청열해독(淸熱解毒), 이수소종(利水消腫), 활혈화허(活

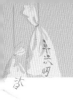

血化瘀)의 삼묘산(三妙散), 황연해독탕(黃連解毒湯), 오령산(五苓散) 등의 의미를 합(合)한다. 손상이 심하여 골격을 유합시킨 후 골수염으로 진행되지 는 않았지만 연조직염이 지속될 때에도 동일한 방법을 사용할 수 있다.

상당한 크기의 석회성 견관절염

61세, 여자

진료일: 2014년 10월 30일

환자는 어떤 질환도 없이 건강하게 생활하고 있었는데 약 3주 전 집안 일을 조금하고 난 후 갑자기 오른쪽 어깨의 극심한 통증이 발생하여 정형외과에서 방사선검사를 하니 오른쪽 어깨에서 상당히 큰 석회덩어리가 발견되어 즉시 대학병원에서 수술받을 것을 권고받았으나 수술에 대한 불안으로 수술을 거부했다. 하지만 통증이 너무 심해서 통증클리닉에서 주사 및 약물치료를 했지만 통증이 안정되지 않고 처음에는 어깨의 통증만 있었는데 점점 오른팔 전체가 저리기 시작했다. 환자의 남편은 3년 전 무릎관절염으로 보행이 힘들었으나 본원에서 상당히 빠르게 호전된 적이 있어 남편의 손에 이끌려 본원에 내원하게 되었다.

🏵 증상분석

환자는 오른쪽 어깨의 극심한 통증을 호소하고 있었으며 방사선사진에서 약 3cm정도의 큰 염증성 석회덩어리가 확인되었으나 어깨의 동작은 정상적이었다. 오른쪽 어깨의 통증양상은 후끈거리는 통증은 아니었으며 어깨부터 손끝까지 저린 증상과 어깨를 조금만 움직여도 극심한 통증이 나타나 밤에 잠을 잘 수가 없었다. 기타 어떠한 질환도 없었으며 복용 중인 약물도 없었다.

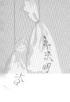

이에 대장경한비(大腸經寒痺)로 변증하여 귀기건중탕가미방(歸芪健中湯加味方[1])을 처방하고 풍지(風池) 자침(刺針) 및 견우(肩髃), 수삼리(手三里), 합곡(合谷)에 온침(溫鍼)을 실시했다.

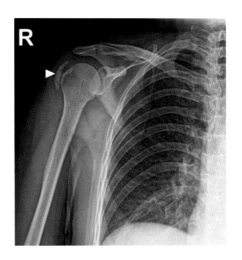

🧾 치료경과

- 2014년 11월 17일: 어깨의 통증과 팔저림이 크게 개선되어 취침시에 문제가 없게 되었다. 이에 동일한 처방을 사용했다.

- 2014년 12월 8일: 일상생활 중에 지장이 없었으나 가끔 아프려고 하는 느낌이 있었다. 이에 동일한 처방을 사용하고 복용횟수를 1일 2회로 감량하고 침구치료는 종료했다.

---

1   黃芪 15g, 肉桂, 赤芍, 甘草, 天雄 各6g, 乾綱, 蒼朮 各4.5g, 黃芩 12g, 茯苓, 澤瀉 各4.5g當歸 3g, 大棗 2枚 活絡丹 5個 1日 3回 : 이미 염증이 있기도 했고 보기보양(補氣補陽)의 약물에 의한 국소부위의 과도한 충혈을 예방하기 위해서 黃芩을 증량하고 茯苓, 澤瀉를 추가했다.

📖 후기 및 고찰

석회성 견관절염은 염증물질의 축적으로 발생하는 비교적 흔한 질환이며 크기가 작으면 충격파시술을 하고 크기가 크면 수술로 제거하기도 한다.

어깨의 통증이 화끈거리면서 환부에서 열감이 느껴질 때는 열증(熱症), 이와 반대되는 경우는 한증(寒症)으로 판단한다. 기타 국소적인 소염제 주사 및 충격파시술을 받은 후에 내원하게 되는 경우에는 한증(寒症)과 열증(熱症)이 동시에 있을 수 있으므로 주의해서 진찰해야 한다.

열증(熱症)일 경우에는 청열해독(淸熱解毒)의 효능이 있는 각종 처방에 삼황(三黃) 또는 황금(黃芩)을 가중(加重)하고 오지정혈사혈(五指井穴放血), 풍지(風池), 합곡(合谷)을 자침(刺針)하는데 환부를 방혈(放血)하려면 약하게 하는 것이 좋다. 한증(寒症)은 한비(寒痺)와 같으며 보기보양(補氣補陽)의 귀기건중탕(歸芪健中湯), 보중익기탕합사역탕(補中益氣湯合四逆湯), 십전대보탕(十全大補湯) 등등의 가미방(加味方)들을 사용할 수 있으며 황기(黃芪)를 중용(重用)하고 침구치료는 석회를 피해서 견우(肩髃), 비노(臂臑), 수삼리(手三里), 합곡(合谷) 등에 온침(溫鍼)을 시행한다. 만약 석회를 피하지 못해 종통(腫痛)이 일시적으로 악화되는 경우가 발생하면 오지정혈(五指井穴)을 사혈(瀉血)하고 환부에 대황분(大黃粉)을 물에 개어 붙이고, 마르면 바꿔주기를 반복하면 빠르게 안정된다.

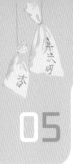

05 손목의 삼각연골손상으로 인한 손목의 통증

19세, 여자

진료일: 2014년 2월 22일

환자는 대학입시를 준비하고 있는 수험생으로 피아노를 전공하여 2년 전부터 본격적으로 피아노연습을 시작했다. 연습을 시작한 후 1년이 지나면서 오른쪽 손목의 통증이 나타나서 정형외과에서 물리치료 및 약물을 복약했으나 증상이 호전되지 않고 연습할 때 통증이 심해서 MRI 검사를 시행하니 손목의 연골이 파열되었다는 결과가 나왔다. 하지만 피아노연습을 쉴 수 있는 상황이 아니어서 통증이 심하면 진통제를 복약하면서 연습을 하고 있다가 최근에는 통증이 팔로 올라오는 것 같아 본원에 내원하게 되었다.

🎁 증상분석

비록 환자는 손목의 MRI 영상을 가져오지는 않았으나 손목을 바깥쪽으로 돌릴 때 심해지는 통증, 손바닥으로 땅을 짚을 수가 없는 점, 피아노를 칠 때 손목을 위로 들어올릴 때의 통증(dorsiflexion통증) 등의 증상은 손목연골(손목 삼각연골, triangular fibrocartilage injury, TFCC injury) 파열의 후유증으로 판단되었다.

이에 만성화된 통증의 소장경한비(小腸經寒痺)로 진단하였으며 수삼리(手三里), 외관(外關), 양지(陽池)에 온침(溫針)을 실시하고 귀기건중탕가미방(歸芪健中湯加味方[1])을 처방했다.

🧑 치료경과

● 2014년 4월 2일: 환자는 2주 분의 약물을 3주이상 복약하고 내원하였으
며 이전의 통증이 반 이하로 줄었으며 다시 복약하기를 원하여 동일한
처방을 사용했다.

🧑 후기 및 고찰

환자는 4월의 치료 후 열심히 피아노 연습을 하고 있으며 연습이 과중하여
손목이 통증이 나타나려고 하면 본원에 내원하고 있다.

손목을 많이 쓰거나 손목의 외상 후 및 연령에 따른 퇴행성변화가 발생할
경우 손목의 연골이 손상되기 쉽다.

급성기에는 절대적인 안정 및 관절의 고정과 함께 소장경(小腸經), 삼초
경(三焦經)의 정혈(井穴)을 방혈(放血)하고 만약 해당부위의 종열(腫熱)이
심하면 아시혈(阿是穴)을 사혈(瀉血)할 수도 있으며 처방으로는 청열해독
(淸熱解毒)계열의 처방을 사용하며, 종열(腫熱)이 심하면 삼황(三黃)과 사
령(四苓)을 가중한다. 만성기는 한비(寒痺)에 해당되며 귀기건중탕(歸芪健
中湯), 십전대보탕(十全大補湯) 등의 황기지제(黃芪之劑)에 황기(黃芪)를
강하게 사용하고 때로는 사역탕(四逆湯)의 의미를 강하게 사용하며 활락단
(活絡丹)을 가미한다. 염증기에서 기혈순환저하기로 진행되는 한열착잡기
(寒熱錯雜期)의 용약법(用藥法)은 두 의미를 함께 처방에 고려하면 된다.

---

1 黃芪 30g, 當歸 3g, 赤芍, 乾薑, 肉桂, 黃芩, 蒼朮 各6g, 甘草 4g, 大棗 2枚//活絡丹 4個

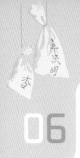

06 급성 석회성 건염

66년생, 여자

진료일: 2012년 7월 10일

환자는 금년 3월부터 특별한 원인없이 왼쪽어깨의 통증이 시작되었다. 초기의 통증은 어깨를 들어올리는 동작에서만 통증이 있었으며 정형외과 관절 주사 후 조금 개선되었다. 그러나 2, 3회 주사 후에도 증상이 개선되지 않아 한방치료 및 마사지를 받으면서 상태를 유지하고 있었으나 2, 3주 전부터는 어깨를 조금만 움직여도 극심한 통증이 나타나고 결국에는 정형외과의 약물(미상)을 복약해도 밤에 잠을 잘 수 없을 정도의 통증으로 진행되어 1주일 전 야간에 응급실에 다녀왔으며 당시 방사선검사에서 견관절의 석회성염증이 확인되었고 ESR이 상승해 있었다. 그 후 대형 정형외과병원에서 MRI검사를 하니 어깨 관절에 상당한 양의 염증이 확인되어 2일 후 수술을 하기로 하고 귀가했다. 하지만 수술이 무섭기도 하여 여러 친구들과 상의하던 중 한 친구의 소개를 받아 본원에 내원하게 되었다.

증상분석

환자를 진료실에 앉게 하고 관절의 움직임을 확인하려고 했으나 너무 극심한 통증으로 손을 댈 수도 없었으며 눕혀서 진찰할 수도 없었다. 이렇게 급성 염증기의 상황[1]에서는 물리적인 치료를 하는 것 보다는 약물치료를 우선 시행하여 인내할 수 있을 정도가 되면 침구치료를 하는 것이 더 좋을 것으로 판단하고 황연해독탕가미방(黃連解毒湯加味方[2])을 1주일분 처방했다.

🎁 치료경과

- 2012년 7월 19일: 복약 2일 후부터 통증이 감소하기 시작하여 야간에 조금이라도 잠을 잘 수 있을 정도가 되었으며 어제부터는 왼쪽 어깨를 스스로 조금씩 들어올릴 수 있을 정도가 되었다. 7월 10일의 처방을 변경하지 않았다.

- 2012년 7월 27일: 어깨의 통증이 상당히 개선되었으며 어깨의 열감(熱感)도 소실되었다. 그러나 견관절을 외회전시키면 극심한 통증을 호소했다. 이미 극성기의 종열(腫熱)은 개선되었으므로 7월 10일 처방에 황기(黃芪) 12g을 추가했다.

- 2012년 8월 3일: 좌측 어깨의 통증이 개선되었으나 어느 동작에서는 약한 정도의 통증이 나타났다. 7월 27일의 처방에 사역탕(四逆湯)의 성분을 소량 추가했다.[3]

🎁 후기

그 후 환자의 증상은 직업인 출판사 편집작업을 할 수 있을 정도로 회복되어 치료를 종료하였으며 2013년 4월 6일 우측의 경항통으로 내원하였는데 왼쪽 어깨는 일상생활의 불편이 없었다.

1 　사진참조

2 　黃芩18, 黃連12, 黃柏3, 梔子2, 蒼朮6, 茯苓12, 澤瀉12, 桑白皮9(上肢引經), 甘草3/活絡丹(1日 15丸)

3 　乾薑3, 天雄3

어깨의 견관절염은 급성기, 즉 어깨의 자각적 혹은 타각적 열감(熱感)을
느낄 수 있을 정도면 안지열(按之熱)에 근거하여 청열해독(淸熱解毒)의 효
능이 있는 처방은 모두 사용가능하며, 증상이 만성화되어 활동시에는 통증
이 별로 없으나 장시간 안정 후, 기상 후 통증이 있는 경우, 활동시 특정동작
에서만 통증이 나타나는 경우는 모두 기허겸양허(氣虛兼陽虛)로 볼 수 있
다. 만성기의 환자를 치료할 때 때로는 관절정복⁴이 필요하기도 한데 그 이
유는 이미 만성화되어 미약한 유착이 있으면 유착을 떼어내고 치료하는 것
이 좋다. 하지만 유착이 장기간 진행되었을 경우, 환자가 고령인 경우에는
근육 및 인대의 손상이 있을 수 있으므로 급하게 관절정복을 하지 말고 환자
로 하여금 거상운동을 충분히, 장기간 실시한 후 거상이 회복된 후 자발 거상
이 80도 정도 가능하게 되면 그 때 시행해도 된다. 일단 관절정복 후에는 유
착의 박리로 인한 종열(腫熱)이 발생할 수 있으므로 시행 후 약 3~5일 간은
황연해독탕(黃連解毒湯), 선방활명음(仙方活命飮), 지백지황탕(知柏地黃湯)
등으로 종열(腫熱)을 제거한 후 만성기의 치료법을 활용하면 된다.

4　환자를 눕혀 놓고 환자의 환측 경항부에서부터 수지말단까지 모든 근육에 대한 경혈안마를 실시
하여 근긴장을 최대한 제거한 후 환자의 팔을 어깨 관절을 중심으로 끝까지 내회전시킨 후 다시
외측으로 외회전시키면서 거상시키게 되면 관절의 유착이 박리되면서 박리시 특유의 성음을 들
을 수 있게 된다. 관절정복 후에는 약 10분간 환측 어깨에 얼음찜질을 한 후 환측의 수지정혈(手
指井穴)을 사혈하고 풍지(風池), 합곡(合谷), 수삼리(手三里)에 자침한다. 처방은 청열해독류
(淸熱解毒類)의 처방을 약 1주일 동안 사용한다. 최초 관절정복 후 시간이 경과되면서 다시 유착
이 발생하기전 능동 거상시 각도에 이상이 보이는 경우에는 다시 관절정복을 실시한다.

사진은 본원 내원 수일 전 정형외과에서 촬영한 것으로 견관절의 염증소
견을 확인할 수 있다.

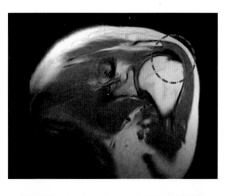

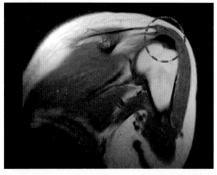

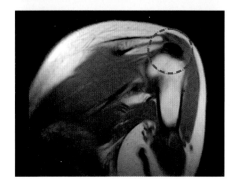

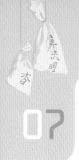

우측 견관절의 석회성 견관절염

45세, 여자

진료일: 2013년 6월 28일

환자는 약 1년 전부터 오른쪽 어깨 관절의 통증이 발생하여 2012년 9월 정형외과에서 방사선검사를 하니 어깨에 석회가 끼었으며 염증이 있다고 하여 우선 물리치료 및 약물을 복약했으나 증상이 개선되지 않아 관절주사를 맞으니 조금 나은 것 같았는데 2주 후부터 다시 통증이 시작되었다. 그 후 충격파시술을 2, 3회 받았지만 통증이 지속되어 근처 한의원에서 침구 및 약물치료를 받았지만 통증은 개선되지 않았다. 이에 지인의 소개로 본원에 내원하게 되었다.

증상분석

환자의 증상은 오른쪽 어깨관절을 완전히 거상시켰을 때 약 150도 되는 지점에서 통증이 나타나기는 했으나 억지로 더 거상을 시켜보니 180도 정도 거상이 되었다. 등을 긁는 동작에서 통증이 심하게 나타났으나 오른쪽 어깨관절을 안쪽으로 꺾어서 반대쪽 등을 긁는 동작은 가능했다. 운동, 물리치료, 침구치료를 하면 그 당시에는 통증이 개선되는 것 같았지만 다음날이 되면 이전과 똑같은 통증이 나타났다.

이에 장기간의 각종 치료에도 증상이 개선되지 않은 것, 증상 등을 근거로 하여 기양허어저겸유열(氣陽虛瘀阻兼有熱)의 귀기건중탕가미방(歸耆健中

湯加味方¹)을 처방하고 견우(肩髃), 비노(臂臑), 수삼리(手三里), 합곡(合谷) 등에 온침(溫鍼)을 실시했다. 운동요법으로는 환측(患側)의 견관절을 이용하여 등의 지양혈(至陽穴) 과 반대쪽 천종혈(天宗穴)을 향해 움직이는 운동을 지속적으로 하도록 권고했다.

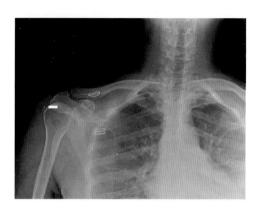

🔖 치료경과

- 2013년 7월 16일: 침구치료 후에는 통증이 이전보다는 많이 개선되나 그 다음날 아침에 일어나서 움직이기 시작하려고 하면 통증이 심했다. 6월 28일 처방에서 황기(黃耆)를 24g으로 증량했다.

- 2013년 8월 9일: 우측 견관절의 통증이 상당히 개선되었으며 아침 기상 후에만 약간의 통증이 있고 조금만 지나면 통증이 소실되었다. 그래서 8월 3일 정형외과에서 방사선 검사로 확인하니 이전의 석회가 없어졌다는 진단을 받았다. 6월 28일 처방에서 황기(黃氣)를 30g으로 증량했다.

---

1 黃耆 15g, 赤芍, 天雄, 肉桂 各 7.5g, 乾薑, 蒼朮, 甘草 4.5g, 黃芩 12g, 續斷, 骨碎補, 茯苓, 澤瀉 各 9g//活絡丹 4丸 1日 3回

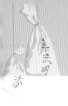

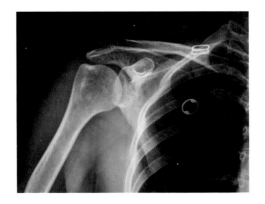

● 2013년 9월 26일: 아침 기상 후에도 오른쪽 어깨관절의 통증이 거의 느낄 수 없을 정도로 호전되었으며 어깨 관절을 들어올리거나 회전해도 통증이 없었다. 8월 9일 처방을 1일 1,2회 복용 방법으로 변경하고 치료를 종료했다.

후기 및 고찰

환자는 2015년 6월 1일 다시 내원했으며 이번에는 1월에 운동을 한 후 발생한 왼쪽 견관절의 통증으로 내원했다.

어깨의 석회성 건염에서 석회가 침착되는 이유는 아직 불분명하다. 몇몇 학설이 있지만 이전의 외상 또는 염증 후의 노폐물이라고 보는 것이 합당하다. 서양의학적으로 건주위 스테로이드 주사, 충격파, PRP (Platelet rich Plasma), 수술적인 석회제거 등이 시행되며 대부분의 환자는 그래도 치료가 안된 경우에 한의원을 찾게 된다.

치료는 견관절 유착의 유무를 확인하고 유착이 없으며 통증만 심한 경우에는 단순 관절 또는 근건염으로 볼 수 있으며 만약 해당 부위에서 종열감(腫熱感)을 자각 또는 타각할 수 있으면 황연해독탕(黃連解毒湯)을 위시한 각종 청열해독(淸熱解毒)의 처방에 삼황(三黃) 중 하나를 가중하고 이수소종(利水消腫)의 사령(四苓)을 가미하고 풍지(風池), 견우(肩髃), (手三里), 합곡(合谷) 등에 침구치료를 하고 원심단(遠心端)의 정혈(井穴)을 사혈한다. 만약 유착이 있다면 견관절을 내회전시킨 후 거상시키는 방법(환자를 앙와위로 하고 환측의 주관절을 90도 굴곡시키고 환지를 내전하여 팔꿈치와 손목을 수평이 되게 한 후 시술자는 팔꿈치와 손목을 잡고 견관절을 일시에 거상시켜 유착을 박리하는 시술법)을 사용하여 일시에 유착을 박리하고 시술 3~7일 동안은 위에 설명된 침구치료 및 처방을 사용하고 그 후에는 귀기건중탕(歸耆健中湯), 황기계지오물탕(黃耆桂枝五物湯), 십전대보탕(十全大補湯) 등의 보기보혈보양(補氣補血補陽)의 처방을 사용한다. 만약 견관절의 거상은 되는데 견관절을 들어서 선서를 하는 자세를 했을 때 통증이 있는 경우라면 유착된 부위가 다르므로 직립한 상태에서 환자의 환측 손바닥을 환측 둔부에 대게 하고 팔꿈치를 옆으로 하지 않고 완전히 뒤로 한 상태에서 고정한 후 환자에게 어깨 관절만 앞으로 강하게 미는 운동을 시키면 유착이 천천히 박리되거나 가벼운 경우는 즉시 툭하는 느낌과 함께 박리된다. 하지만 환자가 이 시술법들을 두려워할 경우에는 내원시마다 조금씩 유착을 박리하고 처방은 이 증례의 처방을 사용하면 천천히 개선된다. 환자에 따라 유연하게 대처하면 된다. 치료에 있어서 방사선 사진 상의 석회도 중요하지만 증상개선이 우선이며 석회가 그대로 있어도 일상생활에 불편이 없으면 문제가 되지는 않는다.

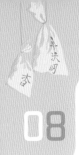

08 원인불명의 극심한 무릎관절염

39세, 여자
진료일: 2013년 4월 5일

환자는 차분한 성격의 부인으로 양쪽 무릎의 통증으로 양손에 목발을 하고 가족의 부축을 받으며 진료실로 들어왔다. 환자의 무릎통증은 약 2개월 전 갑자기 시작되었는데 어느날 자고 일어나니 갑자기 양쪽 무릎에서 열감(熱感)이 느껴졌고 며칠이 더 지나니 보행을 할 수 없을 정도가 되어 휴직을 하고 대학병원에 입원하여 각종 검사를 했으나 MRI에서 관절 및 주변의 부종만 확인할 수 있었고 기타 검사에서는 그 원인을 찾을 수가 없었다. 대학병원의 정형외과에서 처방해준 소염제와 스테로이드를 복약한 후 조금 걸을 수 있었으나 며칠 전부터 다시 보행이 힘들 정도로 증상이 악화되어 본원에 내원하게 되었다.

🐛 증상분석

환자의 무릎은 전체적으로 부어 있었고 열감(熱感)이 있었으나 감염성 관절처럼 극심한 열감은 아니었으며 관절의 변형도 없었다. 대학병원의 검사에서 이상이 없었지만 기타 류마티스과적인 질환 또는 감염성질환(결핵, 세균 등)의 유무를 다시 확인할 목적으로 타 대학병원에 의뢰하려고 했지만 환자는 병원검사는 상당한 기간이 소요되며 검사가 진행되는 동안 통증이 지속될 것을 두려워하여 병원검사와 한방치료를 동시에 진행하기로 했다.

이에 일반적인 활막염에 필자가 자주 사용하는 삼묘산가미방(三妙散加味方[1])을 처방하고 침구치료는 우선은 염증이 심한 무릎 주변의 혈위(穴位)는 피하고 대돈(大敦), 족규음(足竅陰)을 사혈(瀉血)하고 음양릉천(陰陽陵泉), 삼음교(三陰交), 태충(太衝) 등에 침구치료를 했다.

🐾 치료경과

- 2013년 4월 19일: 양쪽 무릎의 부종과 통증이 여전했으며 1일 2, 3회씩 슬개골 위쪽의 근육으로 부종과 열이 올라왔다가 내려가곤 했다. 이에 아직은 다시 의뢰한 대학병원의 검사결과가 나오지 않았지만 특수한 감염을 고려하여 4월 5일의 처방에 용담사간탕(龍膽草)의 의미로 용담초(龍膽草) 6g을 가미했다.

- 2013년 5월 10일: 대학병원에서 시행한 각종 염증 및 감염, MRI 검사 등이 모두 정상으로 판정되었다. 이와는 별개로 지난 번 처방을 복약한 후 무릎의 통증이 개선되었지만 오래 서 있거나 조금 걸으면 무릎의 부종과 통증이 나타났다. 이에 처방이 적중한 것으로 판단하고 4월 19일의 처방에서 용담초(龍膽草)를 12g으로 증량했다.

- 2013년 5월 29일: 약 1km보행 후 다음날 무릎의 통증이 심했으나 부종은 이전처럼 심하지 않았고 안정 후 통증은 소실되었다. 5월 10일의 처방에 토복령(土茯苓)을 9g추가했다.

- 2013년 6월 29일: 금주 화요일부터 직장에 다시 출근하기 시작했는데 지하철역에서 보행을 할 때 통증이 있었으며 오른쪽이 더 심했다. 출근 후 머리카락이 좀 더 빠지고 잠을 깊게 자지 못하고 수면 중에 몇 번씩 깨곤 했다.

1 　蒼朮 9g, 黃柏 12g, 牛膝 12g, 續斷, 骨碎補 各6g, 茯苓, 澤瀉 各9g, 甘草 3g 活絡丹 6個/每回

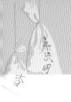

- 2013년 7월 27일: 2일 전부터 우측의 무릎관절에 열감(熱感)이 나타났다. 처방은 5월 29일의 처방을 변경하지 않았다.
- 2013년 12월 7일: 오랜 만에 내원한 환자는 이전처럼 무릎이 아프지는 않고 가끔 왼쪽 무릎이 아프다고 하였다. 처방을 지백지황탕가미방(知栢地黃湯加味方[2])으로 변경하여 1일 1, 2회 복용하도록 했다.

🐝 후기 및 고찰

2014년 11월 29일: 최근 날이 추워면서 양쪽 무릎이 약간 시려서 내원하였다. 이에 양쪽 슬관절의 음양릉천(陰陽陵泉), 삼음교(三陰交), 지오회(地五會) 등에 침구치료를 실시했다.

이 환자의 무릎관절염은 비록 치료에 상당한 시간이 소요되었지만 그 나름의 이유가 있다.

이미 대학병원에서 2회 정밀검진을 했지만 원인을 찾을 수 없었으며 심지어 면역(RA, SLE 등의 각종 항체, 보체), 감염(세균, 결핵, 매독 등) 등의 검사도 시행했지만 원인불명이었다.

한방치료 초기에 사용한 처방은 일반 관절염에 통용되는 삼묘산가미방(三妙散加味方)이었지만 전혀 효과가 없었으며 그 후에 모종의 감염에 사용할 수 있는 용담사간탕(龍膽瀉肝湯)을 추가한 후부터 증상이 개선되기 시작한 것으로 보아 습열형(濕熱型)의 관절염으로 판단할 수 있었다. 이런 종류의 관절염은 흔히 볼 수 없으며 대학병원의 정밀검진에서도 그 원인을 찾을 수 없을 정도의 고난이도 질환에 해당된다. 특히 이 환자는 본원 내원 전에 이미 침구치료 및 한약물치료를 했으나 효과가 없었으며 관절주변에 사혈 및 침구치료를 받은 후에 증상이 더욱 심해져 대학병원으로 가게 되었음을 주

---

2 黃柏 12g, 知母, 生地黃, 山藥, 牧丹皮, 山茱萸, 茯笭, 澤瀉, 蒼朮 各4.5g, 牛膝 12g, 甘草 3g

지할 필요가 있다. 관절염의 유형을 확신하기 어려운 경우에는 해당 부위에 대한 직접적인 치료는 피하는 편이 좋을 수도 있다.

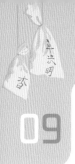

09 족저근막염으로 운동을 못하던 여사

43세, 여자

진료일: 2014년 7월 8일

환자는 매우 즐거운 성격의 운동을 좋아하는 중년여성으로 약 1개월 전 딱딱한 신발을 신고 장시간 걸은 후 오른쪽 발바닥이 아프기 시작했다. 정형외과에서 물리치료를 받고 통증클리닉에서 주사를 맞았으나 통증이 개선되지 않고 운동을 좋아하는데 잘 뛸 수가 없고 아침에 침상에서 내려와 발을 디디면 견딜 수가 없어 한방치료를 받기 위해 내원했다.

증상분석

환자의 증상은 오른쪽 발뒤꿈치의 종골 내측 돌기를 누를 때 통증이 있었으며 아침에 처음 보행을 시작할 때 통증이 심하고 몇 분 동안 걸으면 조금 나아지며 운동 후에는 발바닥이 아파서 잘 걸을 수 가 없었다. 기타 특수한 질환은 없었으며 수년 전 조금만 움직이면 전신에서 땀이 나는 다한증으로 한방치료를 받았었으나 호전되지 않았다.

이에 하초습열(下焦濕熱)의 삼묘산가미방(三妙散加味方[1])을 처방하고 발바닥 압통점을 방혈(放血)하고 압통점과 압통점 사방(四方) 및 삼음교(三陰交), 음릉천(陰陵泉) 등에 자침했다.

---

1 蒼朮 9g, 黃柏 15g, 牛膝 12g, 續斷, 骨碎補 6g, 甘草 6g// 活絡丹 5個 1日3回

극심한 다한증은 현재의 족저근막염이 개선되면 치료를 시작하기로 했다.

🎗 치료경과

- 2014년 7월 24일: 아침에 일어나서 바닥에 첫발을 내디딜 때의 통증은 개선되었으나 운동을 하고 나면 아직도 후끈거리는 통증이 남아있었다. 7월 8일 처방에 복령(茯苓), 택사(澤瀉) 를 6g씩 추가하고 활락단(活絡丹)을 7개로 증량했다.

- 2914년 8월 18일: 이전까지는 운동을 해도 크게 통증이 없었으나 어제 물놀이공원에서 맨발로 많이 걸은 후 오른쪽 발바닥에 약한 정도의 통증이 나타났다. 이에 발바닥의 염증은 대부분 흡수되었으나 염증으로 늘어진 근막이 발병 전처럼 완전하게 유합되지 않은 것으로 판단하고 8월 18일의 처방에서 복령(茯苓), 택사(澤瀉)를 9g으로 증량하고 다한증치료를 위해 마황근(麻黃根), 용골(龍骨), 모려(牡蠣), 지황(地黃)을 추가했다.

🎗 후기 및 고찰

2016년 6월 현재 필자가 가끔 운동하는 헬스클럽에서 열심히 운동하고 계신다.

발바닥근막염은 근막이 분포되고 있는 발바닥의 어느 부위에서나 발생할 수 있으며 대부분은 국소적으로 몇 개의 부위에만 염증이 나타난다. 종골(calcaneus)의 하부 내측 결절 위의 근막기시부의 퇴행성 파열이 원인이며 그 다음으로는 건증(tendinitis)반응이 많다. 여자에게서 2배 더 호발하며 발 모양의 유형과는 관련이 없다. 일반적인 증상으로는 아침 기상 후 가장 통증이 심하고 장시간 걷거나 서있어도 통증이 심해진다. 대부분 비수술적인 치

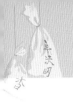

료로 호전되며 6~12개월 정도 소요될 수 있다.[2]

한의학적으로는 족근통에 속하며 외과(外科)의 하초습열(下焦濕熱)에 해당된다. 이묘산(二妙散)은 창출(蒼朮), 황백(黃柏)으로 구성되어 있으며 인경하행(引經夏行)의 의미로 우슬(牛膝)이 가미된 삼묘산(三妙散)을 사용하며 해당 부위의 부종이 확실하면 복령(茯苓), 택사(澤瀉)를 가미하여 오령산(五苓散)의 의미를 추가할 수도 있다. 활혈통락지통(活血通絡止痛)의 활락단(活絡丹)을 가미하기도 한다. 침구치료는 초기 종열기(腫熱期)에는 해당 부위를 방혈(放血)하고 병소를 향해 4방향에서 진침(進針)한다. 그 후 승근(承筋), 승산(承山), 삼음교(三陰交) 등을 배혈(配穴)한다. 만약 각종 주사치료를 통해 해당부위의 근막위축 또는 근막유착 등이 보이는 경우에는 해당 부위의 온침(溫鍼) 또는 간접구(間接灸), 직접구(直接灸)를 하는 것이 효과적일 수 있으며 지황류(地黃類)의 처방으로 시작하여 우귀음(右歸飮)으로 천천히 변경한다.

---

2 John F. Saswark, MD, 박지환, 이영진 역, AAOS핵심 정형외과학, PP553-559, 범문에듀케이션, 한국, 2013

오른쪽 발에 생긴 지간신경종

48세, 여자

진료일: 2013년 6월 27일

환자는 2년 전 속칭 오십견의 견관절 염증 및 유착으로 본원에서 치료받았던 분으로 이번에 내원하게 된 것은 몇 달 전부터 시작된 오른쪽 발의 통증이었다.

몇 년 전부터 오른쪽 발등에 약 5mm정도의 혹이 있었으며 가끔 장시간 조이는 신발을 신거나 하면 약간의 통증이 있었으나 크게 문제가 되지는 않았다. 그런데 몇 달 전부터 갑자기 통증이 심해지더니 혹에 조금만 부딪혀도 온몸에 전기가 통하는 것 같은 극심한 통증이 나타나 근처 정형외과에서 치료를 받고 약물을 복약했다. 하지만 증상이 전혀 개선되지 않자 담당의는 이미 염증에 대한 약물들을 사용했으나 증상이 개선되지 않았으므로 지간신경종이 의심된다고 하면서 대학병원으로 의뢰를 하였다. 이에 한방 치료를 받기 위해 내원했다.

🦷 증상분석

환자의 발등(제1중족골과 제2중족골, 내측설상골사이위 윗부분)에 생긴 혹은 결절종(ganglion cyst)과 비슷했지만 결절종이 힘을 줘서 눌러야 통증이 생기며 신경을 자극하는 증상이 없는 것과는 달리 조금만 만져도 발가락 쪽으로 하행하고 하퇴전면으로 상행하는 통증이 있었다. 또한 일반적인 염증이라면 정형외과에서의 약물치료로 어느 정도 호전을 보였어야 하는데 전혀 호전되지 않은 것으로 판단하면 종괴가 신경에서 유래하거나 적어도 신경을 침범했을 가능성이 높았다. 이에 대학병원으로 의뢰하고자 했으나 환자는 이전에 몇 번 수술을 한 적이 있고 인터넷을 통해 스스로 연구해보니 수술로 인한 후유증(신경손상)이 있을 수도 있다고 하여 우선 한방치료를 하고 그래도 안되면 대학병원에 가겠다고 해서 한방치료를 시작했다.

이에 하초습열겸어열(下焦濕熱兼瘀熱)로 판단하여 삼묘산가미방(三妙散加味方[1])을 처방하고 종괴를 피하여 태충(太衝), 해계(海溪, 족삼리(足三里) 등에 온침(溫鍼)을 시행했다.

🦴 치료경과

- 2013년 7월 15일: 오른쪽 발등의 통증이 개선되었다. 이전 처방에서 황백(黃柏)을 30g으로 증량했다.
- 2013년 7월 29일: 오른쪽 발등의 통증이 더욱 개선되었으며 종괴도 위축이 시작되어 약간 편평하게 되었다. 처방을 변경하지 않았다.

🦴 후기 및 고찰

환자는 2013년 8월까지 내원하였으며 발등의 낭종성 종괴는 모두 소실되었고 바닥에 무릎을 꿇고 앉아 발등이 땅에 닿아도 통증이 나타나지 않았으며 1년 이상이 지나도 재발하지 않았다.

지간신경종(interdigital neuroma)는 Morton neuroma라고도 하며 신경종의 압박을 유발하는 자극에 의하여 압통과 발가락쪽으로의 통증이 나타난다. 용어는 신경종이지만 신경의 종양이 아닌 신경(common digital nerve)

---

1 蒼朮 12g, 黃柏 21g, 牛膝 12g, 茯苓, 澤瀉 各9g, 甘草 3g(1/2日)//萬靈丹20個 日3回

주위의 섬유화이다. Corticosteriond 주사에 의해 증상이 소실되기도 하지만 신경과의 유착이 심하거나 신경 안쪽에서 유래된 종양의 경우에는 주사 후 신경종은 없어지지 않고 주변조직이 위축되거나 또는 신경의 손상으로 감각 이상이 심해지는 경우도 있다.[2] 때로는 수술 후 어느 정도의 신경학적 후유 증은 감수해야 될 경우도 있다.

한방적으로는 하초습열(下焦濕熱)에 해당되며 이묘산(二妙散), 삼묘산(三妙散), 가미삼묘산(加味三妙散), 육미지황탕(六味地黃湯) 등을 사용할 수 있으며 섬유화의 정도(이전의 치료, 발병 후 한방치료시작까지 소요된 시간, 압박시 종괴의 저항도 등)에 따라 유향(乳香), 몰약(沒藥), 속단(續斷) 등의 활혈화어(活血化瘀)약물과 만영단(萬靈丹)을 추가한다. 침구치료로는 염증 성이라면 해당경락의 아시혈(阿是穴)과 각 경락의 정혈(井穴)을 방혈(放血) 할 수도 있으며 신경종이 확인이 되면 신경자체에 대한 침구자극은 피하고 조직의 신경압박으로 발생하는 신경이상을 해당 경락의 위아래에서 제어하고(溫鍼) 동시에 해당 종괴의 상면에 간접구(間接灸)를 할 수도 있다.

수술 후의 신경학적이상은 보기보양(補氣補陽)의 처방 및 해당경락의 온침(溫鍼) 후에 천천히 개선된다.

---

2   JohnF. Saswark, MD, 박지환, 이영진 역, AAOS핵심 정형외과학, PP542-545, 범문에듀케이션, 한 국, 2013

한방 임상이야기

CHAPTER 06

기/타/질/환

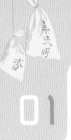

1년 이상 지속되는 인후염

49세, 여자

진료일: 2014년 5월 10일

> 환자의 증상은 1년 동안 반복되고 있는 감기로 내과에서 1주일 정
> 도 치료하면 2, 3일 후에는 다시 감기가 걸리기를 반복하였으며
> 최근 2개월 동안에는 병원약을 중단할 수 없을 정도로 통증이 심
> 하여 한방치료를 받기 위해 지인의 소개로 내원했다.

🐝 증상분석

일반적인 감기와는 다르게 목이 조금 아프기 시작하면 머리 전체에 극심
한 통증이 생기고 그 후 조금씩 기침을 하게 되며 이 때 내과나 이비인후과
에 가서 1주일 정도 약을 먹으면 안정되지만 약을 중단하면 2, 3일 후 다시
목이 아프기 시작했다. 약간만 추운 느낌이 있어도 목 안쪽이 욱신거리고 두
통이 나타났다. 때로는 취침 중에도 갑자기 가래없는 기침을 많이 하기도 했
다. 이런 증상이 발생하기 전에도 가끔 목에 무엇인가가 걸려있는 듯이 답답
하고 항상 뒷목이 뻣뻣했다. 기타 3년 전에 유방암으로 수술, 방사선, 화학요
법 등을 시행하였으며 유전자 및 호르몬음성으로 지금은 유방암과 관련된
약물을 복약하고 있지 않았다.

내원시의 증상은 발열이 없는 인후통, 두통, 가끔 나타나는 가래없는 기침,
설반치흔(舌胖齒痕), 맥부긴삽(脈浮緊澁) 등이었으며 이에 감길탕가미방(甘

242

桔湯加味方[1])를 처방했다.

🔖 치료경과

- 2014년 5월 26일: 이전에는 진통제와 병원약을 1일 3회 복약해도 3일 이상 지속되던 목 안쪽의 통증과 두통이 거의 없어졌으며 목뒤 뻐근함도 상당히 개선되었다. 이에 동일한 약물을 처방하고 복약횟수를 1일 2회로 감량했다.

🔖 후기 및 고찰

이 환자의 증상은 매핵기(梅核氣)의 열증형(熱症形)으로 일시적인 악화에 해당된다고 할 수 있다. 일반적으로 시호소간산(柴胡疏肝散), 온담탕(溫膽湯) 등이 사용될 수 있으며 필자는 급즉치표(急則治表)의 원칙에 의하여 감길탕(甘桔湯)의 변방(變方)인 가자청음탕(柯子淸暗湯, 醫方集解)을 주방(主方)으로 하고 온담탕(溫膽湯) 및 감맥대조탕(甘麥大棗湯)의 방의(方意)를 추가했다. 서양의학적으로는 만성 인후염, 호산구성 인후염에 해당될 수도 있으나 발열을 포함한 급성기를 제외하고는 모두 매핵기(梅核氣)의 일시적인 염증성 변화로 보는 것이 타당하다. 만약 발열이 심할 경우에는 대추혈(大椎穴) 및 이간삼간(二間三間)을 방혈(放血)하고 처방을 완전한 열증형(熱症形)으로 전환하여 후아(喉蛾)의 처방으로 변경할 수도 있으며 인후부의 직접적인 방혈(放血), 흡관(吸管)을 이용하여 대황분(大黃粉)을 인후로 직접 산포(散布)하는 방법이 필요한 경우도 있다.

---

1 甘草 12g, 桔梗 15g, 黃芩 9g, 柯子 12g, 半夏 6g, 浮小麥 9g, 大棗 6枚

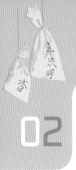

02 갱년기 부정자궁출혈, 기능성자궁출혈, 자궁 대출혈

48세, 여자

진료일: 2013년 2월 7일

환자는 필자와 매우 친한 지인으로 이번에 내원한 이유는 수 주 전 시작된 자궁출혈로 이미 부인과에서 치료했으나 지혈이 되지 않아 매우 다급하게 오게 되었다. 본원에 내원하기 전의 경과는 3, 4주 전 생리가 끝나지 않고 조금씩 2주 이상 지속되기에 부인과에서 약물을 처방받아 복약하니 복약 5일이 되는 날부터 약간씩 지혈이 되었으며 11일간 복약 후 다시 진료 후 복약하던 중 두번째 복약 6일 째인 어제 아침 갑자기 대량의 출혈이 시작되어 종합병원 응급실에 갔으나 오늘 아침까지 지혈이 되지 않아 급히 멀리서 내원했다.

증상분석

환자의 자궁출혈은 1시간 1회 내의와 패드를 갈아야 할 정도로 출혈량이 많았으며 검붉은 색을 띠고 있었다. 출혈 때문인지 어지럼증과 전신의 무기력을 호소하였고 맥세삽삭(脈細澁數)했다. 아직은 긴급하게 수혈을 해야 할 정도로 출혈로 인한 체력소모가 심하지 않은 것으로 판단하고 급하게 약물을 처방하고 한약을 복약한 후에도 지혈이 되지 않고 식은 땀이 나온다면 응급실로 다시 가야 한다고 알려주었다.

이에 갱년기 부정자궁출혈의 급성기, 혈열망행(血熱亡行)으로 판단하여 지골피음가미방(地骨皮飮加味方[1])을 처방하고 합곡(合谷), 혈해(血海), 삼음교(三陰交)에 침구치료를 했다.

🦴 치료경과

- 2013년 2월 13일: 복약을 시작한 후 출혈량이 감소하기 시작하여 2일 전 완전히 지혈되었다. 이에 주사(朱砂)의 복용횟수를 1일 2회, 아침 저녁으로 감량하고 이미 처방된 약은 지속적으로 복약하도록 했다.
- 2013년 3월 12일: 1주일 전 월경이 시작되었으나 이전처럼 월경의 양이 많지 않고 5일 만에 종료되었다. 이전의 처방을 변경하지 않고 주사(朱砂)를 거(去)했다.
- 2013년 4월 9일: 1주일 전 월경이 시작되었으며 3일 째에 끝나는가 싶었는데 다시 시작되어 총 5일간 월경을 했다. 처방을 변경하지 않았다.
- 2013년 6월 14일: 4월 이후로 1개월 1회 월경이 있으며 5일만에 종료되고 있다고 했다.

🦴 후기 및 고찰

환자는 2015년 3월 오른쪽 무릎의 염증으로 다시 내원했으며 3개월 전부터 월경이 일정하지 않고 거르는 경우도 있다고 했으나 다시 대출혈이 나타나지는 않았다.

기능성자궁출혈, 부정자궁출혈은 생식기계 내분비계통의 기능이상으로 인한 자궁이상출혈이며 무배란성 자궁출혈이 80% 이상이며 사춘기와 경년기에 잘 발생하고 배란성의 경우에는 생육기에 발생한다.

한의학적으로는 혈열(血熱)의 붕루(崩漏)에 해당되며 출혈의 기간, 환자의

---

1 當歸, 川芎, 赤芍藥, 生地黃, 炙甘草, 各3g, 黃芩 15g, 蒼朮 4.5g, 地骨皮, 牧丹皮 各6g, 藕節, 側柏葉 各15g, 朱砂 2g

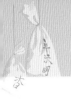

체력저하여부에 따라 기본적인 처방을 선정한다. 또한 이전에 시행되고 있던 부인과치료 즉 medroxyprogesterone acetate, norethindrone acetate 등의 progestins, 경구피임제, danazol, depot leuprolide, Nsaids (nafareline), 자궁내막절제, levonorgesterel 분비 자궁내막장치(mirena) 등의 유무에 따라 치료방법을 약간 수정할 수 있다. 한방치료를 시작하고자 하는 환자들은 대부분 위의 치료에 반응이 저하되어 내원하게 되는 경우이므로 한방적 관점에 따라 치료하여 3개월 동안 정상적인 생리가 있으면 그 후 치료를 천천히 중단하면 된다. 비록 시간이 많이 소요되지만 반복적인 자궁소작술 및 자궁내장치의 효과저하 등으로 인한 자궁절제를 예방하는데 중점을 둬야 한다.

사용할 수 있는 처방으로는 지골피음(地骨皮飮), 금연사물탕(芩連四物湯) 등의 의미가 있는 혈열(血熱)의 모든 처방을 사용할 수 있으며, 우절(藕節), 측백엽(側柏葉) 등의 지혈약(止血藥)을 가미한다. 하지만 때로는 기허형(氣虛型)도 존재할 수 있으며 이 때의 출혈양상은 혈열형(血熱型)이 양도 많고 어홍색(瘀紅色)을 띠는 반면 기허형(氣虛型)에서는 소량의 출혈이 림프액과 함께 나오거나 림프액에 혈사(血絲)가 섞이는 정도의 출혈이 지속된다. 이 때에는 보중익기탕(補中益氣湯)에 지혈약(止血藥)을 가미하고 천천히 황기(黃芪)를 가중(加重)하며 심지어 사역탕(四逆湯)의 의미를 추가할 수도 있다. 주사(朱砂)는 수비(水飛)된 경면주사(鏡面朱砂)를 사용하고 연질캡슐에 충전하면 복용이 편리하다.

고등학생의 극심한 냉대하

03

16세, 여자

진료일: 2014년 3월 7일

환자는 유쾌한 성격의 여학생으로 건강상 어떤 문제도 없었으나 수 년 전 시작된 심한 대하로 고생하고 있었다. 처음 대하가 시작되었을 때 바로 부인과에서 검사하였으며 당시 무균성이라고 하면서 세정제를 처방받아 사용했지만 효과가 없었으며 그 후 타한의원에서 한약도 처방받아 복용했으나 또한 효과가 명확하지 않았다. 수개월 전에 가다실(Gardasil) 접종을 하러 간 부인과에서는 대하로 세정제를 사용하고 있다고 하니 세정제의 부작용만을 말해서 어떤 치료도 하지 않았다. 이에 지인의 소개로 본원에 내원하게 되었다.

증상분석

환자는 증상이 생기고 나서 패드를 했으나 주변에 염증이 생겨서 패드를 하는 대신에 내의를 자주 갈아 입는 방법을 사용하고 있었으며 하루에도 수시로 몇 차례나 갈아입고 있었다. 대하의 양은 상당히 많았고 비린내, 누런 콧물냄새 등이 났으며 갈색, 황색, 백색, 약간 피가 보이는 색 등 일정하지가 않았다. 이에 전형적인 하초습열(下焦濕熱)의 대하(帶下)로 진단하고 용단

사간탕가미방(龍膽瀉肝湯加味方[1])을 처방했다.

治료경과

- 2014년 3월 29일: 복약 후 환자의 냉이 상당히 감소하여 이전에는 수시로 내의를 갈아입었으나 최근에는 하루에 2회 정도 갈아입을 정도가 되었다. 또한 이전에는 내의가 푹 젖었었으나 현재는 묻어있기는 하지만 젖지는 않게 되었다. 이에 처방이 적중한 것으로 판단하고 3월 7일의 처방에 용담초(龍膽草)를 12g으로 증량하고 1일 2회의 복용으로 변경했다.

후기 및 고찰

그 후 환자의 증상은 1년이 넘게 재발하지 않았으며 내의는 1일 1회 정도만 갈아입게 되었고 일반적인 정도의 냉만 있었다.

냉대하는 음도(陰道)의 분비물을 말하며 투명한 단백색(蛋白色)의 대하는 정상적인 윤활액으로 사춘기를 지나면서 내분비(腎과 命門)가 활성화되어 뇌하수체(髓, 腦, 髓海)가 자극되면서 시작되는 정상적인 분비물이다. 이런 정상적인 대하가 없으면 오히려 질환이라고 할 수 있다. 즉 한의학에서 말하는 명문화왕(命門火旺), 소작음액(燒灼陰液)에 해당된다.

정상적인 대하의 경우에 약간의 음순의 소양감이 있을 수 있지만 그것은 분비물의 불편함 또는 분비물의 건조 후 발생하는 마찰에 의한 소양감이며 진균 또는 음도적충(트리코모나스)의 감염이 없으면 소양증이 있지는 않다.

황대(黃帶), 청대(靑帶), 적대(赤帶), 흑대(黑帶), 백대(白帶), 백음(白淫) 등의 여러 명칭 및 변증유형이 있으나 자궁, 자궁경부 및 음도부에 이르는 점막에 생긴 감염, 생리적인 출혈 및 상처부 흡수, 성관계에 의한 과도한 자극,

---

1 龍膽草 9g, 黃芩 15g, 梔子, 當歸, 生地黃, 木通, 柴胡, 車前子 各 3g, 蒼朮 9g, 澤瀉, 甘草 各 6g, 蛇床子 12g

자궁외임신, 임신 중 분비물, 양성 및 악성 종양, 정서성 내분비이상에 의한 출혈 또는 분비물, 정상적인 점막층의 회복지연, 과도한 소파 및 감염, 결핵, 임질 등등 수많은 원인을 고려할 수 있다.

수양대(水樣帶)는 일반적으로 기허(氣虛)에 해당되며 보중익기탕(補中益氣湯), 귀기건중탕(歸芪健中湯), 당귀보혈탕(當歸補血湯), 삼령백출산(蔘苓白朮散), 향사육군자탕(香砂六君子湯) 등에 백과(白果), 금앵자(金櫻子), 검인(芡仁), 용골(龍骨), 모려(牡蠣), 오미자(五味子) 등의 수렴약물(收斂藥物)을 가미하고, 처방 중에 사용되는 황기(黃芪)는 1냥(量) 이상을 사용해야 되는 경우도 있는데 처음부터 대량을 사용하지 않고 5돈(錢)에서 시작하여 증상이 개선될 때까지 천천히 증량한다. 때로는 사역탕(四逆湯)을 가미할 수도 있으며 초용골(炒龍骨), 초모려(炒牡蠣) 등을 가미하는 경우도 있다.

적대(赤帶)와 경혈임리(經血淋漓)는 부정자궁출혈, 악성종양을 막론하고 모두 활혈화어(活血化瘀), 양혈지혈생신혈(凉血止血生新血)의 방법을 사용한다. 계지복령환(桂枝茯苓丸), 지골피음(地骨皮飮), 도인승기탕(桃仁承氣湯), 대황자충환(大黃蟅蟲丸), 금연사물탕(芩連四物湯), 저당탕환(抵當湯丸), 박초탕포탕(朴硝蕩胞湯) 등에 유향(乳香), 몰약(沒藥), 현호색(玄胡索), 속단(續斷), 토사자(兎絲子), 구척(狗脊), 우슬(牛膝), 삼릉(三稜), 아출(莪朮), 삼칠(三七), 유기노(劉寄奴) 등등을 가미한다. 악성종양의 침윤성 출혈에는 방사선, 화학요법을 병행하거나 또는 수술을 시행하고 성유탕(聖愈湯)에 유향(乳香), 몰약(沒藥), 애엽(艾葉), 아교(阿膠), 삼칠(三七) 등을 가미하되 삼황(三黃)을 가중한다. 중기 이후의 조혈불량에는 십전대보탕(十全大補湯)에 유향(乳香), 몰약(沒藥), 삼칠(三七), 애엽(艾葉)을 가미하고 그래도 조혈기능의 회복이 지연되는 경우에는 인삼(人蔘), 녹용(鹿茸)을 가미할 수 있다. 태루(胎漏)로 인한 적대(赤帶)에는 초기에 안태퇴열(安胎退熱)의 치료법을 사용하는데 교애사물탕(膠艾四物湯), 지골피음(地骨皮飮), 당귀음

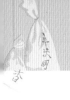

자(當歸飲子) 등의 처방에 속단(續斷), 두충(杜仲), 산약(山藥), 토사자(兎絲子), 애엽(艾葉) 등을 가미한다. 출혈이 심할 경우에는 인삼(人蔘)을 하루에 5돈~1냥 정도를 농전(濃煎)하여 차처럼 마시면 출혈로 인한 쇼크를 예방할 수 있다.

　백음(白淫), 백붕(白崩)은 대부분 상화망동(相火妄動)에 의한 몽정(夢精)으로 지백지황탕(知柏地黃湯), 팔선장수환(八仙長壽丸), 대보음환(大補陰丸), 공성침중환(孔聖沈中丸), 계지가용모탕(桂枝加龍牡湯), 시호가용모탕(柴胡加龍牡湯), 지골피음(地骨皮飮), 비해분청음(萆薢分淸飮), 금쇄고정환(金鎖固精丸) 등을 사용할 수 있다. 장기간 제어가 되지 않는 극심한 몽정은 쇼크로 진행되는 경우도 있다. 극히 적은 예이지만 자궁 악성 종양의 치료 중에도 자궁에서 대량의 림프액이 삼출되는 경우가 있다. 이 때의 증상은 소변을 보는 것처럼 자궁에서 림프액이 빠지면서 소리가 나고 이 소리가 나는 순간 제하에서 치골까지 차가워지면서 현훈, 심계, 냉한출(冷汗出) 등이 나타나게 되는데 매우 급한 순간으로 탈증(脫證)의 전조이기도 하다. 이 때는 대량의 삼부탕(蔘附湯), 보중익기탕(補中益氣湯), 사역탕(四逆湯) 등을 사용하는데 인삼(人蔘), 건강(乾薑), 부자(附子) 등을 4돈(錢)이상씩 사용하고 초용골(炒龍骨), 초모려(炒牡蠣), 황금(黃芩) 등을 가미하거나 또는 십전대보탕(十全大補湯), 우귀음(右歸飮) 등에 황기(黃芪), 인삼(人蔘), 부자(附子), 육계(肉桂) 등을 대량으로 사용해도 된다. 이 방법은 화학요법 또는 방사선요법으로 인한 자궁점막 손상의 출혈, 대량 림프액삼출 등에 회생의 치료방법이 될 수 있다. 이 치료법을 통해 위기를 넘기면 원래의 치료방향으로 변경한다.

　흑대(黑帶)는 크게 두 가지 측면에서 볼 수 있는데 첫 번째는 극히 드물지만 종양으로 오인되기 쉬운 신액외설(腎液外泄)의 경우로 칠보미염단(七寶美髯丹), 신기환(腎氣丸), 흑지황환(黑地黃丸) 등을 사용한다. 두 번째는 난소, 자궁, 음도의 미세출혈이 산화되면서 검은색으로 변한 것으로 선방활명음(仙方活命飮), 제생해독탕(濟生解毒湯), 금은화주(金銀花酒), 자화지정(紫花地丁) 등을 사용한다. 매독, 특수 전신성 창양(瘡瘍)에서 음순, 음도, 자궁체부에서 먹물 같은 흑대하가 나오는 경우도 있는데 이때는 선발활명음(仙方活命飮)에 석고(石膏)를 가중(5錢-2兩)하여 최소한 반 년 이상을 치료해야 천천히 안정된다.

이상의 내용 외에 여러 질환에서 대하를 위주로 한 특수 임상례들이 나올 수 있으므로 이후에 추가적으로 보고하도록 하겠다.

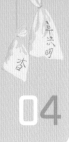

04 과음 후 발생한 성인의 이절증(耳癤症)

34세, 여자

진료일: 2015년 9월 21일

환자는 건강한 미혼 여성으로 항상 즐겁게 생활하고 있었다. 지난 주말에도 이전과 다름없이 친구들과 즐겁게 음주를 했으며 음주 후 특별한 일없이 귀가했다. 집에 돌아온 후 이상하게 귀가 매우 간지러워서 긁고서는 잠이 들었다. 그 다음날 아침 귀의 통증이 심하여 진통제를 복용하면서 버텼으나 통증이 점점 더 심해져 다음날인 월요일 오전 이비인후과에서 이절(耳癤)로 진단되어 농양을 제거하는 수술을 해야 한다고 하여 본원에 급히 내원하게 되었다.

증상분석

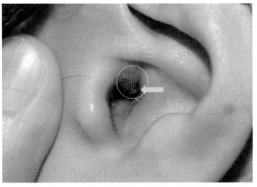

노란색 원 안의 피부가 융기되어 있으며 화살표부위에서는 화농된 농양이 보이고 있다.

환자의 왼쪽 귀 전체에 화끈거리는 통증이 있었으며 삼차신경자극에 의하여 두피에까지 통증이 퍼져 있었다. 화농된 부위를 건드리면 극심한 자통이 발생했다. 체온은 36.4도였으나 전신에서 약한 정도의 열감이 느껴진다고 했다. 맥부삽삭(脈浮澁數)하고 기타 이상은 보이지 않았다.

이에 무명종독(無名腫毒)의 선방활명음가미방(仙方活命飮加味方[1])을 처방하고 이첨(耳尖), 대추(大椎)를 사혈(瀉血)하고, 풍지(風池), 합곡(合谷)을 자침(刺針)했다.

🧾 치료경과

환자의 이절(耳節)은 복약 다음날 즉시 화농되었으며 화농 후에 통증이 감소하기 시작하고 다시 2일 후 농이 결가(結痂, 딱지)를 형성하고 약 1주일 뒤에 결가(結痂)가 탈락되었다. 결가(結痂)가 형성되면서 통증이 소실되기 시작했다. 치료는 결가(結痂)가 탈락될 때까지 약 1주일간 내복 약물치료를 위주로 진행되었으며 결가(結痂)가 탈락 후에는 치료를 종료했다.

결가(結痂)가 탈락된 후에도 화농되었던 이절(耳癤) 주위의 부종은 있었으나 그 때의 부종은 치료를 필요로 하는 것이 아니라 시간이 지나게 되면 자연적으로 흡수될 수 있는 부종이었으므로 추가적인 치료는 하지 않고 경과를 지켜보기로 했다.

1 　陳皮, 天花粉, 蒲公英, 乳香, 沒藥, 防風, 當歸, 牛蒡子, 赤芍藥, 甘草 各4g, 蒼朮 6, 石膏 15g, 皂角刺 15g, 白芷 15g, 黃連 12g

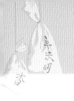

🎁 후기 및 고찰

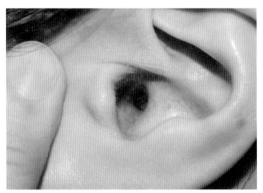

환자는 치료종료 약 5개월 후 본원에 내원하였으며 치료종료 당시
부어 있었던 조직들은 모두 흡수되었다.

절(癤)은 피부 천표층에 발생하는 급성 화농성질환으로 현대의학적으로는 단일 모낭 및 피지선 또는 한선(汗腺)의 staphylococus 등에 의한 급성 화농성 염증이다. 증상으로는 홍종열통(紅腫熱痛)의 징후가 나타나며 돌출되어 있으나 염증의 깊이는 얕으며 국소적으로 발생하여 약 3~6mm정도의 크기이며 화농이 되면 치유되는 특징이 있다. 사계절 모두 발생할 수 있지만 여름에 더 잘 발생하며 안면, 두피, 후두부, 둔부에서 호발한다.

급성 화농성 염증이기 때문에 치료의 요점은 염증의 확산을 제어하여 국소적으로 화농(化膿)시켜 결가(結痂)를 유도하면 치료는 순조롭게 이뤄진다. 이에 사용될 수 있는 처방은 무수히 많으나 포공영(蒲公英), 연교(連翹), 금은화(金銀花), 황금(黃芩), 황연(黃連) 등의 청열해독(淸熱解毒)약물을 강하게 사용하고 기타 활혈화어(活血化瘀)의 유향(乳香), 몰약(沒藥), 이수소종(利水消腫)의 사령(四苓), 청열배농(淸熱排膿)의 백지(白芷), 탁독배농(托毒排膿)의 조각자(皂角刺) 등을 활용하며 이런 개념의 처방들은 어느 처방이나 효과가 있다.

구강작열감증후군(burning mouth syndrome)의 노부인

78세, 여자

진료일: 2014년 10월 13일

환자는 약간은 신경질적으로 보이는 마른 체형의 노부인이었으나 막상 진료를 하고 보니 상대에 대한 배려가 넘치고 재치있는 성격의 소유자였다. 이 노부인의 문제는 2년 전부터 시작된 입안 전체가 화끈거리고 혓바닥이 아픈 증상으로 대형병원 신경과에서 약물치료를 지속했으나 개선되지 않고 점점 심해져서 따님의 성화에 이끌려 본원에 내원하게 되었다.

증상분석

환자의 혀는 비록 침이 조금 부족하여 마른 느낌이 있었지만 정상적인 모습이었으며 약 2, 3년전부터 입안 전체의 점막, 혓바닥 등의 통증으로 약간의 자극적인 음식도 섭취하기가 어려웠고 아무 것도 먹지 않아도 통증이 지속된다고 했다. 이미 대학병원에서 진료를 받았으나 특이한 사항은 발견되지 않아 신경과에서 항불안제 등을 복약하고 있었지만 증상은 날이 갈수록 더 심해지는 것 같다고 했다. 그 밖에 2년 전 구강 검진시에 구강에서 양성종양이 발견되어 제거하였으며 30년 전부터 구강건조증이 있고 비슷한 시기부터 소화가 자주 안되기 시작했다. 기타 특별한 질환은 없었으며 매년 정기검진에서도 특이사항이 없었다.

설위심지묘(舌爲心之苗), 구건위열(口乾胃熱)의 이론에 입각하여 청위산

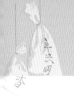

가미방(淸胃散加味方¹)을 처방했다.

🦴 치료경과

- 2014년 11월 1일: 식욕이 좋아지고 입마름과 입안의 통증이 개선되었다.
- 2014년 12월 2일: 구강건조감과 구강작열감이 이전에 비해 70% 이상 호전되어 딸에게 불평과 짜증을 덜 낸다고 했다. 이에 약물 복약횟수를 1일 2회로 감량했다.

🦴 후기 및 고찰

환자는 복약을 완료한 후에도 구강건조와 구강작열감이 악화되지 않고 잘 유지되고 있으며 만약 이후에 일상생활에 지장을 줄 수 있을 정도로 심해지면 다시 치료하기로 했다.

구강작열감증후군은 원인미상의 질환이며 구강질환이지만 신경정신과적인 면을 내포하고 있어 자가면역질환인 쇼그렌증후군과 신경정신과를 모두 고려하여 치료하는 것이 더욱 효과적이다. 서양의학에서는 각종 항불안제, 항전간제 등의 향정신성약물들을 사용하지만 치료효과는 적으며 이러한 약물의 장기간 사용은 증상제어가 아니라 더욱 악화될 수도 있다.

한의학적으로는 심화열(心火熱), 위열(胃熱)의 관점에서 접근하며 청위심열(淸胃心熱)의 효능이 있는 처방은 대부분 모두 효과적이다. 만약 구창(口瘡)을 겸했으면 생포황(生蒲黃)을 추가하면 좋다. 침구치료로는 풍지(風池), 하관(下關), 청궁(淸宮), 신문(神門), 합곡(合谷), 삼음교(三陰交) 등을 위주로 하고 기타 혈위(穴位)를 추가할 수도 있다. 치료 후 장기간 안정될 수 있으며 재발시에는 단기간의 치료 후 종료하는 것이 적절하다.

---

1 黃連 9g, 升麻, 當歸, 生地黃, 牧丹皮 各 4.5g, 沙蔘, 麥門冬, 蒼朮, 赤芍 各 6g, 生甘草 3g, 大棗 8枚

35세, 여자

진료일: 2013년 9월 24일

환자는 건강한 여성으로 금년 추석에 과로한 후 연휴 마지막 날인 21일 갑자기 고열(39도)을 동반한 좌측 유방의 통증으로 응급실로 갔으며 방사선검사에서 좌측 유방의 유선염(초음파 영상 4cm 정도)으로 진단되어 항생제와 진통제를 처방받았다. 그러나 증상이 지속되어 대형 부인과병원에서 다시 진료를 받았으며 초음파 검사를 통해 좌측 유방에서 상당히 큰 농양이 발견되었다. 주치의사는 항생제 치료 후 농양이 흡수되지 않으면 배농을 위해 관을 설치해야 하며 때로는 흔적이 조금 남을 수 있다고 하여 이에 한방치료와 양방치료를 동시에 하고자 내원하였다. 환자는 이미 두 아들을 두고 있었으며 둘째의 수유는 3년 전 끝났지만 수유 후부터 발병 전까지 유즙분비(수 개월 전 유즙분비문제로 뇌MRI검사를 하였으나 뇌하수체의 이상은 없었으며 당시의 prolactin 수치는 40 전후, 약간 상승되어 있었다.)가 있었다.

🐾 증상분석

환자의 증상은 전형적인 유옹(乳癰)에 해당되었으며 이미 항생제 복용으로 조직의 염증반응은 개선되었다. 하지만 미열이 지속되었고 좌측유방에서 열감(熱感)을 느낄 수 있었으며 촉진시 물렁하지만 강한 탄성이 느껴지고 미약한 압박에도 극심한 통증을 호소하는 농양을 확인할 수 있었다. 물론 항생제 치료로 염증반응이 완전히 소실되고 농양도 자연적으로 흡수될 수도 있지만 이미 형성된 농이 빠르게 흡수되지 않으면 안에서 굳어버리게 되므로 어쩔 수 없이 배농을 위해 관을 설치해야 하며 배농이 된 후에도 재발이 잘되며 또한 농이 빠져 나온 자리는 함몰되어 유방의 모양이 변형될 수도 있다는 의사의 설명을 듣고는 무서워하고 있었다. 이에 선방활명음가미방(仙方活命飮加味方[1])을 처방하고 부인과에서 처방받은 항생제는 한약과 함께 복용하도록 했다.

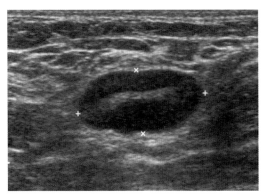

2013년 9월 24일 치료 전

🦷 치료경과

- 2013년 9월 28일: 좌측유방의 농양이 약간 물렁해졌으나 가끔 활동시 자통(刺痛)이 발생하곤 했다. 발열은 이미 소실되었다.

- 2013년 10월 8일: 좌측의 유선염 위축되기 시작했고 발열이 소실되어 항생제를 중단했다. 그러나 아직 완전히 흡수되지 않아 주치의는 배농

---

1 陳皮, 天花粉, 乳香, 沒藥, 防風, 皂角刺, 當歸, 赤芍藥, 白芷, 生甘草 各3g, 蒼朮 6, 石膏 12g, 牛蒡子 15g, 蒲公英 15g, 黃芩 12g, 茯苓, 澤瀉 各12g

수술을 권고했다. 하지만 환자는 조금 더 지켜보기로 했다. 처방은 변경하지 않았다.

● 2013년 10월 29일: 좌측의 유선염으로 인한 농양이 완전히 흡수되어 치료를 종료했다.

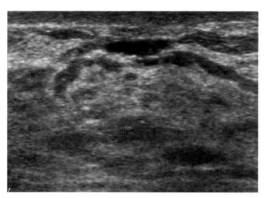

2013년 10월 29일 치료 후

✍ 후기 및 고찰

급성 유선염은 수유 중인 경우에 잘 발생하나 이 증례처럼 모유를 확실하게 중단하지 않았거나 뇌하수체선종, 약물 등으로 지속적으로 유즙분비가 있었던 경우에도 발생할 수 있다. 이러한 유즙분비와 관련되지 않은 급성 유선염은 화농성 유방암 등 기타 원인을 찾아야 한다.

유선염은 한의학적으로는 유옹(乳癰)에 해당된다. 동의보감(東醫寶鑑)의 외형편(外形篇), 의종금감(醫宗金鑑)의 외과심법요결(外科心法要訣), 만병의약고문(萬病醫藥顧問)의 부인과유병증(婦人科乳病證) 등에 상세한 치료법이 설명되어 있지만 대강을 요약하면 다음과 같다. 문헌상 치료방법은 유선염이 화농되기 전에 발생하는 피로, 오한, 발열 등의 표증(表症)이 있으면 청열해독(清熱解毒), 소산풍열(消散風熱)의 처방들을 사용할 수 있다. 현재

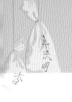

의 한방, 양방 혼용의 의료상황에서는 초기 표증(表症)단계에서는 이미 부인
과에서 항생제를 처방받은 후 자연흡수가 지연된 경우 또는 이미 관을 설치
했지만 농의 배출이 완전하지 않거나 화농구의 궤양면치료가 잘 안될 때 한
방치료를 병행하게 된다. 농의 흡수가 지연되었을 때는 우선 촉진을 통해 농
양이 통증을 동반할 경우에는 열증(熱症)에 해당되므로 각종 소독음(消毒
飮), 선방활명음(仙方活命飮) 등의 활혈화어(活血化瘀), 청열해독(淸熱解毒)
의 처방에 이수삼습(利水滲濕)의 사령(四苓)을 가미한다. 농양이 통증이 강
하지 않을 경우에는 청열해독(淸熱解毒)약물을 감량한다. 관설치 후 이미 농
은 배출되었으나 맑은 임파액의 배출이 지속될 경우에 기존에 사용하던 처
방에 보기약(補氣藥)을 가미할 수 있다. 각종 의서(醫書)에서는 화농전, 화농
기, 궤양기, 궤양의 흡수기, 염증 후의 체력저하 등으로 나누어 설명하고 있
는데 현재의 충족한 영양상태에서는 의서(醫書)에서 말한 극심한 기혈손상
(氣血損傷)은 매우 적을 수 밖에 없으나 특수한 상황에서는 보기보양(補氣補
陽)의 약물을 사용할 수도 있다.

다낭성난소증으로 인한 무월경

07

19세, 여자

진료일: 2014년 8월 26일

환자는 초경을 시작할 때부터 매우 불규칙한 월경주기를 보여 2, 3개월 또는 6개월에 한 번 정도 생리가 있었고 이에 대해 약 2년 전부터 부인과의 약물을 처방받아 복용했다. 부인과약물(야즈정, Drospirenone 3mg, Ethinyl Estradiol 0.02mg 복합제제)을 복용한 후에는 비록 체중이 많이 증가되었지만 규칙적으로 생리가 있었다. 그러나 금년 2월 약물을 중단한 후부터(혈전증의 부작용을 알게 되어 중단함) 지금까지 월경이 없어서 지인의 소개로 내원하게 되었다.

🏥 증상분석

환자는 무월경을 제외하고는 큰 문제가 없었으나 평소에 감정의 기복이 심하고 부모님과 대화를 많이 하지 않았으며 진료 중에도 환자의 상황을 모친이 설명해주었고 본인은 몇 마디 하지 않았다.

그 밖에 양쪽 발의 다한증이 있고, 복통, 두통 및 소화장애가 자주 발생했으며 수면도 입면에 시간이 걸렸다. 부인과약물을 복약한 이후 월경이 있었으나 월경통은 없어지지 않았고 체중이 약 10kg정도 증가되었다. 어려서 아토피피부염이 심했지만 성장과 함께 소실되었다. 치료의 과정은 치료 후 연속 3개월 동안 월경이 정기적으로 있으면 약물을 천천히 감량하기로 했다.

이에 건령탕가미방(建瓴湯加味方[1])을 처방하고 침구치료는 생략했다.

🎐 치료경과

- 2014년 10월 2일: 3일 전 월경이 시작되었다. 환자는 2주분의 약을 3, 4 주에 걸쳐 복용하고 있었다. 처방은 변경하지 않았다.
- 2014년 12월 1일: 2개월 연속으로 월경이 있었던 것은 기억하지만 그 후에는 잘 기억해내지 못했다. 모친의 말로는 있었다고 하고 환자는 별 말을 하지 않았다.
- 2015년 1월 12일: 1월 8일 월경이 시작되었으며 최근에 환자가 기분이 좋아져서 운동도 하고 있다고 했다.
- 2015년 2월 12일: 2월 10일 월경이 시작되었으며 기분이 좋아져서 인지 운동도 열심히 하고 체중도 감량되고 성격도 활발해졌다고 했다. 이에 약물의 복용횟수를 1일 2회로 줄였다.

🎐 후기 및 고찰

환자는 2월 이후로 내원하지 않고 있으며 2개월에 한 번 정도로 전화로 근황을 확인하고 있는데 치료를 중단한 후에도 월경이 규칙적으로 있다고 했다.

다낭성난소증후군은 고안드로겐증, 비정상적 gonadotropin분비, 인슐린 저항성 등을 특징으로 하는 내분비 및 대사계의 이상증후군을 말하며 특정한 결함이 아니라 다양한 요소들이 작용하는 기능적 이상 상태로 추측되고 있다.

한의학적으로는 허증(虛症)과 실증(實症)으로 크게 나눌 수 있으며 신허

---

1 代赭石 12g, 龍骨, 牡蠣 各9g 磁石 4.5g, 柏子仁, 牛膝, 赤芍, 生地黄, 山藥, 茯苓 各6g, 黃芩 15g, 半夏 3g, 桑白皮 15g: 원방(原方)에 小半夏加茯苓湯과 黃芩을 가미했다.

(腎虛)는 월경후기(月經後期), 경량소(經量少), 폐경(閉經), 현훈이명(眩暈耳鳴), 요슬산연(腰膝酸軟) 등의 증상을 보일 수 있다. 담습(痰濕)은 월경량소(月經量少), 경행연후혹폐경(經行延後或閉經), 붕루(崩漏), 불잉(不孕), 두현두중(頭眩頭重), 권태(倦怠), 흉민(胸悶), 비반(肥胖), 다모(多毛)의 증상이 있을 수 있고, 간울(肝鬱)에서는 폐경혹월경희발(閉經或月經稀發), 량소(量少), 월경선후부정(月經先后不定), 붕루(崩漏), 불잉(不孕), 형체장실(形體壯實), 모발농밀(毛髮濃密), 면부좌창(面部痤瘡), 경전유방흉륵창통혹유일유(經前乳房胸肋脹痛或溢乳) 등의 증상이 있을 수 있다. 기체혈어(氣滯血瘀)에서는 월경희발량소(月經稀發量少), 경행복통거안유혈괴(經行腹痛拒按有血塊), 괴출통감(塊出痛減), 때로는 붕루(崩漏), 정신억울(精神抑鬱), 흉륵창만(胸肋脹滿) 등도 있을 수 있다. 이상의 증상 및 유형분류는 다낭성난포증의 증상이 매우 복잡할 수가 있음을 의미하며 임상에서 만나는 환자의 증상과 이전에 실시되었던 치료에 따라 상당히 많은 한방치료법이 활용될 수 있어 치료의 목표를 정하기가 쉽지 않다.

이 증례의 경우처럼 약물을 사용하다가 약물부작용(혈전증)이 우려되어 중단하고 한방치료로 전환한 경우, 환자가 체중증가, 무월경, 다모증 등의 증상만을 보일 경우는 뇌하수체의 이상흥분으로 보고 건령탕(健瓴湯), 진간식풍탕(鎭肝息風湯), 시호가용골모려탕(柴胡加龍骨牡蠣湯) 등에 기타약물을 가미할 수 있다. 붕루(崩漏)가 발생하면 주사(朱砂), 삼칠(三七)을 분말로 충복(沖服)한다.

그러나 기혼여성의 다낭성난포증으로 인한 불임의 치료에서 이미 서양의학적인 배란유도치료를 상당기간 시행했을 경우에는 치료의 방향이 달라지게 된다. 즉 1, 2회 시행하고 임신이 안되어 한방치료로 전환한 환자에서 체력이 좋지 못하거나 이미 장기간 동안 여러 번 치료를 시도했으나 실패한 경우는 허증(虛症)으로 판단하고 온경탕가미방(溫經湯加味方), 십전대보탕(十

全大補湯) 등으로 대응하게 되지만 체력이 상당할 경우에는 열실(熱實)에 어혈(瘀血)이 동반된 것으로 보고 건령탕(健瓴湯) 또는 온담탕(溫膽湯)에 유향(乳香), 몰약(沒藥) 및 사물탕(四物湯, 生地代熟地) 또는 속단(續斷), 골쇄보(骨碎補), 우슬(牛膝), 황금(黃芩) 등을 가미할 수도 있다. 즉 이미 시행된 치료로 인해 난소 및 난소기능의 위축 및 성숙 가능한 난소수의 감소인지 아니면 선천적으로 체질이 강인하여 어혈(瘀血)이 존재하는 것인지에 따라 치료의 방법이 달라질 수 있다.

만성 인후염(매핵기, 梅核氣)

08

47세, 여자

진료일: 2013년 8월 17일

환자의 증상은 약 2년 전 딸의 대학 진학시 신경을 많이 쓴 후 급성 인후염으로 목소리가 전혀 나오지 않아 고생을 한 후 시작되었다. 증상이 심할 때는 이비인후과에서 치료하였으나 치료를 해도 목의 열감(熱感)과 목이 막힌 것 같은 증상만 조금 개선될 뿐 조금만 말을 많이 하거나 피로해도 증상이 심해지는 것이 반복되어 본원에 내원하였다.

증상분석

환자의 증상은 목에 가래가 끼인 것처럼 답답하고 말을 할 때 탁한 음이 나오며 가끔 목이 막히는 느낌이 있어 켁켁 기침을 하면 매우 작은 크기(수mm정도)의 하얀 가래가 튀어나오기도 했으며 심한 날은 가슴 밑에서부터 막히는 것 같아 기침을 세게 한 후에야 목이 조금 편해지고는 했다. 영어강사의 직업상 목소리를 조금 크게 내면 그 다음날에는 목소리가 거의 나오지 않을 지경이 되었다. 이비인후과의 치료가 만족스럽지 않아 도라지, 더덕 등을 먹어봤으나 증상이 크게 변하지는 않았다. 설태(舌苔), 맥상(脈象)은 크게 이상이 없었으며 정기검진에서도 기타 이상은 없었다. 수년 전 인후염 발생 후 성대에서 결절이 발견되었으나 치료는 하지 않았다.

이에 열담(熱痰)의 매핵기(梅核氣)로 진단하고 반하후박탕가미방(半夏厚

朴湯加味方⁾)을 처방하고 침구치료는 하지 않았다.

🏵 치료경과

- 2013년 9월 14일: 목에서 나오는 객담이 이전에 비해 반 정도로 감소했으며 목에 걸리는 느낌도 상당히 개선되었다.

- 환자는 복약 후 일상생활에 지장이 없을 정도가 되어 잘 지내다가 그래도 완전히 신경쓰지 않을 정도까지 치료하고 싶어 다시 내원하였다. 8월 17일의 처방을 변경하지 않았다.

- 2013년 12월 26일: 인후의 객담이 이전에 비해 5~10%정도만 남아 있었다. 처방은 변경하지 않았다.

🏵 후기 및 고찰

환자의 증상은 매우 말을 많이 한 날을 제외하고는 일상생활에 전혀 지장이 없을 정도가 되었다.

매핵기(梅核氣)는 명대(明代) 손일규(孫一奎)의 적수현주전집(赤水玄珠全集, 異名 孫氏醫書三種)에 나오는 용어로, 목구멍이 답답하고 막히는 것 같은 증상, 담이 목에 있어서 토해도 나오지 않고 삼켜도 내려가지 않는 증상을 말하며(梅核氣者, 喉中介介如梗狀. 又曰痰結塊在喉間, 吐之不出, 咽之不下是也), 금궤(金櫃)의 부인잡병맥증병치(婦人雜病脈證幷治)에는 부인인중유자련(婦人咽中有炙臠)의 반하후박탕(半夏厚朴湯) 조문(條文)으로 표현되어 있다.

매핵기(梅核氣)는 만성인후염으로도 해석될 수 있으나 한방치료에서는 객담을 통해 한열(寒熱)을 구분해서 치료해야 한다. 끈적한 백담(白痰), 단단

---

1 半夏 9g, 厚朴 9g, 桔梗 15g, 柯子 15g, 甘草 6g, 黃芩15g, 大棗 7枚

한 청담(淸痰)은 열증(熱症)으로 온담탕(溫膽湯), 도담탕(導痰湯) 등을 사용할 수 있으며 배출되는 담(痰)이 없을 때는 반하후박탕(半夏厚朴湯), 사칠탕(四七湯) 등을 응용할 수 있다. 또한 매핵기(梅核氣)는 긴장 및 불안과 관련된 경우가 많으므로 감맥대조탕(甘麥大棗湯) 등을 합방할 수도 있다.

이 증례에서는 기본적인 반하후박탕(半夏厚朴湯)에 황금(黃芩)을 가미하고 성시(聲嘶)의 가자청음탕(柯子淸音湯)의 의미를 추가하여 처방했다. 부수적으로 성시(聲嘶)에는 가자청폐음(柯子淸音湯), 향성파적환(響聖破積丸) 등을 사용하며 결절제거수술 후의 성시(聲嘶)에는 사삼맥문동탕(沙蔘麥門冬湯)에 길경탕(桔梗湯)을 합방하여 활용하는 방법도 있다.

09 수면무호흡증으로 의심되었던 초기 천식

17세, 여자

진료일: 2011년 9월 27일

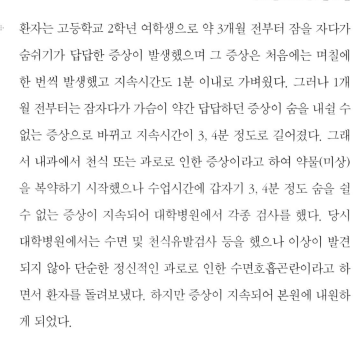

환자는 고등학교 2학년 여학생으로 약 3개월 전부터 잠을 자다가 숨쉬기가 답답한 증상이 발생했으며 그 증상은 처음에는 며칠에 한 번씩 발생했고 지속시간도 1분 이내로 가벼웠다. 그러나 1개월 전부터는 잠자다가 가슴이 약간 답답하던 증상이 숨을 내쉴 수 없는 증상으로 바뀌고 지속시간이 3, 4분 정도로 길어졌다. 그래서 내과에서 천식 또는 과로로 인한 증상이라고 하여 약물(미상)을 복약하기 시작했으나 수업시간에 갑자기 3, 4분 정도 숨을 쉴 수 없는 증상이 지속되어 대학병원에서 각종 검사를 했다. 당시 대학병원에서는 수면 및 천식유발검사 등을 했으나 이상이 발견되지 않아 단순한 정신적인 과로로 인한 수면호흡곤란이라고 하면서 환자를 돌려보냈다. 하지만 증상이 지속되어 본원에 내원하게 되었다.

🈺 증상분석

환자는 170cm의 키가 크고 조용한 성격이었으며 진료 중에는 특별한 이상을 보이지 않았다. 증상은 수면 중에 3~5회 가슴이 답답해져서 잠을 설치게 되는 증상이 나타났으며 지속시간은 짧게는 1분 길게는 10분 정도가 되는 경우도 있었다. 그리고 숨이 막힌 것 같은 증상이 트이게 되면 기침을 수 회했다. 이미 대형병원에서 천식에 대한 검사를 했으나 천식의 원인과 유형이 매우 다양하므로 필자는 환자의 증상을 듣고서 바로 천식을 의심했다. 하지만 과중한 학업의 상황도 고려하지 않을 수 없었다. 기타 평소에 목, 어깨, 등, 복부의 통증이 자주 나타났으며 소아 시기에는 행동이 산만하여 소아청소년과에서 상담을 받은 적도 있었다.

기타 한의학적인 진단에 참고할 만한 내용으로는 더위를 조금 힘들어하고 매운 음식을 좋아하며 가끔 아침에 일어나면 속이 미식거리는 경우가 있었다. 이에 폐기불창(肺氣不暢)의 건해(乾咳)로 진단하고 마행감석탕합이진탕가미방(麻杏甘石湯合二陳湯加味方)[1]을 처방했다.

🎁 치료경과

- 2011년 10월 19일: 잠자다 숨이 막힐 것 같아서 잠을 깨는 횟수는 1일 3~4회 정도로 비슷했지만 낮이나 학교에서 증상이 나타나지는 않았다. 처방이 적중한 것으로 판단하고 9월 27일의 처방에서 마황(麻黃)을 9g으로 증량했다.

- 2011년 11월 10일: 수면 중 숨이 막히려고 하는 느낌이 모두 소실되었다. 이에 치료를 종료했다.

- 2012년 3월 5일: 어제 생선회를 많이 먹은 후 복통, 구토, 설사가 발생하여 내원했다. 현재까지 이전의 숨막히는 증상은 재발하지 않고 있다.

🎁 후기 및 고찰

천식의 발병은 외감(外感)에서 시작되는 경우가 대부분이나 정신심리적 압박상황에서도 발병할 수 있다. 외감(外感)에는 마행감석탕(麻杏甘石湯,

---

1   麻黃 6g, 杏仁 5g, 石膏 15g, 半夏 3g, 陳皮 6g, 茯苓 6g, 甘草 3g

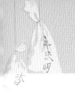

麻黃의 용량은 의사의 재량에 따라 점진적으로 증량하여 증상이 제어되고 수면이 얕아질 정도까지 증량한 후 감량한다.), 오호이진탕(五虎二陳湯) 등을 사용할 수 있으며 기관지확장제(내복, 분무)를 장기간 사용한 경우에는 사역탕(四逆湯)을 합방할 수 있다. 소량의 수양담(水樣痰)이 있는 경우에는 사간마황탕(射干麻黃湯), 소청룡탕(小靑龍湯) 등도 고려할 수 있다. 즉 열담(熱痰), 황담(黃痰)은 마행감석탕(麻杏甘石湯), 한담(寒痰)에는 소청룡탕(小靑龍湯), 사간마황탕(射干麻黃湯)의 의미가 있는 처방은 어느 것이나 사용할 수 있다. 증상이 안정된 후에는 보음(補陰), 보양(補陽), 보기보혈(補氣補血)의 처방을 장기간 복약한다. 장기간의 이환으로 기관지 위축이 있을 경우에는 한담(寒痰)에 보양(補陽)의 의미를 겸하며 때로는 인삼탕(人蔘湯)을 합방(合方)하기도 한다.

10

심장기능과 관련된 극심한 피로의 노인

73세, 여자

진료일: 2015년 6월 1일

환자는 매우 점잖은 노부인으로 수년 전부터 힘이 없어서 몇몇 한의원, 내과에서 검사 및 치료를 받았으나 전혀 나아지지 않아서 지인의 소개로 본원에 내원하게 되었다.

증상분석

환자의 증상은 가끔 온몸의 힘이 다 빠지는 것 같고, 식사를 할 때 조금만 더 먹으면 바로 소화가 안되며 가끔 생목이 오르면서 오목가슴이 아프고 두통이 나타나며, 가끔 그냥 식사를 하기가 싫어지는 증상들이 나타나고 항상 힘이 없다고 했다. 그 밖에 가끔 머리가 핑도는 어지럼증이 있었으며 잠이 얕게 들고 잘 깼으며 취침 중에 소변을 보기 위해 자주 일어나야 한다고 했다. 이전에 화병이 있어 얼굴로 열이 많이 났으나 지금은 조금 괜찮아졌으며 평소에 아랫배가 차고 대변이 잘 나오지 않으며 기침이 시작되면 연속적으로 몇 번을 하고 거품이 있는 가래가 나온다고 했다. 이에 대형병원에서 검사를 몇 번이나 했지만 큰 문제가 없다고 하며 신경안정제 등을 처방받아 복용하곤 했다. 설반유치흔(舌胖有齒痕)하고 맥긴세삽(脈緊細澁)하였으며 기타 특수한 한방변증의 근거는 찾을 수 없었다.

이에 흔히 볼 수 있는 장조증(臟躁證)으로 판단하고 반하백출천마탕가미

271

방(半夏白朮天麻湯加味方[1])을 처방했다.

🖹 치료경과

- 2015년 6월 18일: 불면이 조금 개선되어 이전보다는 잠자기가 좋으나 힘이 없는 등의 기타 증상은 전혀 변하지 않았다. 이에 6월 1일 처방에 인삼(人蔘)을 6g으로 증량하고 천웅(天雄) 6g을 가미했다.

- 2015년 7월 28일: 어지럼증과 야간의 소변문제, 식사, 변비 등의 문제는 상당부분 개선되었으나 여전히 힘이 하나도 없었으며 어떤 날은 온몸의 힘이 완전히 없는 날도 있다고 했다. 이에 필자는 약간 이상한 느낌이 들어 언덕을 오를 때는 어떠하며 혹시 가슴 근육이 눌리거나 조이는 느낌이 있는지, 이전에 심장검사를 해 본 적이 있는지를 문진하니 약간 경사진 언덕을 오를 때 숨이 조금 차며 가끔 가슴의 근육이 조여오면 머리까지 조이는 통증이 올라온다고 했으며 심장이 조금 약하다는 말은 내과검진 때 들은 적이 있었으나 심전도에서는 이상이 없었으며 그 밖의 심장관련 검사는 하지 않았다고 했다. 이에 처방을 수정하여 6월 18일 처방에 황기(黃芪)를 24g으로 인삼(人蔘)을 6g, 천웅(天雄)을 9g으로 증량하고 황금(黃芩), 단삼(丹蔘), 천궁(川芎), 적작(赤芍) 각(各) 4g, 마황(麻黃) 3g, 정력자(葶藶子) 9g, 방기(防己) 6g을 추가했다.

- 2015년 8월 24일: 피로가 개선되었으며 기침도 거의 하지 않고 복약 중에는 탈진하는 날도 없었다고 했다. 그래서 생활하기에 아주 편하게 되어 한 번 더 복약하려고 내원했다고 했다. 이에 처방을 변경하지 않고 약물 복용횟수를 1일 2회로 감량했다.

---

1 半夏, 白朮, 茯笭, 蒼朮, 澤瀉, 陳皮, 神曲, 麥芽, 乾薑, 黃柏 各4g, 當歸 3g, 天麻 9g, 黃芪 15g, 甘草 6g, 大棗 8枚, 人蔘 3g

🏵 후기 및 고찰

이후 환자는 기분 좋게 생활하고 계신다.

이 환자의 증상을 요약하면 극심한 피로와 탈력감, 현훈, 식욕부진, 미약한 상열감, 두통으로 진행되는 가슴조임, 기침, 언덕을 오를 때의 숨가쁨 등으로 일견 자율신경증상을 의심할 수도 있지만 숨가쁨, 가슴의 통증, 야간의 배뇨 증가 등은 심부전을 의심할 수 있는 단서가 될 수 있다.

좌심부전의 가장 흔한 증상은 호흡곤란이며 운동시 호흡곤란, 좌위호흡, 발작성 야간호흡곤란, 안정시 호흡곤란으로 진행된다. 옆으로 누웠을 때(횡와시) 악화되는 만성 마른기침도 나타날 수 있다. 야뇨증은 주간에 저류된 체액이 야간에 횡와위에서의 신혈류증가로 인한 증상이며 심부전의 비특이적 증상이다. 또한 피로와 운동못견딤증(exercise intolerance)을 호소하기도 한다. 우심부전의 환자들은 주로 부종, 간울혈, 식욕저하, 장부종 또는 장내 혈류손상 및 복수 등으로 인한 오심 등의 체액저류현상을 보인다. 심부전 환자들은 사지의 차가움, 발한 등의 교감신경항진 증상을 보이기도 한다.[2]

심부전의 한의학적 대처는 증상에 따라 매우 많은 처방들이 운용될 수 있으나 보양환오탕(補陽還伍湯), 목방기탕(木方己湯), 방기황기탕(防己黃芪湯), 사역탕(四逆湯), 인삼계지탕(人蔘桂枝湯), 시령탕(柴苓湯) 등등의 여러 처방의 의미를 혼합할 수 있다. 이 증례처럼 부종이 보이지 않고 극심한 피로와 야간 빈뇨 등에는 보양환오탕(補陽還伍湯)에 사역탕(四逆湯)을 합방하여 심장 혈류량을 증가시키고 마황(麻黃), 정력자(葶藶子), 방기(防己) 등으로 호흡기계와 심낭의 부담을 줄이고 인삼으로 조직의 산소공급을 늘리고 손상조직의 회복을 촉진시키는 방법을 사용할 수도 있다. 만약에 부종이 보인다면 사령(四苓)을 가미하고 심혈관계의 어저(瘀阻)가 확인되면 삼칠근

---

2   Stephen J. McPhee, Maxine A.Papadakis, 전국의과대학교수 역, 오늘의 진단 및 치료, pp395-
      406, 두담, 한국, 2010

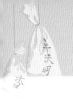

(三七根)을 가미하고 단피(丹皮), 적작(赤芍), 은행엽(銀杏葉)을 증량한다. 침구치료로는 풍지(風池), 내관(內關), 신문(神門), 합곡(合谷), 삼음교(三陰交)를 주로 사용한다.

　매일 공부하고 연구하지만 질환의 주요 단서를 간과하여 소중한 환자를 스쳐 보낼 뻔 했다. 진심으로 반성한다.

아급성 갑상선염(Subacute thyroiditis)의 젊은 여성

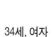

11

34세, 여자

진료일: 2015년 8월 1일

환자는 약 1년 전 어느날 갑자기 목이 부어 오르면서 목의 통증과 발열, 근육통, 피로 등의 증상으로 내과에서 갑상선의 염증으로 진단받고 약물(미상) 복용 후 개선되었으나 몇 달 후인 지난 1월에 다시 동일한 증상이 발생하여 내과에서 다시 동일한 약물치료를 하여 통증이 약간 가라앉았으나 초음파검사에서 갑상선의 염증이 없어지지 않아 ○○한의원에서 한약을 복용했으나 증상이 변하지 않아 지인의 소개로 본원에 내원하게 되었다. 본원에 내원하기 전 전화로 문의하여 우선 근처 내과에서 갑상선초음파와 갑상선기능검사를 받고 내원하도록 했다.

🉐 증상분석

환자는 162cm, 54kg의 날씬한 체형으로 발병 후 체중의 변화는 없었으며 내원 전 검사한 갑상선의 상황은 초음파검사에서는 갑상선에 염증이 상당히 많이 있는 것으로 확인되었으나 갑상선기능에는 문제가 없다고 했다. 환자의 증상은 목이 눌리는 것 같이 답답하고 칼칼하며 매우 피곤하고 잠잘 때 식은땀이 조금 난다고 했다. 대변 1일 1회, 음식섭취는 이전과 다르지 않았으며 월경도 1개월 1회, 6, 7일 동안 지속되어 특이한 증상은 없었다. 맥부세약삽소(脈浮細弱澁小)했다. 가족력으로는 모친이 백혈병으로 치료받은 적이 있었으며 당시 골수이식을 하여 현재 이상은 없었다. 이에 자신의 갑상선 증상이 상당기간 지속되자 혹시나 골수의 이상으로 진행하는 것이 아닌지 염려하고 있었다. 이에 황연해독탕가미방(黃連解毒湯加味方[1])을 처방하고 침구치료는 하지 않았다.

🐐 치료경과

- 2015년 8월 17일: 목의 통증이 상당히 개선되었으며 8월 14일 내과에서 초음파검진을 다시 했는데 지난 번 재발시 마지막으로 촬영한 영상의 염증이 상당히 많이 흡수되었다고 했다. 하지만 피로는 아직도 있었다. 8월 1일의 처방을 변경하지 않았다.
- 2015년 10월 2일: 9월 초에 이전과 동일한 내과에서 시행한 갑상선 초음파 소견으로 갑상선의 염증 모두 소실되었으며 아직 피로감이 남아 있어 다시 내원했다. 이에 온담탕가미방(溫膽湯加味方)을 처방했다.

🐐 후기 및 고찰

아급성 갑상선염(subacute thyroiditis)은 갑상선비대와 통증, 발열, 불쾌함 등의 증상을 보이며 갑상선기능이상을 동반하기도 한다. 이 질환의 원인은 확실하지 않지만 일본에서의 보고에 의하면 계절적인 영향이 있다고 한다. 갑상선 중독증상은 약 2/3에서 나타나며 1/5의 환자에서 발병 전 1개월 내에 상기도 감염이 있었음이 확인되어 바이러스가 간접적인 원인이 될 것이라고 추정되고 있다.[2]

한의학적으로는 표증(表證)이 있으면 마황탕(麻黃湯), 계지탕(桂枝湯), 양

---

1 黃芩 12g, 黃連 18g, 黃柏 6g, 靑蒿 15g, 蒼朮, 茯苓, 澤瀉 各 4.5g, 續斷, 骨碎補 各 6g, 甘草 2g
2 전국의과대학교수 역, 오늘의 진단 및 치료, p1159, 도서출판 두담, 한국, 2010

276

단탕(兩旦湯) 등으로 대처하며 양명경증(陽明經證)에는 갈근탕(葛根湯), 백호탕(白虎湯) 등으로 대응하고 소양(少陽)으로 전입(轉入)하게 되면 소시호탕(小柴胡湯)을 사용한다. 이렇게 상한론(傷寒論)의 기본정신에 후세학파(後世學派), 한양방결합(韓洋方結合) 등의 정신을 더하고 질병을 재해석하여 처방을 구성해야 현대질환에 대한 대처가 가능해진다.

이 환자의 경우 이미 양명(陽明)의 시기는 서양의학의 약물치료 후 지나갔으며 소양(少陽)의 시기가 분명하지만 아직 염증이 있으며 그 염증이 공간을 점유하고 있으므로 소양(少陽)의 의미에 활혈화어(活血化瘀)의 의미가 더해지고 소양(少陽)의 의미를 확장시켜 청허열(淸虛熱)까지 추가되어 치료가 순조롭게 이뤄질 수 있었다. 이 증례에 사용된 약물의 중량을 참고하면 이미 스테로이드, 항생제에 반응을 하지 않았기 때문에 삼황(三黃)에서 상초(上焦)의 황연(黃連)을 사용하되 중용(重用)했다. 만약 갑상선염 후에 갑상선세포가 증가 또는 비대되어 T4상승하게 되면 이 때는 이 처방에 하고초(夏枯草)를 가미하면 된다. T4가 하강하게 되면 사역탕(四逆湯)의 의미를 가미하되 처음부터 보양약물(補陽藥物)의 용량을 강하게 하지 말고 약물 사용에 따르는 TSH, T3, T4의 영향을 보면서 약량(藥量)을 조절해야 한다. 한열착잡(寒熱錯雜), 진열가한(眞熱假寒)의 상황이 있을 수 있기 때문이다.

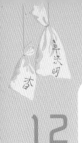

12

여성호르몬제에도 반응이 없는
갱년기증후군

53세, 여자

진료일: 2007년 12월 10일

환자의 증상은 1개월 여 전 악화된 극심한 갱년기 증상으로 그 증상은 수시로 열이 위로 오르고 밤에도 잠을 잘 수 없을 정도로 열이 올라서 부인과에서 호르몬제를 복용했으나 열은 가라앉지 않고 온몸에 두드러기가 발생하여 한방치료를 위해 내원하게 되었다.

증상분석

환자의 증상은 추운 겨울의 날씨에도 1시간에 2, 3회씩 얼굴이 후끈 달아오르기를 반복하고 있었으며 야간에는 열이 오르고 또 식기를 반복하여 내의를 수시로 갈아입을 정도로 극심한 갱년기증상을 보이고 있었다. 약 3년 전 자궁근종으로 인해 자궁적출술을 받았으며 그 후 약한 정도의 갱년기증상이 있어 호르몬제를 복약한 적이 있었으며 그 때도 전신에 두드러기가 발생했었다. 158cm의 신장에 63kg의 체중이었으며 맥긴삽삭(脈緊澁數)하였고 혈압은 110/80, 기타 질환은 없었으며 복약 중인 약물도 없었다. 이에 신음허(腎陰虛)로 인한 허양상월(虛陽上越)로 건령탕가미방(健瓴湯加味方[1])을 처방했다.

---

1   磁石 3g, 柏子仁 4.5g, 牛膝, 赤芍, 生龍骨, 生牡蠣, 生地黃, 山藥 各6g, 代赭石 12g, 黃柏 15g, 蒼朮 6g, 紫河車

治療経過

- 2007년 12월 27일: 환자의 증상이 매우 빠르게 호전되어 하루에 몇 번씩 열이 오르기는 했지만 일상생활에 크게 지장을 받지 않을 정도였으며 밤에도 옷을 갈아입지 않고 잘 정도까지 개선되었다. 이에 12월 10일의 처방을 변경하지 않고 복용횟수를 1일 2회로 감량하여 치료를 종료했다.

후기 및 고찰

갱년기증후군에 대한 한방치료는 그 효과가 매우 좋으며 증상이 빠르게 개선될 수 있다. 하지만 서양의학적인 치료방법도 상당히 좋다. 에스트로겐(estrogen)과 프로게스테론(progesterone, 자궁내막증식을 억제하기 위함) 혼용 치료법은 비록 심혈관계질환, 유방암, 담석증 등의 부작용으로 장기간의 치료에 어려움이 있으나 경제성과 효용성 등을 고려하면 그렇게 나쁘지만은 않다. 또한 이런 호르몬요법에 대한 저항성이나 부작용이 출현할 경우에는 paroxetine, venlafaxine, gabapentine, clonidine 등의 약물로 보조하기도 한다.

한의학적으로는 신음허(腎陰虛)의 지황탕류(地黃湯類), 양월(陽越)의 건령탕류(健瓴湯類), 간비불화(肝脾不和)의 귀비소요산류(歸脾逍遙散類), 기허(氣虛)의 보중익기탕류(補中益氣湯類), 혈열(血熱)의 지골피음류(地骨皮飲類), 장조(臟躁)의 감맥대조탕류(甘麥大棗湯類), 담음(痰飲)의 온담탕(溫膽湯), 반하천마백출산류(半夏天麻白朮散類) 등의 처방에 자하거(紫河車)를 가미하며 침구치료로는 풍지(風池), 청궁(聽宮), 내관(內關), 신문(神門), 혈해(血海), 삼음교(三陰交), 등을 위주로 하며 방광경 제1노선의 상부협척혈(上部夾脊穴)에 단자(單刺)하는 방법도 매우 효과적이다. 상부협척혈단자법(上部夾脊穴單刺法)은 필자가 수 년 전 박사과정 중에 유방암환자들의 화학

요법, 호르몬억제요법으로 발생한 갱년기증상에 대한 침구치료를 연구하면
서 돌파구를 찾던 중에 중국의 특수침법학회에 참석하여 어느 연로하신 중
의사와 얘기하던 중에 그 분이 삼차신경통에 단자법(單刺法)을 사용하여 매
우 좋은 결과를 얻었다는 말씀을 듣고 여러 서적 중에서 호침천자요법(毫鍼
淺刺療法)이라는 책을 참조하여 고안했으며 기타 침구치료가 효과가 없을
때(실제로 미국에서 보고된 이침 및 여러 穴位를 시험해 봤으나 單刺法이 가
장 효과적이었다.) 사용해보니 매우 양호한 결과를 얻을 수 있었으며 이를
통해 미국에 예비논문으로 발표가 된 적이 있다. 이론적 근거가 부족하여 그
예비논문에는 이런 상세한 침구치료의 방법에 대해서는 기술하지 않았으며
이후의 연구를 위하여 부끄럽지만 이 기회를 통해 알리려고 한다.

13

여행을 다녀온 후 갑자기 왼쪽 아랫배가 밑으로 늘어진 증상

48세, 여자

진료일: 2015년 6월 8일

환자는 2015년 4월 내원하였으며 당시 약 1주일 전 장시간 차를 타고 여행을 다녀온 후 왼쪽 아랫배가 처지면서 부어 올라서 혹시 큰 일이 생긴 것은 아닌가 하고 부인과에서 초음파 및 내과에서 복부방사선 검사를 했으나 어떤 이상도 찾을 수 없어 고민했지만 큰 일은 없는 것 같아 그냥 지냈다. 하지만 시간이 갈수록 왼쪽 아랫배가 서서 있으면 눈으로 확인될 정도로 밑으로 처지고 기침을 할 때 약간 당기는 느낌이 있어 본원에 다시 내원하게 되었다.

증상분석

환자의 증상은 왼쪽 아랫배가 처지고 가끔 기침을 하거나 움직일 때 약간 당기는 증상이 있었으며 기타 내과, 부인과, 외과적 이상은 보이지 않았다. 또한 처진 복부근육의 경련도 보이지 않았다. 이에 복부근육의 하수로 판단하고 보중익기탕가미방(補中益氣湯加味方[1])을 처방하고 침구치료로는 하수된 복부근육 사주위(四周圍) 및 합곡(合谷), 족삼리(足三里) 등에 온침(溫鍼)을 시행했다.

---

1   黃芪 18g, 人蔘 4.5g, 丹蔘, 柴胡, 升麻, 蒼朮, 陳皮 4.5g, 當歸, 甘草 3g, 大棗 3枚

🐝 치료경과

- 2015년 6월 13일: 복약 시작 후부터 빠르게 환자의 크고 둥글게 튀어나온 왼쪽 하복부가 작아져서 환자는 매우 놀랐다고 했다.
- 2015년 7월 11일: 늘어진 왼쪽 하복부가 상당히 많이 회복되었다. 이에 6월 8일의 처방에서 황기(黃芪)를 24g으로 증량하고 천웅(天雄), 건강(乾薑), 황금(黃芩)을 6g씩, 추가했다.

🐝 후기 및 고찰

이 환자는 그 후 일상생활에 전혀 지장이 없을 정도로 회복되었다.

이렇게 복부근육이 하수되는 경우는 상당히 많다. 위, 십이지장, 담, 담관, 소장, 대장, 자궁, 난소 등 복부수술을 한 후에 잘 발생하며 여자들의 경우 출산 후, 자궁절제 후, 담낭 또는 담관 수술 후에 흔히 볼 수 있으며 기타 힘을 과도하게 쓴 경우에도 복부근육이 하수될 수 있다. 기전은 모두 동일하며 근육, 지방선, 인대의 탄성저하의 산기(疝氣)에 해당된다.

이 치료법은 복강내장기의 하수, 탈장, 탈항 등에도 동일하게 사용될 수 있으나 성인의 복부틱(tic)과의 감별이 필요하다. 모두 기허겸양허(氣虛兼陽虛)의 병리기전에 해당되며 대량의 황기(黃芪) 및 보양약물(補陽藥物)을 함께 사용하면 순조롭게 개선되지만 수술 또는 자상에 의해 근육의 손상이 확실한 경우는 치료가 그렇게 쉽지는 않다.

월경전 증후군의 부인

14

38세, 여자
진료일: 2014년 7월 7일

환자는 극심한 생리통이 있어서 생리 전부터 끝날 때까지 진통제를 복약해 왔으며 이 극심한 생리통은 결혼 후 아이들 둘을 출산하고는 없어졌다가 2년 후부터 다시 시작되었다.

문제는 생리통은 그런대로 진통제로 버틸 수가 있었지만 점점 심해지는 월경 전의 각종 증상들 때문에 본원에 내원하게 되었다.

🎁 증상분석

환자의 증상은 상당히 복잡했는데 요약하면 다음과 같았다. 월경이 시작되기 약 4, 5일 전부터(때로는 10일 전부터) 무기력감, 오심, 냄새에 예민해짐, 소화장애(복창만), 복통, 기억력저하, 머리가 멍해짐, 손발과 안면의 부종, 가슴 뜀, 불안, 머리가 깨질듯한 두통 등이 있었으며 이런 증상들 외에 과도한 홈쇼핑으로 엄청난 물건들을 주문하고 취소하기를 반복하고 있었다. 생리의 주기는 27~28일 정도로 일정했고 5, 6일간 지속되었으며 생리통은 워낙 심해서 생리가 시작되기 전날부터 약 3, 4일간 진통제를 복약하고 있었다. 슬하에 2남이 있으며 유산력은 없었고 부인과 검사에서 자궁내막이나 자궁근육, 난소 등의 이상은 없었다. 환자는 전체적으로 밝고 낙천적인 성격이었으며 기타 질환이나 복약 중인 약물은 없었다. 혈압은 항상 정상보다 약간 낮았고 추위와 더위에 대해서는 특이할 점이 없었다. 설반유치혼태미백(舌

283

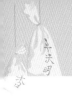

胖有齒痕胎微白)하고 맥긴삽(脈緊澁)했다.

치료는 약물로 진행하고 치료시작 후 약 3회의 월경 동안 모든 증상들이 안정되면 천천히 치료를 중단하기로 했다. 이에 열담(熱痰)의 장조증(臟躁 證)으로 보고 온담탕가미방(溫膽湯加味方[1])을 처방했다.

🏷 치료경과

- 2014년 8월 16일: 8월 초에 월경이 있었으며 이번에는 홈쇼핑은 조금만 할 수 있을 정도로 조절이 되었으며, 월경 전 하복통은 있었으나 2시간 정도만 지속될 정도로 지속시간이 짧아졌다. 이 밖에 월경 전에 몸이 늘어지는 것도 없어지고, 기억력 및 머리가 멍해지는 것도 개선되었다. 7월 7일 처방을 변경하지 않았다.

- 2014년 9월 13일: 9월 초 월경시에는 약한 정도의 하복통은 있었지만 이전에 있었던 월경전의 모든 증상들이 거의 없었다. 7월 7일의 처방을 변경하지 않았다.

- 2014년 10월 11일: 7일경에 월경이 시작되었으며 월경 시작 전에 약간 가슴이 뛰고 불안한 느낌이 있었으나 잠시 후 없어졌다. 이에 7월 7일 의 처방을 유지하되 약물 복용횟수를 1일 2회로 감량했다.

- 2014년 11월 8일: 월경 전에 어떠한 증상도 없으나 홈쇼핑은 약간 한다 고 했다. 하지만 이전처럼 반품해야 할 상품들이 집안을 가득 채우는 정도는 아니었다. 7월 7일의 처방을 변경하지 않고 복약 횟수를 1일 1 회로 감량했다.

- 2014년 12월 13일: 월경 전에 약간의 하복통이 있었으며 따뜻한 손으로 아랫배를 만지니 금방 소실되었다. 생리 전에 약간 몸이 처지는 증상은

---

1   黃芩 15g, 枳實, 竹茹 各 4g, 半夏, 茯苓 各8g, 陳皮, 吳茱萸 9g, 蒲黃, 五靈脂 各6g, 甘草 各4.5g, 大棗 2枚

있었으나 일상생활에 지장이 생기는 정도는 아니었다. 이에 치료를 종료했다.

🐚 후기 및 고찰

환자의 월경전 증상들은 모두 안정되어 일상생활에 지장이 없게 되었으며 가끔 자신과 비슷하거나 이상이 있는 환자들을 소개하고 있다. 비록 상당한 시간이 필요했지만 삶의 질도 개선되고 홈쇼핑으로 없어지는 돈이 적어져서 매우 만족하고 있다. 향후 재발의 징조가 있으면 다시 치료하기로 했다.

월경전 증후군(Premenstrual syndrome)은 배란 후 황체기에 나타나는 여러 가지 비특이적인 증상들을 말하며 크게 두 가지 유형의 증상들이 나타난다. 하나는 수분, 나트륨 저류로 인한 부종, 유방창통, 두통 등이고 다른 한 종류는 번조(煩躁), 불안, 우울 등의 정신신경증상이다. 한의학적으로는 경행설사(經行泄瀉), 경행두통(經行頭痛), 경행부종(經行浮腫), 경행발열(經行發熱), 경전설수(經前泄水) 등에 해당된다.

서양의학적으로는 발병원인은 분명하지 않지만 황체기에 분비되는 호르몬변화가 중요한 인자가 되어 5HT를 비롯한 각종 신경호르몬의 불균형이 발생하여 증상이 유발된다고 알려져 있다. 가벼운 경우에는 카페인, 염분섭취를 줄이고 운동이 권장되고 있으며 칼슘, 비타민D 보충요법, 소염제, 이뇨제 등이 사용되기도 한다. SSRI (selective serotonin reuptake inhibitor) 등의 항우울제, 피임약, progesterone, GnRH agonist 등이 사용되기도 하지만 심각한 잠재적 부작용이 있다.

한의학적 치료는 혈열(血熱)에 해당되는 지골피음(地骨皮飮)이 기본이 되지만 황련해독탕(黃連解毒湯), 금연사물탕(芩連四物湯), 시호가용모탕(柴胡加龍牡湯) 등도 기본처방으로 사용할 수 있으며 동반된 증상에 따라 가감한다. 경행유창(經行乳脹)에는 황금(黃芩), 우방자(牛蒡子)를 가미하고, 경행

설사(經行泄瀉)에는 황금(黃芩), 창출(蒼朮)을 증량하고, 경행부종(經行浮腫)에는 복령(茯苓), 택사(澤瀉)를 가미하고, 경행발열(經行發熱)에는 황금(黃芩)을 증량하거나 조열(潮熱)일 경우에는 청호(靑蒿), 지모(知母), 지골피(地骨皮) 등을 가미하고, 경행신통(經行身痛)에는 갈근탕(葛根湯)을 합방하거나 마황(麻黃)을 추가하고, 경행변혈(經行便血)에는 황금(黃芩), 지유(地楡), 괴화(槐花), 측백엽(側柏葉) 등을 가미하고, 경행구미(經行口糜)에는 포황(蒲黃)을 가미하고, 경행은진(經行癮疹)에는 단피(丹皮), 적작(赤芍)을 가중(加重)하고, 경행신지이상(經行神志異常)에는 원지(遠志), 복신(茯神), 석창포(石菖蒲), 용골(龍骨), 모려(牡蠣), 대자석(代赭石), 백자인(柏子仁) 등을 가미하고 경행불매(經行不寐)에는 용안육(龍眼肉), 백자인(柏子仁), 대조(大棗)를 가미한다.

즉 월경전 증후군은 호르몬 수용체의 분포에 따라 증상이 다양하게 나타나는 것으로 볼 수 있으며 그에 따라 소화기, 피부, 신경 등등의 증상이 발생하며 자궁내막이소증(異所證 또는 異位證)의 원리와 동일한 관점에서 치료를 진행한다. 침구치료는 삼음교(三陰交)가 위주가 되며 증상에 따라 풍지(風池), 중완(中脘), 내관(內關), 신문(神門), 합곡(合谷), 족삼리(足三里), 태충(太衝) 등의 혈위(穴位)를 선택할 수 있다.

자궁 인유두종바이러스(Human papilloma virus, HPV)의 중년 부인

15

50세, 여자

진료일: 2015년 10월 20일

환자는 가끔 심각한 문제로 내원하시던 분으로 2015년 7월 30일 종합병원의 건강검진에서 인유두종바이러스(Human papilloma virus, HPV)가 양성으로 진단되어 본원에 급하게 전화로 문의했다. 이 환자는 가족 중에 종양환자가 있었던 터라 걱정이 매우 컸다. 검출된 바이러스는 HPV중에서도 고위험군이 아닌 기타 위험군에 속하는 종류였으며 바이러스의 특성상 검사에 오류가 있을 수도 있으니 다른 병원에서 다시 검사를 받아보시라고 권고했다. 그 후 환자는 다른 병원에서 동일한 검사를 했으나 검사결과는 같았으며 이에 다시 상담을 받기 위해 본원에 내원했다. 필자는 고위험군의 바이러스도 아니고 자연적으로 소실되는 경우도 있으니 안심하시라고 말했으나 환자는 종양에 대한 걱정이 심각하여 한방치료를 하는 것이 어떻겠냐고 말했다. 대학병원의 주치의사도 바이러스가 2년 정도 후에 없어지는 경우도 있다고 하면서 치료를 하지는 않고 2016년 3월에 재검진을 예약했다. 하지만 환자는 이미 주변에서 종양환자를 많이 접했기 때문에 근심이 상당했으며 3월까지 한방치료를 받은 후 재검사하기를 원했다.

287

증상분석

환자는 이전부터 냉이 자주 심해져서 부인과 치료를 몇 달에 한 번씩 받았으며 최근에도 냉이 심해서 부인과 치료를 받았었고 현재도 냄새가 심하지는 않고 가끔은 진한 황색으로 나오지만 보통은 약간의 황색으로 패드를 하지 않아도 될 정도로 소량이었다. 맥부긴삽(脈浮緊澁)했다. 음식섭취에는 이상이 없었으나 1년 전에 소화가 잘 안되어 1개월 정도 내과약을 복약한 적이 있었으며 1일 1회 배변, 수면은 1일 6~7시간, 165cm/52kg, 기타 이전의 병력은 없었다.

이에 간담습열(肝膽濕熱)로 판단하여 용담사간탕가미방(龍膽瀉肝湯加味方¹)을 처방하고 침구치료는 생략했다.

치료경과

- 2015년 11월 5일: 복약 후 특별한 증상은 없었으나 고등어를 먹으면 소화가 잘 안된다고 했다. 10월 20일 처방에 반하(半夏), 복령(茯苓)을 4.5g씩 추가했다.
- 2015년 11월 24일: 아직 어떠한 이상도 없으나 최근 아침에 일어나면 눈꼽이 많이 생겨 있다고 했다. 11월 5일 처방에 금은화(金銀花)를 6g 추가했다. 안과의 염증성 질환에 금은화(金銀花)는 상당히 효과적이다.
- 2015년 12월 16일: 복약 중 특별한 이상은 없었다. 11월 24일의 처방을 변경하지 않았다.
- 2016년 1월 6일: 증상이 별로 없었으므로 특별한 변화는 없었으나 대하의 양이 적어졌다고 했다.
- 2016년 2월 1일: 약 2주전 생선회를 먹은 후 장염으로 1주일 동안 고생

---

1   龍膽草, 黃芩 各 12g, 梔子, 當歸, 生地黃, 木通, 柴胡, 車前子 各 3g, 蒼朮, 澤瀉, 生甘草, 靑蒿, 知母, 地骨皮 各 4.5g

했었다. 그 후 식사 후 소화가 될 때가 되면 트림이 크게 나온다고 했다. 다음 달에 바이러스검사를 할 예정이므로 치료효과를 확실하게 확인하기 위해 한약 복용을 중단시켰다.

● 2016년 3월 8일 대학병원에서 시행한 바이러스검사에서 이전의 바이러스는 음성으로 전환되었음이 확인되었다.

🐝 후기 및 고찰

인유두종바이러스(human papillomavirus, HPV)는 약 170종 이상이 발견되었으며 피부나 점막의 감염을 일으킨다. 대부분의 HPV는 무증상성이나 때로는 증상으로 나타나기도 하고 양성 유두종을 유발하거나 자궁경부, 외음부, 질, 음경, 구인두(rorpharynx), 항문 등의 종양으로 진행될 수 있는 전암성 병변으로 나타나기도 한다. 젊고 건강한 증상이 있는 환자의 약 70%는 2년 이내에 90%정도가 자연적으로 무증상성으로 전환될 수도 있다. 그러나 5~10%의 감염된 무증상성 여성환자는 외음부와 경부의 침윤성 종양으로 진행될 가능성이 높다. HPV의 종류에 따른 연관 질환의 정리는 다음과 같다.[2]

Disease	HPV type
Common warts	2, 7, 22
Plantar warts	1, 2, 4, 63
Flat warts	3, 10, 8
Anogenital warts	6, 11, 42, 44 and others
Anal dysplasia(lesions)	6, 16, 18, 31, 53, 58
Genital cancers	Higher risk: 16, 18, 31, 45 Other high-risk: 33, 35, 39, 51, 52, 56, 58, 59 Probably high-risk: 26, 53, 66, 68, 73, 82
Epidermodysplasia verruciformis	More than 15 types
Focal epithelial hyperplasia(oral)	13, 32
Oral papillomas	6, 7, 11, 16, 32
Oropharyngeal cancer	16
Verrucous cyst	60
Laryngeal papillomatosis	6, 11

2 www.wikipedia

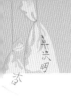

생식기의 HPV감염은 한의학적으로는 간담습열(肝膽濕熱)의 용담사간탕 증(龍膽瀉肝湯證)에 해당된다. 환자가 감염된 바이러스가 고위험군, 기타 고위험군인지에 따라 치료여부를 결정하는 것이 맞지만 아직까지는 치료의 가이드라인은 없다. 하지만 적지 않은 수의 감염자가 종양으로 진행될 수도 있으므로 치료를 할 수 있다면 종양으로 되기 전에 한방치료를 하는 것이 좋다. 일단 종양으로 진행되면 국소적인 절제술(cone biopsy, trachelectomy)로 제어될 수 있을 정도라면 좋지만 침윤성이 강하다면 상당기간 동안 매우 힘든 생활을 해야 하며 그래도 잘 제어가 되지 않거나 치료 후유증이 발생한다면 더욱 복잡해진다.

생식기 HPV의 한방치료는 증상이 없어도 간담습열(肝膽濕熱)로 치료하며 용담사간탕(龍膽瀉肝湯)이 위주가 되고 처방 내용 중의 용담초(龍膽草)와 황금(黃芩)을 중용한다. 처방 중에 청호(靑蒿), 지모(知母), 지골피(地骨皮) 등을 가미한 이유는 질병 진전에 따른 소양열(少陽熱)의 발생을 예방 또는 개선시키기 위함이며 불필요하면 가미하지 않아도 된다. 만약 대하에 혈사(血絲)가 보인다면 이미 점막층에 미란(糜爛)을 형성할 정도로 침범한 것이므로 단순 지혈제를 가미하는 것이 아니고 도홍사물탕(桃紅四物湯), 청열사물탕(淸熱四物湯) 등에 삼황(三黃)을 가중하고 단피(丹皮), 우절(藕節), 만영단(萬靈丹)을 추가하여 자궁경부암의 치료법으로 변경해야 한다. 자궁경부암으로 진행되어 화학요법 또는 방사선요법 중 나타나는 자궁출혈에는 성유탕(聖愈湯)에 삼황(三黃), 청호(靑蒿), 지모(知母), 지골피(地骨皮), 단피(丹皮), 삼칠(三七)을 가미하며 자궁출혈이 상당기간 지속되어 Hb가 하강하면 원래의 처방에 건강(乾薑), 천웅(天雄), 인삼(人蔘), 삼칠(三七)을 가미하거나 또는 십전대보탕(十全大補湯), 신기환(腎氣丸) 등에 삼황(三黃), 단피(丹皮), 건강(乾薑), 천웅(天雄), 인삼(人蔘), 삼칠(三七)을 가미한다. 그래도 Hb가 상승하지 않을 경우에는 세녹용분(細鹿茸粉)을 추가한다. 자궁경부암 방사선치료 후의 방광증상은 도홍사물탕(桃紅四物湯)에 용담초(龍膽草), 치자(梔子), 연수(蓮鬚, 玉鬚로 대체할 수 있다), 삼칠(三七), 복령(茯苓), 택사(澤瀉), 유향(乳香), 몰약(沒藥)을 가미한다. 수술 중 신경손상으로 발생한 방광마비는 기허겸양허(氣虛兼陽虛)이며 보중익기탕(補中益氣湯), 십전대보탕(十全大補湯) 등에 황기(黃耆)를 군약(君藥)으로 하고 건강(乾薑), 천웅(天雄), 인삼(人蔘), 복령(茯苓), 택사(澤瀉)를 가미하며 변비가 있으면 대황(大黃)을 가미하여 1일 2, 3회 배변이 될 정도까지 천천히 가중한다. 기타 자궁관련 질환 치료 중의 미세한 처방변화에 대해서는 다른 증례를 통해 상세하게 소개할 예정이다.

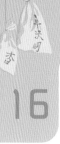

16

자궁근종(Leiomyomas of uterus)으로 인한 자궁출혈

45세, 여자

진료일: 2014년 6월 10일

환자는 사업을 하며 틈틈이 사회봉사활동도 열정적으로 하는 여성이었다. 하지만 최근에 자궁근종으로 한 달에 두 번씩 상당한 양의 자궁출혈이 지속되고 있어 부인과에서 수술을 권고받았으나 수술 이외에 다른 치료를 받고자 본원에 내원하였다.

📇 증상분석

환자의 출혈은 한 달에 2회씩 발생하였으며 자궁출혈이 한 번 시작되며 대량의 출혈 및 덩어리가 나오고 약 10일 정도 지속되었다. 약 4년 전 동일한 증상이 있어서 피임약(미상)을 복용을 하였으나 염증이 생겨서 1년 전 중단했으며 당시 조직검사에서 HPV (human papilloma virus)감염이 확인되었으나 그 번호는 기억하지 못했다. 최근 부인과에서 초음파검사를 하니 약 5cm 이상의 근종이 하나 발견되었고 그 외에도 1~3cm정도의 근종이 4개 정도 확인되었다고 했다. 그 밖에 유방의 섬유성 낭종제거술 3회, 왼쪽 어깨의 회전근개파열, 우측 주관절 인대손상, 경추와 요추의 추간판 탈출증 등이 있었다. 임신은 2회 1남 1녀를 두고 있었으며 유방암, 자궁암 등의 가족력은 없었다. 음식섭취는 이상이 없었으나 가끔 긴장을 하면 위산이 역류하는 경우가 있었고 평소에 변비가 있었으며(3, 4일 1회, 짧게 끊어지는 배변, 때로는 토끼분변처럼), 수면은 12시에서 6, 7시 정도, 맥유(脈濡)했다.

치료해야 할 증상이 여러 가지가 있었으나 자궁근종으로 인한 자궁출혈이 가장 급했으므로 어열(瘀熱)로 진단하고 활혈화어청열파어(活血化瘀淸熱破瘀)의 도홍사물탕가미방(桃紅四物湯加味方[1])을 처방했다.

治 치료경과

- 2014년 7월 2일: 최근 1개월 간 자궁출혈이 지속되었으며 6월 26일 중단되었으나 6월 29일 스트레스를 심하게 받은 후 당일 동안 출혈이 나오다가 그 다음날 중단되었다.

- 2014년 8월 4일: 최근 7월 17일 요실금수술을 했으며, 7월 20일 월경시작되어 26일 월경이 순조롭게 종료되었으며 7월 31일 부인과 초음파검사에서 자궁근종들 중에서 자궁점막층에 문제를 일으키고 있던 5cm정도의 종괴가 3cm으로 축소되었다고 했다.

- 2014년 8월 18일: 7월 26일 이후 자궁출혈은 없었다. 처방은 변경하지 않았으며 약물 복용횟수를 1일 2회로 감량했다.

- 2014년 9월 17일: 최근 월경이 있었으나 월경량도 많지 않고 5일간 지속되어 9월 1일 종료되었다. 배변은 2일 1회 정도였으며 쾌변은 아니었다. 이에 대황을 3g추가했다.

治 후기 및 고찰

2015년 1월 20일: 한동안 내원하지 않던 환자가 다시 내원하였으며 그 동안 30~40일 주기로 월경이 있었으며 지혈은 자연스럽게 이뤄졌다. 수일 전 부인과에서 자궁초음파검사를 하니 자궁근종이 2.7cm정도로 안정되어 있었으며 작은 근종들은 이전과 동일했다.

---

1 桃仁, 當歸, 川芎, 生地, 赤芍, 蒼朮 各 3g, 紅花 1.5g, 乳香, 沒藥 各 4.5g, 茯苓, 澤瀉 各 6g, 側柏葉 15g, 藕節 15g, 黃芩, 黃連, 麻子仁 各 12g

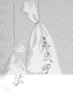

　자궁근종은 출혈이 동반되고 여러 개의 근종이 산재되어 있을 경우에 호르몬요법으로도 출혈이 제어되지 않으면 수술적인 방법으로 근종 또는 자궁 전체를 제거하는 것을 고려하게 된다.

　이 환자의 경우에는 유방의 낭종수술도 3회 정도 실시하고 자궁에 HPV 감염도 있었으며 자궁근종의 개수도 적지 않고 또한 점막층에 침범되어 있는 자궁근종증이었으므로 일반적인 경우에는 수술을 피할 수 없는 상황이었으나 다행스럽게도 한방치료로 안정되어 위기를 벗어날 수 있었다.

　자궁근종은 색전술 후의 경우를 제외하고는 대부분 혈열겸어혈(血熱兼瘀血)이며 활혈화어(活血化瘀), 이수소종(利水消腫), 청열해독지혈(淸熱解毒止血) 등의 치법을 사용하며 유향(乳香), 몰약(沒藥), 도인(桃仁), 홍화(紅花), 소목(蘇木) 등이 포함된 처방은 어떤 처방이든지 유효하며 삼황(三黃)을 가중하여 가미하고 사령(四苓)의 성분을 추가한다. 측백엽(側柏葉), 우절(藕節), 대자석(代赭石), 삼칠분(三七粉) 등을 지혈약으로 가미한다.

감기로 주사 맞은 후 발생한
전신통증의 섬유근육통

17

41세, 여자

진료일: 2012년 8월 10일

환자는 중년 여성으로 전신의 통증때문에 내원하였으며 그 증상은 금년 4월 감기로 둔부에 주사를 맞은 후 시작되었다. 특히 야간에 전신 뼈마디, 근육의 통증이 너무 심했으며 3곳 대학병원 류마티스과에서 검사를 받았으나 각종 염증 및 자가면역질환을 의심할 수 있는 검사결과는 없었다. 이에 섬유근육통으로 진단되어 병원에서는 진통제와 항우울제, 항진간제 등을 처방했으나 인터넷의 여러 정보와 카페의 내용을 찾아 본 후 같은 질환의 환자들이 약물부작용 및 내성으로 고생하는 것을 보고 억지로 참으면서 지내다가 본원에 내원하게 되었다.

증상분석

환자는 양쪽 팔뚝, 손목, 양쪽 발목에서 통증이 극심하게 나타났으며 그 외에도 전신 뼈마디의 통증을 호소했다. 낮에는 조금 견딜만 했지만 야간에는 몸이 아파서 자꾸 움직이게 되고 잠을 깬다고 했다. 또한 에어컨바람을 맞으면 식은 땀이 조금 나면서 통증이 악화되곤 했다. 통증이 시작된 후 체중이 5kg정도 감량되었으며 식사량은 적었지만 소화에 문제는 없었고 월경도 정상적으로 하고 있었다. 기타 2년 전 좌측 어깨의 회전근개파열로 진단되어 한방, 양방치료를 받았으나 치료되지 않아 수술을 고민하고 있었다. 맥세삽

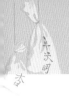

(脈細澁)하고 설진(舌診)상의 특이점은 없었으나 설변(舌邊)에 치흔(齒痕)이 있었다.

이에 전신성 한비(寒痺)로 판단하여 귀기건중탕가미방(歸芪健中湯加味 方[1])을 처방하고 풍지(風池), 합곡(合谷), 족삼리(足三里), 삼음교(三陰交)에 침구치료를 시행했다.

🎗 치료경과

- 2012년 8월 27일: 저녁에 잘 때 양쪽 손목, 양쪽 종아리 이하의 부위에서 징징거리면서(?환자의 표현임) 식은 땀이 났으나 현재 소실되었으며 전체적으로 쑤시는 횟수와 강도가 개선되었다. 최근 신경을 쓴 후 이전에 있었던 역류성위염의 소화불량증상이 2일 전부터 다시 시작되었다. 8월 10일 처방에 반하(半夏)4.5g을 가미했다.

- 2012년 10월 23일: 1개월 전부터는 전신의 쑤시는 증상과 팔다리의 통증이 일상생활에 지장이 없을 정도가 되었다. 금일 내원한 것은 약 2년 전 발생한 왼쪽 어깨의 회전근개 파열이 2주전 물건을 들다가 어깨관절에서 뚝하는 소리가 난 후 통증이 심해져 정형외과에서 관절주사를 맞아도 통증이 개선되지 않아 내원하게 되었다.

- 2013년 2월 28일: 현재까지 잘 지내고 있었으나 2일 전 잠을 못 잔 후(이전까지는 5시간 이상 잠을 잘 잤음) 다리의 통증이 발생했다. 통증은 종아리이하 부분이 시리려고 하다가 화끈거리면서 통증이 되고 잠을 자기가 힘든 양상이었다. 이에 2012년 초진시의 처방을 사용했다.

- 2013년 8월 22일: 1주일 전 어깨가 뭉친 것 같아 마사지를 받은 후 저녁부터 전신이 쑤시고 땀이나며 어지럽고 힘이 없어서 내원하였다. 이에

---

1 黃芪 18g, 赤芍 4g, 乾薑 3g, 天雄, 肉桂 各 6g, 生甘草 6g, 蒼朮4g, 大棗 2枚

반하천마백출산(半夏天麻白朮散)을 처방했다.

🐌 후기 및 고찰

이후 환자는 건강하게 잘 지내고 있다.

섬유근(육)통은 한의학적으로는 비증(痺症)에 해당되며 대부분 한비(寒痺)에 해당된다. 풍한습(風寒濕)의 외사(外邪)는 각종 바이러스의 형태로 인체를 침범하게 되며 일반적인 바이러스와 면역의 싸움을 통해서 바이러스는 격멸되는 것이 일반적인 상황이다. 그러나 바이러스에 대한 면역의 공격이 철저하지 못하거나 바이러스와 면역계의 전쟁에서 나온 노폐물들의 처리가 확실하지 않거나 또는 노폐물에 대한 면역의 연쇄적인 추가공격으로 여러 질환이 발생하게 된다.

이 환자의 증례는 주사를 맞은 후 발생한 증상이라고 환자가 호소하기는 했지만 주사 때문인지 아니면 외감(外感) 후유증인지가 불분명하다. 외감(外感) 후의 한비(寒痺)에는 만약 표증(表症)이 있다면 갈근탕(葛根湯), 갈근금연탕(葛根芩連湯), 갈근가반하탕(葛根加半夏湯), 대청룡탕(大青龍湯), 월비탕(越婢湯), 마행감석탕(麻杏甘石湯) 등의 처방을 사용하며, 이 증례의 경우에는 표증(表症)이 없었으므로 귀기건중탕가미방(歸芪健中湯加味方)을 사용했다. 환자의 증상 중에 에어컨을 맞으면 땀이 조금 나는 것으로 계지탕(桂枝湯)계열의 처방을 사용할 수 도 있으며(참고적으로 歸芪健中湯은 桂支湯의 變方이다.) 기타 한비(寒痺)에 사용하는 처방은 모두 응용이 가능하다.

문제는 만약 각종 강력한 진통제, 진경제, 항전간제 등을 장기간 복약한 후 내원하게 되는 경우에는 병원의 약물을 그대로 복용하되 한약을 추가적으로 복약하여 증상이 개선되면서 약물을 조절해야 한다. 이 때 기존의 약물을 모두 중단하게 되면 극심한 통증 리바운드가 발생한다.

또한 극렬한 통증기에 침구치료를 하는 경우도 있는데 침구치료를 통해

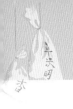

민감해져 있는 감각신경이 과잉 흥분하게 되면 침구치료부위를 중심으로 하여 확산되는 통증이 나타날 수 있으므로 침구치료시 유의해야 한다.

젊은 청년의 수족냉증

18

19세, 남자

진료일: 2013년 1월 2일

환자는 고교 3학년의 체격이 건장한 학생으로 손발의 차가움은 3
년 전인 중학교 때 시작되었다. 증상발생 전 특별한 사건은 없었
다. 수족냉증의 양상은 여름에도 손발이 따뜻하지가 않고 미지근
했으며 피곤할 경우에는 차가워졌다. 가을이 되어 찬바람이 불기
시작하면 손발 끝이 저릿하면서 차가워지기 시작하고 한겨울이
되면 손발이 얼음처럼 차갑게 되고 추위에 노출되면 손발의 색이
짙어졌으나 약간 검붉은 정도이며 청색을 띄지는 않았다. 내원 당
일의 온도는 영하10도 정도였으며 진료시 손은 매우 차가웠고 색
도 약간 어두웠으며 진료실에서 시간이 조금 지나자 손발이 간지
러워서 동상을 의심할 정도였다. 이미 다른 한방기관에서 한방치
료를 했으나 크게 호전되지 않았으며 본원에는 환자 모친의 권
유로 내원하게 되었다.

🐝 증상분석

환자의 증상은 전형적인 궐랭(厥冷)의 수족냉증으로 판단되었으며 이에 당귀
사역가오수유건강탕가미방(當歸四逆湯加吳茱萸乾薑湯加味方[1])을 처방했다.

---

1   肉桂. 赤芍. 當歸, 蒼朮, 黃芩, 乾薑, 甘草 各6g, 天雄 9g, 細辛, 吳茱萸 各4g

🎁 치료경과

● 2013년 1월 28일: 최근 낮의 기온이 영하 10도 이하로 지속되었으나 문제가 없었으며 손발이 매우 따뜻해져 환자와 보호자 모두 기뻐했다. 이에 1월 2일의 처방을 변경하지 않고 1일 2회로 복용횟수를 감량했다.

🎁 후기 및 고찰

수족냉증의 원인은 상당히 다양하게 있을 수 있다. 이 증례는 단순한 기혈순환불량의 수족냉증에 해당되는 것으로 모든 수족냉증이 이 치료방법으로 개선되지는 않는다. 특히 최근 급증하고 있는 자가면역질환, 약물 등으로 인한 경우에는 세심한 감별이 필요하다. 예를 들어 류마티스, 베쳇, SLE 등과 같은 염증성 질환과 관련된 수족냉증은 한열착잡(寒熱錯雜)이므로 한약(寒藥)과 열약(熱藥)의 세심한 배합이 필요하며 ESR, CRP 등의 염증수치가 높으면서 수족냉증이 있다면 일단 이 수치들을 하강시킨 후 마황(麻黃), 계지(桂枝), 갈근(葛根) 등을 가미하는 것이 안전하다. 그렇지 않고 직접적으로 사역탕(四逆湯)의 성분을 추가하면 모든 증상이 오히려 악화될 수 있다. 상당한 주의가 필요하며 필요시에는 목단피(牧丹皮), 적작약(赤芍藥) 등의 활혈화어(活血化瘀)를 통한 혈관내 혈전제거 및 혈관경련의 안정도 필요하다.

19

치루(痔瘻) 수술 후에도 지속되는 출혈과 염증

46세, 남자

진료일: 2009년 10월 8일

환자는 이전부터 치질이 있었는데 최근에 출혈과 농이 심해져서 2009년 8월 말 경에 본원에 내원하였다. 진료결과 환자의 증상은 치질이 아닌 치루였으며 직장지진(直腸指診)시 화농된 부위가 매우 깊은 것으로 판단되어(압박 시 농이 2개의 출구에서 흘러나왔다.) 우선 수술을 한 후 후속치료를 하기로 결정하고 대장항문병원으로 전원했다.

환자는 외과에서 9월 18일 수술을 통해 화농부위를 절개하고 배농을 유도하는 선을 삽입했다. 하지만 그 후 지속적으로 항생제를 복용했으나 배출되는 농과 출혈이 감소하지 않아 내원했다.

증상분석

유도선을 통해 나오고 있는 농은 점액양의 썩은 냄새를 풍기고 있었으며 피가 섞여서 나오고 있었다. 이미 화농된 부위는 절개해 냈지만 치루를 유발한 내재적인 염증은 항생제로 제어되지 않고 있는 것으로 판단하고 무명종독(無名腫毒)에 사용되는 선방활명음가미방(仙方活命飮加味方[1])을 처방했다.

---

1 陳皮, 天花粉, 蒲公英, 乳香, 沒藥, 防風, 皂角刺, 當歸, 牛蒡子, 赤芍藥, 白芷, 甘草 各3g, 蒼朮 4.5g, 石膏 12g, 黃芩12g, 防風, 白芷, 地楡, 槐花 各3g

치료경과

- 2009년 10월 24일: 병원에서 처방한 약물만을 복약할 때는 상당한 양의 농이 배출되었으나 한약복약 후 배출되는 농의 양이 1/4정도로 감소하였으며 한약복약 12일 후 유도선(고무줄)이 자동으로 탈락되었다. 처방은 변경하지 않았다.

후기 및 고찰

환자는 약 1개월의 복약 후 수술부위가 모두 회복되었으며 2016년 현재까지 재발하지 않고 있다.

치루(痔瘻)는 항문직장 주위의 농양이 궤란(潰爛)된 후 농액이 흐르고 궤양이 회복되지 않고 만성적인 누관을 형성하는 증상으로 누창(瘻瘡)이라고도 한다. 전통 한의학에서는 치루(痔瘻)에 대해 청열해독(淸熱解毒)의 내과적인 치료와 외과적인 치료로는 훈세(熏洗), 첩부(貼敷) 및 해농화부(解膿化腐)의 약물삽입술, 침을 이용한 도관매립술 등을 사용해 치료했다. 이 치료법들이 상당기간 동안 유용하게 사용되어왔지만 서양의학의 수술적인 치료가 보편화된 후로는 널리 사용되지 않고 있다. 그러나 이 증례에서처럼 상당수의 치루(痔瘻)는 수술 후에 항생제가 사용되고 있어도 염증이 장기간 지속되고 도관을 통한 배농이 상당기간 지속된다. 순수한 서양의학적인 치료만 시행할 경우에 치루(痔瘻)는 3개월에서 6개월에 걸쳐 배농과 육아성장이 진행되어 치유되지만 이 기간 동안 2차적인 염증이 발생할 수도 있고 또는 검사시 발견되지 않았거나 완전히 제거되지 못한 미세한 화농점이 다시 확장되어 2차, 3차 수술이 필요한 상황이 될 수도 있다. 수술 후 한방치료를 병행할 경우에 더욱 효과적으로 제어될 수 있다.

처방으로는 고한퇴열(苦寒退熱), 청열해독(淸熱解毒)의 약물이 포함된 황연해독탕(黃連解毒湯), 온청음(溫淸飮), 해독제생탕(解毒濟生湯), 선방활명음(仙方活命飮) 등을 활용하며 방풍(防風), 백지(白芷)로 인경(引經)한다.

코 왼쪽에 발생한 재발성 종기

20

88세, 여자

진료일: 2015년 6월 22일

환자는 88세의 여사로 연령에 따른 일반적인 증상인 심장기능저하, 자율신경이상, 척추후만증 등의 여러 증상들이 이전부터 있었지만 식사, 배변 등을 스스로 해결할 수 있는 등 비교적 건강한 상황이었다. 문제는 약 2개월 전 코의 오른쪽 옆에 발생한 종기가 최근 다시 재발한 것인데 이미 대형병원의 외과에서 치료 후 재발한 것이라 이번에는 한방치료를 하기 위해 본원에 내원하게 되었다.

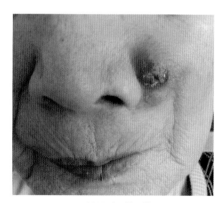

2015년 5월 5일

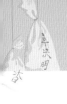

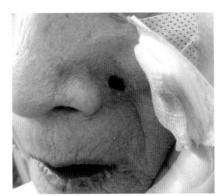

2015년 5월 15일
병원 항생제 치료 중 자연적으로 농이 파열되었으며 그 후 흡수되었다.

증상분석

환자는 2015년 4월 말 경에 코 왼쪽 옆에 종기가 나왔으며 이비인후과에서 약 1주일간 항생제를 처방받아 복약했으나 어제부터 통증이 심해지고 급기야 종기가 화농되어 급히 종합병원의 외과에서 진료를 받고 항생제의 용량을 조절한 후 종기는 자연적으로 파열되어 천천히 흡수되었다. 하지만 6월 20일경 종기가 재발했다. 종기는 직경이 약 1cm정도였으며 아직 표면적으로는 화농이 되어보이지 않았으나 만지면 통증이 심하고 열감이 있었으므로 내부에서는 화농이 시작된 것으로 판단하고 창양종독(瘡瘍腫毒)에 일반적으로 사용되는 선방활명음가미방(仙方活命飮加味方[1])을 처방했다.

치료가 급했으므로 즉시 약을 달여 복용하도록 했다.

---

1 陳皮, 天花粉, 蒲公英, 乳香, 沒藥, 防風, 皂角刺, 當歸, 牛蒡子, 赤芍藥, 甘草 各4g, 蒼朮 6, 石膏 15g, 白芷 15g, 黃芩 12g, 黃連 12g

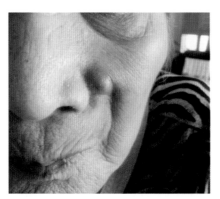

내원시 이미 종기가 화농되기 시작했다.

치료경과

- 2015년 6월 25일: 복약 후 그 다음날인 23일 종기가 파열되었으며 약간 의 농을 짜낸 후 증상이 확연히 개선되었다.

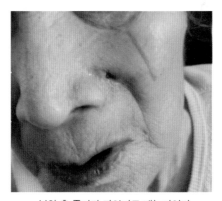

복약 후 종기가 파열되고 배농되었다.

● 2015년 6월 27일: 화농되어 파열된 종기 및 파열된 구멍이 자연스럽게 봉합되었으며 종기가 있던 부분을 압박했을 때 통증이 없이, 완전하게 치료되었다.

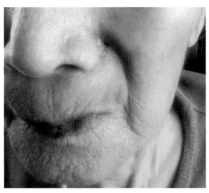

종기가 파열되고 농이 완전히 배출된 후 자연적으로 유합되었다.

후기 및 고찰

이후 환자의 종기는 재발하지 않고 있으며 종기가 있던 자리를 압박해도 안쪽의 이물감이나 통증은 없다.

종기는 옹(癰)에 해당되며 고량후미(膏粱厚味)로 인한 내열(內熱)과 외감육음(外感六淫)의 외사(外邪)로 인해 발병한다. 발병의 양상은 환부가 깊지 않으며 국소적인 광택이 있으며 종기는 단단하지 않고 붉고 부종이 있으며 통증이 있고(때로는 피부색이 변하지 않는다), 종괴의 크기는 9~12mm정도이다. 발병이 빠르고, 신속하게 부어오르고, 신속하게 화농되어 궤양이 형성되지만 빠르게 유합된다. 일반적으로 근육과 골격이 손상되지는 않으며 이 환부위가 함몰되지 않는다.

초기에는 활혈화어(活血化瘀)와 청열해독(淸熱解毒)의 선방활명음가미방(仙方活命飮加味方)을 사용하고 화농이 된 후에는 보기활혈(補氣活血)의 투

농산(透膿散, 外科正宗)에 가감한다. 이후에는 신속하게 궤양이 유합되므로 내복약의 치료는 하지 않아도 되지만 만약 궤양으로부터 맑은, 냄새가 없는 림프액이 지속적으로 나오고 멈추지 않는다면 보기(補氣), 보양(補陽)의 약물을 가미할 수도 있다.

전력을 다해 증례를 정리, 분석하여 3권을 마무리 했지만 아쉬운 부분이 상당히 많고, 마무리를 하고 보니 모두 성공한 증례들만 있어 낯이 뜨거운 것도 사실이다. 하지만 이런 성공적인 증례를 만들어내기 위해서는 수많은 실패와 반성, 연구, 재도전의 고난이 적지 않았다. 임상이 쉽지만은 않다.

요즘 한의학계에서는 한의계의 상황이 조금 움츠려 들었다고 낙담하고 연구를 하지 않는 경향이 확연하게 나타나고 있다. 질병과의 싸움은 종종 전투와 비교되는데 이에 비유해 설명하면 강한 적군을 만나지 않을 것이라고 예상하고 대비를 하지 않거나 강한 적을 만나서 피해버리면 결과는 참담할 뿐이다. 사전에 적에 대한 철저한 대비가 필요하고 면대면(面對面)으로 붙었을 때도 뒤로 물러나지 않는 기세, 초반 기세에서 밀렸다고 하더라도 함정을 파거나 매복으로 물리치고 주변과의 연합으로 고립시켜버리고 보급을 끊거나 밀정을 잠입시켜 후방을 교란하는 등의 여러 전략이 필요하다. 이런 전략이 있어도 전쟁의 승패를 확신하기는 어렵다.

승리의 전략을 세우기 위해서는 적군에 대한 치밀한 연구가 기본이다. 한의학의 적군은 서양의학이 아니고 질병임을 명심하고 질기고 강하게 의학연구에 매진 해야 한다. 만성 피로, 수면이상, 수분부족 등에 의한 자율신경증상, 기타 혈액순환저하 또는 기온에 의한 통증, 심신증, 불안장애 등도 중요한 질환이지만 사회가 바라는 한의학은 서양의학으로 해결되지 않는 질환에 대한 한의학적 해석 및 치료 특히 치료결과이다. 이런 것을 증명하기 위해서 임상의는 줄기차게 연구해야 한다. 오늘 내원한 환자에 대한 서양의학적인 해석은 어떠한가 책꽂이에 있는 각종 서양의학서적들을 들춰보고 그 내용을 요약하고 한의학적인 해석은 어떠한지 醫部全錄, 東醫寶鑑, 醫宗金鑑, 萬病醫藥顧問 등을 찾아보고 그 질환에 대해 조금이라고 이해했으면 임상의로 그날의 숙제를 다 한 것이라고 볼 수 있다. 이런 학습을 매일 반복하게 되면 이전에 알고 있다고 생각하고 결론지어버린 모든 질환들이 새롭게 다가오게 되며 어느 날 갑자기 새로운 치료법에 대한 생각이 떠오르기 시작한다. 계곡은 도처에 있으며 산을 넘게 되면 다시 계곡이 나오게 되지만 시간이 지나면서 그런 역경과 번뇌가 천천히 행복감으로 바뀌게 되니 즐겁게 연구하기를 바란다.

2017년 여름

愚 양주노

ㄱ

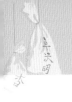

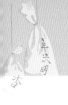

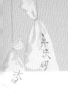